刺絡の道

—三輪東朔から工藤訓正—

友部 和弘 著

付録

三輪東朔の著述影印収録

『薬真途異語』

『施本大和医語』

『刺絡聞見録』

『三輪氏家蔵方妙薬集』

たにぐち書店

序

小曽戸　洋

本書の著者・友部和弘先生と出会ってから，はや30年余りの歳月が過ぎた。友部先生は，本書で言及される工藤訓正先生と姻戚関係にあり，刺絡の術を学ばれ，臨床研究を進められた。加えて平成 2 年からは私が責任者を務めた北里研究所東洋医学総合研究所医史学研究室の客員研究員となり，刺絡の歴史を軸に独自に医学史を研究され，今日に至っている。針灸関係の大学や専門学校での講義も長年続けておられる。それればかりではない。私ともっとも深く関係するのは古書の修復技能である。

医史学研究室では従来，医史学研究の基本素材である古医書を多量に扱ってきているが，それらは長い年月の間に，虫害・鼠害・水害等で汚損し，閲覧に支障をきたすものが少なくない。これまでに私と友部先生とは工夫を重ね，さまざまな修復技法を独自に開発してきた。二人で修復した古医書・古文書は，思い付くだけでも曲直瀬養安院文書，大塚修琴堂文庫，田中弥性園文庫，岡田昌春文庫，石原保秀文庫，芳野金陵文庫…などなど数え切れないほどある。私は友部先生と共に行った古医書修復が医学文化の保存と伝達に一定の貢献をしたと自負しているものである。その作業は今も日々続いている。

私は刺絡術には疎いが，友部先生の古書修復技能の高さと，その実直そのもの，決して手抜きのない成果からすれば，友部先生の刺絡術は相当巧みなものに違いあるまい。

友部先生が刺絡術の開発者・三輪東朔伝記研究の第一人者であることに異論を挟む人はいないであろう。先生はこれまで数々の論文を発表され，その成果を世に問うてきた。本書にはそれらが収録されている。

また，本書には刺絡術を現代に復活された工藤訓正先生の業績も述べられている。私の工藤先生に関わる想い出は尽きない。初対面は私が大貫進先生の紹介で矢数道明先生の温知会に入れていただいた昭和 50 年の入会当日であるから，もう 44 年も前のことになる。対面初日から酒席に加えさせていただき，以後たくさんのエピソードを共有させていただいた。工藤先生は昭和 60 年 8 月より翌 61 年 12 月まで北里研究所の客員部長として針灸の外来を担当されたが，平成元年 2 月 4 日に惜しくもご逝去された。本書には工藤先生の残された貴重な刺絡術が盛り込まれている。

平成 3 年に友部先生のご尊父が逝去された際には，私はその棺を担がせていただいた。私の葬儀のときにはきっと友部先生が私の棺を担いでくれるであろう。私と友部先生とはそれほど深い縁があり，序文の求めを固辞できなかった所以である。

本書は友部先生の刺絡研究を集成した畢生の書として，私は高く評価し，広く世に薦めるものである。

平成 31 年 2 月吉日

刊行のことば

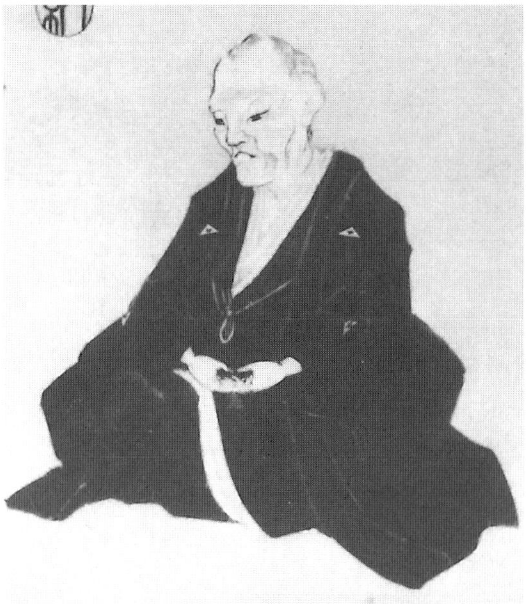

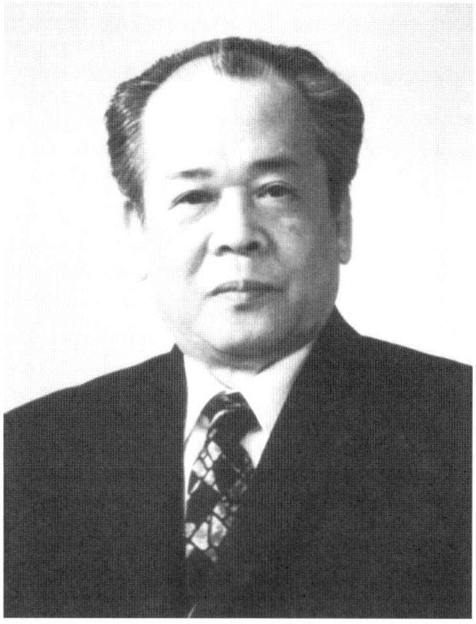

三輪東朔　　工藤訓正

薬物治療を主体とする日中伝統医学の歴史上，唯一，刺絡を専門とする医家に江戸期の三輪東朔(1747〜1819以降)がある。そして東朔の没後，およそ100年の時を経て昭和期に刺絡を再興させた工藤訓正(1918〜1989)が現れることとなる。両者の刺絡は酷似しており，その共通性をあげれば，一つは生命維持活動の根本をなす血液循環障害の改善に主眼をおいたこと。一つは歴史上行われていた刺絡は静脈を的とするのに対し，最も循環障害をおこしやすい微小循環(毛細血管)を的としたこと。一つは一般の治療は症状の緩和を目的とするのに対し，生体恒常性の維持回復と自然治癒力の向上を目的としたこと。一つは病気の根本原因と治療法と治療部位を明確に示した点などがあげられる。

著名な生理学者，真島英信はその著『生理学』(文光堂, 1956刊)に「病気は生命を維持するための恒常性を維持できなくなった状態である。生理学は生体恒常性の機序を理解することを目的とし，臨床医学は生体恒常性(自然治癒力)を前提とし出発点としているということができよう」と述べている。すなわち，治療とは生体恒常性の維持回復と自然治癒力の向上を目的とすることが基本になるということである。また『微小循環』(武見太郎等監修，中山書店，1979刊)には「血液循環の目的は生体内部環境の恒常性の維持であり，この目的は微小循環領域での物質交換によって達成される。生命のホメオステーシス維持を考える場合，局所局所の微小循環こそキーポイントである。血液が流れる目的は終局的には毛細血管での物質交換にある」と記されている。さらに『新版刺絡療法』(丸山昌朗・工藤訓正著，積文堂，1976刊)には「皮膚の血管は肝臓とともに血液の二大貯留所で，皮膚末梢の血管運動の障害は，ただちに全身の血液分布に多大の影響をもたらすものである」とある。換言すれば，最も末端に属し循環障害を起こしやすい臓器である皮膚の循環を改善することで，はじめて全身の血流を良好にできるということであろう。刺絡の最適応症には古来よりハヤウチカタ(脳卒中)があり，その際に頸肩から出血させることで救命する。これは体表から放血することで脳内の血液が頸肩に誘導され，循環障害が改善できることを証すものである(脳以外の全臓腑や器官に対しても同様)。また，本病においては薬物や針灸の指示はみられず，刺絡によってのみ達成されるものである。よって刺絡の最大の効果は内臓の働きを正常に機能させることとすることができよう。

以上のことを鑑みれば，直接皮膚にアプローチして，生体恒常性の維持回復を目的とする両者の刺絡療法は，医療において基礎をなす絶対不可欠なものといえよう。もし，薬物治療に依存する現代医療の場に両者の刺絡が普及すれば，必ずや病気は減少するに違いない。特に予防において刺絡の利用価値は極めて高い。予防とは早期発見ではなく発症させないことである。疾病治療に際しても薬物治療だけでは癒え難い病も刺絡を併用すれば格段の効果を上げることができる。定期的に出血させることの意味は大きく，他の療法ではなし得ない極めて強い生体の防御機能を備えることができる。よってここに両者の刺絡を紹介し世に広めんことを願う。

さて，これまで東朔の医術を伝える資料は，弟子の伊藤大助によって著された『刺絡聞見録』(1817 刊)が唯一無二であった。東朔および『刺絡聞見録』に関する研究には，工藤訓正・安井広迪の論稿(『刺絡聞見録』自然社，東京，1985. 詳細な解説，工藤の口述，大田錦城の序文訓読，病名索引などが著録されており必携の書)と拙稿『三輪東朔の伝記考』(友部和弘・小曽戸洋，全日本鍼灸学会雑誌，東京，2000)がある。

ところが近年，東朔の自著になる『薬真途異語』『施本大和医語』(『薬真途異語』の異本)『三輪氏家蔵方妙薬集』などが見い出されたことにより，新知見が得られたことで東朔の医方，医術ならびに人間像がより鮮明になった。そこで，かねてより新出の著書を何とか世に出したいものと考え恩師である小曽戸洋先生にお願いしたところ，ご多忙のなか，お引き受けいただけたことで出版が実現した。さらには最高の序文を賜り今生に思い残すことはない。長年の夢をかなえていただき本当に心よりお礼を申し上げたい。

そこで，『三輪東朔の著述とその伝記』と題して，新出の著述『薬真途異語』『施本大和医語』『三輪氏家蔵方妙薬集』および既知の『刺絡聞見録』に解説および考察を加え，それにより得られた新知見と既存の資料を統合して，新たな三輪東朔伝を著すことにした。また，これまで学会発表ならびに種々の雑誌に報告してきた，刺絡の歴史や工藤流刺絡に関する論稿なども同時に収録することにした。その他，私の臨床経験 30 年の節目として，20 年にわたり針灸学校や講習会などで講義してきた内容をまとめ『刺絡講義録』と題して収録した。

病気と真正面から向き合うためには刺絡を単に症状の緩和に用いるのではなく，刺絡を基本治療とし恒常性の維持回復を目的としなければならない。また本目的で日頃から刺絡をしていれば種々の苦痛症状はわざわざ治療しなくとも自ずと退散する。もともと苦痛症状は身体をまもるための極めて重要な自然防衛機能であり，単に苦痛症状をとっているだけでは病気の発症を抑えることは一つもできない。また苦痛症状をとる目的だけに刺絡を用いるのであれば，真の刺絡治療の醍醐味を味わうことはできない。本書の刊行目的はこの考えを伝えることにあると言っても過言ではなく，その詳細は『刺絡講義録』をご覧いただきたい。もし拙著により，恒常性の維持回復を目的とする刺絡治療に関心をもたれ実践してみたいと思われる医家が現れれば，これに優る喜びはなく是非ご一報いただければ幸甚である。

本書の出版にあたり，刺絡の歴史の研究では真柳誠先生に，『薬真途異語』『施本大和医語』に関しては町泉寿郎先生・長野仁先生に，多くの御教示をいただいた。『刺絡聞見録』の影印復刻には矢数芳英先生から温知堂の貴重な蔵書を拝借した。『三輪氏家蔵方妙薬集』は伊藤大助の玄孫にあたる伊藤祐俊氏より拝借した。医史学研究部の星野卓之部長，周防一平先生，加畑聡子先生には多岐にわたりお世話になった。たにぐち書店の谷口直良社長には出版を快くお引き受けいただいた。また工藤先生のもと刺絡研究会を発足させ，長期にわたり牽引していただいた大貫進先生，勅使河原悦司先生，内山千代先生にもお礼を申し上げる次第である。そして今まで支えていただいたすべての方々に感謝し，本書の刊行を工藤先生に伝えることにしよう。

平成 31 年 3 月吉日　　　　友部和弘

凡例

○第1章の『三輪東朔の著述とその伝記』は『日本東洋医学雑誌』(第68巻3号 総説255-269)に掲載された論稿に加筆訂正を加えて収録した。

○第2章の『三輪東朔の伝記考』は『全日本鍼灸学会誌』(第50巻2号167-173)に掲載された論稿に加筆訂正を加えて収録した。『三輪東朔の伝記考』は『三輪東朔の著述とその伝記』の前段階に執筆したものであり重複する内容もあるが，『三輪東朔の著述とその伝記』を著す際に多く引用したこと。また特に参考文献と注に記した内容は重要なものと考えられるため掲載することにした。

○第3章の『瀉血療法の歴史と「刺絡名家」収録人名書籍』は『温知会々報』(NO.42, 1998年冬期号33-44)に掲載された論稿に加筆訂正を加えて収録した。

○第4章の「刺絡の歴史に関する研究」は『日本東洋医学雑誌』および『日本医史学雑誌』に掲載された論稿に加筆訂正を加えて収録した。

○第5章の『中神琴渓の刺絡抜粋』は『温知会々報』(NO.46,2000年冬期号20-35)に掲載され論稿に加筆訂正を加えて収録した。

○第6章の『三輪東朔の刺絡』は『日本刺絡学会誌』(第22回学術大会抄録集,2013.10-15)に,『工藤訓正の刺絡』は『温知会々報』(NO.62,2009年冬期号26-32)に,『刺絡と瀉血の相違と現代刺絡療法』は『鍼灸OSAKA』(31巻1号,2015.Spring.111-116)に，掲載された論稿に加筆訂正を加えて収録した。

○第7章の『刺絡講義録』は『日本刺絡学会誌』(第16巻1号2013.43-64)に掲載された論稿に大幅な敷衍・追加・訂正を加えて収録した。

○三輪東朔の著述を本書の最終頁より『薬真途異語』,『施本大和医語』,『刺絡聞見録』，『三輪氏家蔵方妙薬集』の順番で影印収録した。『薬真途異語』と『施本大和医語』の本文は同版本であるため，『施本大和医語』は序文に相当する「発語解惑題言」と「異翁語述」のみを収録した。上書収録の際には最終頁より始まる頁を括弧に入れて示した。

目次

第1章

三輪東朔の著述とその伝記

緒言

三輪東朔は日中伝統医学の歴史において唯一，刺絡を専門とする江戸期の医家である。これまでその医術を伝える資料は，弟子の伊藤大助によって著された『刺絡聞見録』[1]一書のみであった。その研究には，従来，工藤・安井の論考[2]と拙稿[3]がある。

ところが近年，東朔の自著による『薬真途異語』『施本大和医語』(『薬真途異語』の異本)『三輪氏家蔵方妙薬集』が見い出されたことにより，東朔の医方，医術ならびに人間像がより鮮明なものとなった。

そこで，新出の著述と『刺絡聞見録』に解説および考察を加え，それより得られた新知見と既存の資料を統合して，新たな三輪東朔伝を著すことにした。また，本稿には三輪東朔の関連資料一覧表も著録した(**表 1**)。

1. 三輪愿『薬真途異語』[4]

書誌

まず開巻首に「発語惑解」と題する序文が 1 葉ある。序文冒頭には，従来知られていない東朔の号であろう「学古」の印影模刻がある。序文のはじめに「粤ニ施本ト為ス」とあることから（施本は配り本の意），東朔が自分の医術や医論を弟子や患者に伝えるために著したものであろう。「発語惑解」とは「初めに疑惑（刺絡に対する誤った既成概念）を解く」の意であり，それを本書の冒頭に記したことから，当時の刺絡に対する背景が窺われる。次に「異翁語述」と題する序文が 3 葉ある。序文末尾には「文化八辛未孟春（1811 年 1 月)」と成立年が記されている。当年は『刺絡聞見録』刊行の 6 年前，東朔 64 歳で大助はまだ入門していない時期である。最終行には「皇都（京都） 隠医　三輪愿撰」とある。この「愿」という名称も本書が初出である。「隠医」とあるのは一般医家からの誹謗中傷が強かったため，刺絡は目立たぬように行うべきことを示唆したものであろう。次に「薬真途異語」の書題があり本文がはじまる。書題の下には「大神」「匡明」の印影模刻がある。この名称は東朔の肖像画賛[5]にみられることから，本書が東朔の著述で，「愿」は東朔の別称であるものと考えられる。

内容

書題の『薬真途異語』とはどういう意味か。本文中には「医薬ハ其民ノ病敵ヲ伐ノ兵（ツハモノ）ニシテ無病ノ人ニ益ナシ。常ニ薬ヲ服スルハイラヌ者カ。只，此刺絡術ノミ常ニ用テ其益有コトハ挙テ筭ヘカタシ」（5 丁表 2～5），「刺絡ノ術ヲ以テ病敵ヲ退除スル第一ノ兵トス。薬ハ又，病城ヲ落スノ器也。寒温ノ両品ハ水攻火攻ノ如シ。落城病敵伐ツノ後ハ寒温ノ両品無用ナル物カ」(5 丁裏 5～8)，「今万病ヲ治スルニ薬術共広ク探リ求ルニ及ハス。刺絡ノ一術ニテ治セサルハ稀ナリ」(13 丁表 3～5）などとあり，度々薬の濫用を戒め，特に無病の人に薬は不要であることを強調している。これより「薬真途異語」とは「薬を主体とする医療は真の道にあらず（刺絡を主体とする医療こそが真の道である）」というような意味を含んだ隠語と解されよう。

(表 1) [三輪東朔関連資料一覧表(年代順)]

① 『薬真途異語』（外題：『施本大和医語』）三輪愿著．文化 8 年（1811）序刊（大塚敬節旧蔵，武田科学振興財団杏雨書屋所蔵）．注：資料②と区別するために本書は内題を②は外題を書名とした．

② 『施本大和医語』三輪試著．①の異本，同年序刊（武田科学振興財団杏雨書屋所蔵）．

③ 『刺絡聞見録』三輪東朔口述，伊藤大助筆記．文化 14 年（1817）刊（温知堂矢数医院所蔵）．

④ 『三輪氏家蔵方妙薬集』三輪東朔筆，伊藤大助写．文化 14 年（1817）写（大助の玄孫，伊藤祐俊氏蔵，長野県北佐久郡望月町在住）．

⑤ 三輪東朔の肖像画賛（1819 年成，所蔵先不明，資料⑬に収録される）．

⑥ 『江戸近世医家人名録』初編．武井周朔・稲葉澗堂編．文政 2 年（1819）序刊．

⑦ 『今世医家人名録』白土雙儀編．文政 3 年 （1820）校正．

⑧ 『日本医譜』宇津木昆台著．成立年不詳(1830 頃成)，江戸写本（無窮会神習文庫蔵）．

⑨ 『奇魂（くしみたま）』佐藤方定（のりさだ）著．天保 2 年（1831）刊．

⑩ 『続諸家人物志』青柳文蔵編．天保 3 年（1832）刊．

⑪ 『古今墨蹟鑑定便覧』川喜多真一郎編．安政 2 年（1855）刊．

⑫ 『三輪叢書』高橋萬次郎ら編．大神神社社務所，奈良，1927 年刊．

⑬ 『医家先哲肖像集』藤浪剛一編．刀江書院，東京，1936 年刊(資料⑤を収録し解説を付す)．

⑭ 『刺絡聞見録』工藤訓正・安井広迪注釈，自然社，東京，1985 年刊．

⑮ 『刺絡聞見録』篠原孝市監修，オリエント出版 ，東京，1989 年刊．

⑯ 『三輪東朔の伝記考』友部和弘・小曽戸洋．全日本針灸学会雑誌，2000 年刊．

出自については「我三輪明神ノ遠裔ニシテ」(6 丁表 5) とあり，藤浪の解説[5)]に「大神匡明ハ大和国三輪大明神ノ社務，高宮主水ノ一族…上田佐渡法橋ノ嫡男，三輪弾ト云フ人ナリ」とあることと合致する。一方，経歴については『刺絡聞見録』と藤浪の解説にはいずれも「はじめは銚子で医業を行い，その後江戸にて業をなした」とあるが，その移り住んだ時期については明記されていない。これに関しては「余，東都ニ住シテ医行ヲ為ス事，十余年」(14 丁表 8) とある。これより本書の刊行年から逆算すると，およそ 1800 年頃，東朔が 53 歳前後のときとなる。

医方については和方を信奉していたことが度々記されている。例えば「…吾国神代ヨリ伝リタル医療ノ方有リ，中古イカカシテカ棄レリ…如何ニモシテ神流ヲ再ヒ興サント…」(6 丁表 3～7)，「…家流ヲ号（なづけ）テ今，好古大和流ト呼フ」(10 丁裏 10) などとある。また「学古」(古を学ぶ) という号からも窺えよう。和方家として著名な佐藤方定は東朔の医術を賞賛し直伝を受けたという。これより東朔は和方家として，一定の評価を得ていたものといえよう(方定については後述する)。一方，東朔は「病ニ利有ルコトハ野夫ノ言タリ共,必ス信用ス。又遍歴中，見聴シテ奇験有ル方法一二ヲ爰ニ述ル」（11 丁表 1～3）として民間療法を非常に重視し，その研究のために北総銚子浦，信州善光寺の辺りの丹波嶋，常州の山中（東朔は民間療法の中でも，とりわけ灌水法に興味をしめし，この地で学んだとある）などを遍歴したとある。これらの和方を信奉し民間療法を重視していたことは，『刺絡聞見録』にほとんど記されていない。

『薬真途異語』では「異翁語述」をはじめ，本文中にも異翁の口述が多くみられる。東朔との出会いについては「或時，凡ナラザル老異人，風ト来テ我ガ相ヲ観テ曰，予多クノ人ヲ相スレ共，未タ余カ心ニ協フ人ヲ見ズ。ヒトリ汝カ相ノミ我カ心ニ協エリ。依テ今，我国ノ上古神医ノ伝ヲト懐中ヨリ小巻ヲ出シテ，是コソ諸業ノ的書ナリ。今汝ニ授与セン。得ト熟読シテ一切ノコトニ目安トナシテ窮理ヲ為スベシ。必ス徒外エ猥リニ他見他言致スベカラズ。慎ミテ信仰セヨ。余ハ口伝ニ教エントエフ」（6 丁表 7～裏 3）とある。一方，異人に関して『刺絡聞見録』（巻下 25 丁表 3～27 丁裏 5)に以下の記述がある。奇疾を患った天橋将監（伊予の三嶋大明神の神官，将監は官職名で天皇を護衛する役人)が四方八方手を尽くしたが癒えず，最後に東朔のところへ来て治を請う。東朔には以前より試してみたい方法（東朔は毒の所在を刺せばたとえ禁穴動脈でも恐れることはないと述べていることから，恐らくは動脈刺絡と考えられる）があった。それに対して将監は「死生ヲ以テ先生ニ託セン…我ニ於テ悔ルコトナシ」と，その方を受け治癒する（その後 100 人に試してみたが一失なしとも記す）。東朔はこれにより刺絡の術を開眼できたことから将監を刺絡の師と崇め異人と称している。以上のように『刺絡聞見録』では，東朔と異人が医者と患者の関係で示され天橋将監と実名をあげるのに対し，『薬真途異語』では東朔が異翁から直伝を受け仙人的な人物像で描写されている。

『薬真途異語』で注目すべきは中神琴渓に関する記述である。『刺絡聞見録』では大田錦城序と伊藤大助自序で，わずかにその存在を記しているに過ぎない(大助は著名な琴渓のことを多く記せば世間の目は琴渓に向くと考えたのかもしれない)。琴渓の刺絡については詳細を報告したが[6)~8)]，東朔と同世代の琴渓は湯液医家でありながら刺絡を重視し，日常の診療にも多く取り入れていたことが知られ，少なからず接点があるものと推した（調査した琴渓の著述には，東朔に関する記述は一切みられなかった）。それが本書の出現により明らかとなった。琴渓については「異翁答テ曰。中神生々堂著述ノ書ハ実事妙意ヲ顕シタル書也。当今ノ医，心ヲ留テ熟読スベシ。彼書ノ真意ヲ知レハ一切諸芸共ニ大キニ益アルコトナリ」（8 丁裏 4～8）と述べるなど，その他の箇所でも東朔，異翁ともに，琴渓を高く評価し範とすべきことを強調している。東朔が当時（1811 年以前）目にすることができる琴渓の著述には『生々堂医譚』1795 刊，『生々堂雑記』1798 刊，『生々堂治験』1804 刊などがある。だが一方，「中神生々堂ハ医術ニ於テハ粉骨砕身シテ行ハレタル共，刺絡ノ術ニハ少シク足ラサル所有リ。若シ彼人ノ医工ニ刺絡ノ術徹底スル者ナラバ，真ニ古今稀ナル名医ノ部タラン」（9 丁表 7～10)，「刺絡ノ術治ノミ，見識ハ中神氏ノ皮肉ニ分入リ施術ハ予ヲ学ヒテ」（10 丁表 4～5）などとして，こと刺絡の術においては東朔自身が優位であることを主張している。その他「惜ムベシ，我レイマタ其人ニ一度モ面見セサルヲ遺憾トスル也」（9丁裏10〜10丁表1）とも記している。

その他に，琴溪は弟子の育成にあたり「医術難言書何以能伝（医術は言い難し，書は何を以てか能く伝えん）」といい，医術を言葉で伝えることは難しく，ましてや書物から学ぶことは不可能との格言を残している。東朔は特に門人教育において琴溪の教えを多く引用している。例えば「家流ハ口授面命ヲ実学トシテ，文学ヲ好マス」（9丁表6〜7），「中神氏ノイエル如ク筆ニノヘカタク，口授面命ニアラザレハ諭難シ」などとある。口授面命とは「長きにわたり直接師に寄り添って直伝にて学ぶ」というような意味であろう。

また，東朔と琴溪はともに刺絡と薬物を併用しているが，東朔は『薬真途異語』に「今万病ヲ治スルニ…刺絡ノ一術ニテ治セサルハ稀ナリ」（13丁表3〜5)，また『刺絡聞見録』に「刺絡ニテ十ニ八九ヲ去リ其一二ヲバ湯薬ヲ以テ補翼トナス」(巻上23丁表3〜4)と記す。琴溪は『生々堂医譚』に「…百人ニ九十人ハ自然ト愈ルモノナリ，是ハ平和ノ剤ニ佳ナル者ナリ，沈痾痼疾暴病ノ類ニ至テハ攻撃ニ非レバ救フ事能ハズ，汗吐下，針灸，刺絡，灌水，其症ニ従テ深ク思テ行フヘキナリ」(26丁裏6〜10)と記す。すなわち難病に対して東朔は薬を，琴溪は刺絡を併用するという相反した考えのもと刺絡を用いている。

2. 三輪愿『薬真途異語』と三輪試『施本大和医語』[9]の比較検討

書誌

『薬真途異語』と『施本大和医語』は両書とも書高は18.6㎝×書幅12.8cm，全15丁と同様の小冊子である。『薬真途異語』では題簽が欠損しているため外題が不明であった。『施本大和医語』には「施本大和医語」の題簽が備わっており，おそらくは『薬真途異語』にも同外題が存在したものと考えられる(**図1**)。また「薬真途異語」という理解しにくい内題も「大和医語」という外題により「やまといご」と読むべきことが明らかになった。

『薬真途異語』には開巻首冒頭に東朔の号であろう「学古」の印影が模刻され，「発語惑解」と題する序文が1葉ある(**図2**)。次に「異翁語述」と題する序文が3葉あり，「薬真途異語」と題する本文が11葉ある。一方，『施本大和医語』も開巻首冒頭に「学古」の印影が模刻され同様の構成を成している。また『薬真途異語』と『施本大和医語』の本文「薬真途異語」においては，多少刷の感じは異なるが，無罫で半葉10行，行22字詰で計4687文字が記され，同版本であることが確認できる(**図3**)。

ところが序文の書式と記述においては，両書でかなり相違している。まず開巻首では『薬真途異語』が「発語惑解」とするのに対し，『施本大和医語』では「発語解惑題言」と改められている。また，その下方には「藤浪氏蔵」の蔵書印があり，藤浪が本書を所持していたことが確認できる(**図2**)。序文内容および本文の5丁表7〜8に「爰ニ其窮理徹識ノ意ヲ挙テ其疑惑ヲ解ム」とあることから「惑解」ではなく「解惑」とすべきことがわかる(**図2**)。書式は『薬真途異語』が無罫で半葉8行，行13字詰の大字で記され，「発語惑解」は193文字，「異翁語述」は557文字の計750文字からなる。一方『施本大和医語』は本文同様

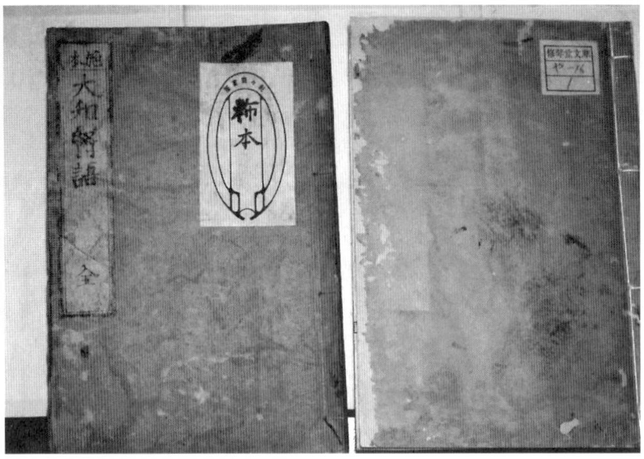

図１　『薬真途異語』（右側）と『施本大和医語』（左側）の表紙

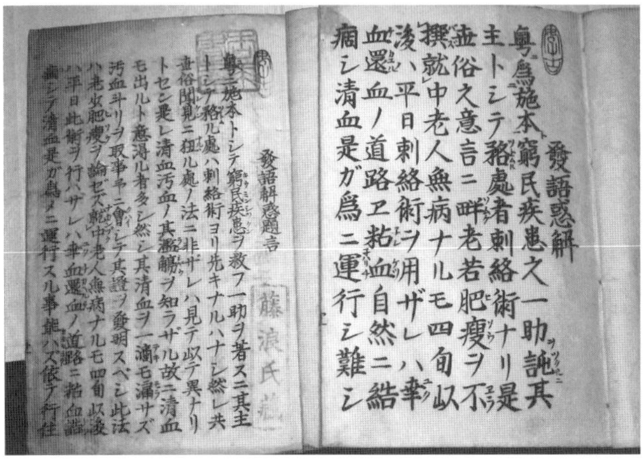

図２　『薬真途異語』の序文「発語惑解」（右側）と
『施本大和医語』の序文「発語解惑題言」（左側）

の書式（字体）で記され，「発語解惑題言」は 415 文字，「異翁語述」は 1161 文字の計 1576 文字と，『薬真途異語』より 826 文字増加している。

内容

両書の序文内容を比較してみると，例えば『薬真途異語』が「…依テ行住坐臥心ニ不随」とあるのに対して，『施本大和医語』は「…依テ行住坐臥心ニ随ハズ変ジテ諸病トナリ百歳ノ命モ中路ニ絶ス」とあり，『薬真途異語』をもとにかなり多くの記述が追加されている。また『薬真途異語』では「此方法ハ即邃古之神聖窮民孜々汲々之真法也」と記すものを，『施本大和医語』は「今此方法ハ即邃古ノ神聖窮民ヲ救済シ玉フ処ノ真法ナリ」とし，理解しやすい文章に改められている。さらに，『薬真途異語』とは一切関連のない文章が追加され，そこには一部本文の内容と重複している記述もある。以上，序文タイトルおよび内容から，大方『施本大和医語』は『薬真途異語』をもとに，より詳しく理解しやすい文章に改められているといえよう。

両書で最も注目すべき相違は，序文末尾の記述である。『薬真途異語』には「文化八年辛

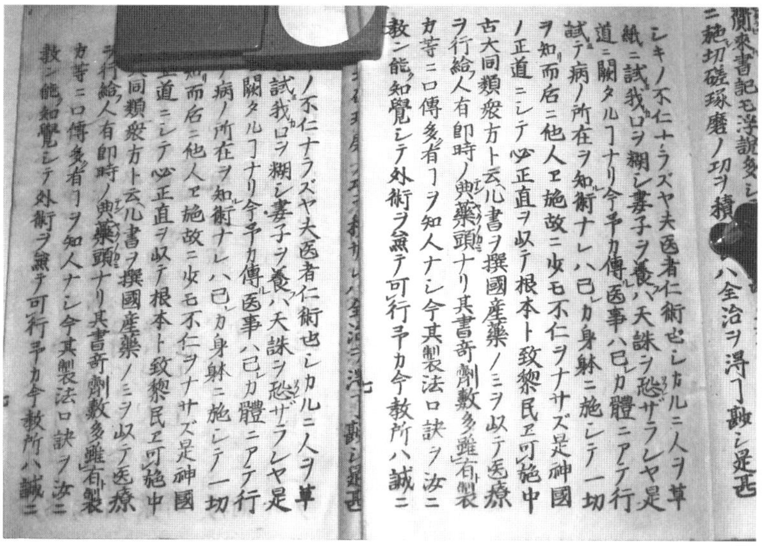

図 3　『薬真途異語』の本文（右側）と『施本大和医語』の本文（左側）

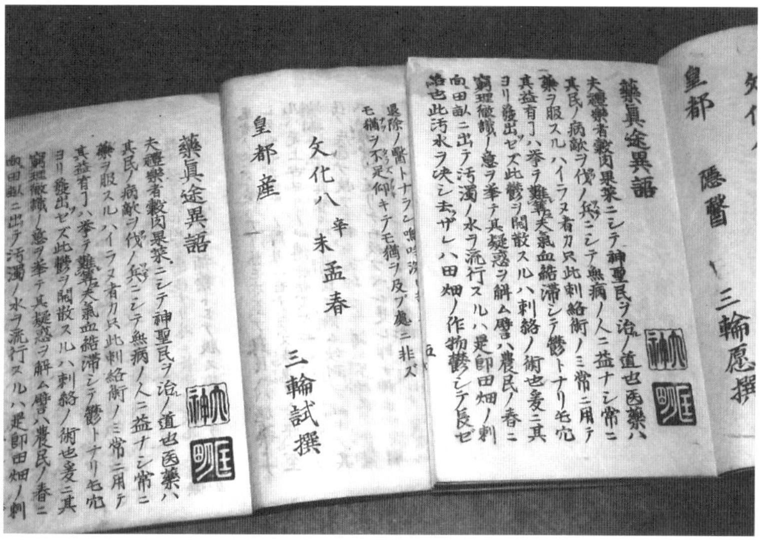

図 4　『薬真途異語』の序文「異翁語術」末尾（右側）と
『施本大和医語』の序文「異翁語術」末尾（左側）

未孟春（1811 年 1 月）」と成立年が記され，その横に「皇都　隠医　三輪愿撰」とある。一方『施本大和医語』には『薬真途異語』と同一の成立年が記され，横には「皇都産　三輪試撰」とある(**図 4**)。ここで『施本大和医語』は『薬真途異語』を改めたものにもかかわらず，同一の成立年が記されていることや，『施本大和医語』には「隠医」の文字が削除されていることなどには疑問が残る。また『施本大和医語』初出の名称，三輪試については次のことが推測される。藤浪の解説によれば，東朔には嫡男の大神能明があるという。また『江戸近世医家人名録』初編（1819 刊）[10]では三輪東朔とし，翌年刊行された『近世医家人名録』(1820 刊)[11]では三輪東貞と改められ，「家に瀉血伝法有り」との記述もみられる。以上のことから，試ならびに東貞は東朔自身であるか，後継者の名であるかの二通りが考えられる。

もし後者であれば，嫡男の能明であろうか。あるいはこれまでの調査により佐藤方定である可能性もある(方定の可能性に関しては後述する)。

3. 三輪東朔口述，伊藤大助筆記『刺絡聞見録』

書誌

本書は文化 14 年(1817)刊で，上下 2 巻 2 冊で黄色地の表紙を付し，題簽には「刺絡聞見録　乾」「刺絡聞見録　坤」とある。書高は 26.8 ㎝，書幅 18.1 ㎝の四ツ目綴である。上巻の見返上には「文化丁丑春発兌（文化 14 年, 1817）」と刊行年を，右側に「三輪東朔先生説　伊藤大助筆記」と，本書は東朔の口述を大助が筆記したことを記し，中央に「刺絡聞見録」と書題があり，左側に「東都書房　逍遥堂」と発行元を記す。

はじめに大田錦城の「刺絡聞見録序」と題する序文が 3 葉ある。本序文は有罫で半葉 8 行，行 13 字詰で大字で記され 561 文字からなる。序文末尾には成立年「文化丁丑（1817）春二月十三日」，撰者「錦城老人　加賀　大田元貞　才佐撰」，揮毫家の「董斎文進書」と「文進」「董斎」の印影模刻，版木師の「沖鶴年」の名が記されている。董斎は本姓，岩松董十郎，名は文進，字は有本，号は徳門道人，小日向に住した[12]。沖鶴年は鶴年が号，平次郎と称す。近世後期の字彫り版木師で名家の書や序跋文の模刻などを専らとし生没年は未詳である[13]。次に「刺絡聞見録」と題する伊藤大助の自序が 5 葉ある。本序は無罫で半葉 13 行，行 23 字詰で記され 2552 文字からなる。序文末尾に成立年「文化十四年丁丑孟春（1817 年 1 月）」，撰者「信濃　伊藤大助謹述」と「藤原」「祐慶（すけよし）」の影印模刻がある。次の「凡例」は 2 葉，無罫で半葉 13 行，行 23 字詰に一字落としで記され 986 文字からなる。

次に主題の「刺絡聞見録巻上」と「三輪東朔先生説　門人　伊藤大助筆記」とあり本文に入る。本文は大助自序と凡例と同様に半葉 13 行，行 23 字詰で記され 1 葉から 25 葉までで 14648 文字からなる。途中 9 丁表 1 行目に「治験聞見録」と見出しをつけ治験例や各疾病に対する治療法などを記し，末尾に奥題「刺絡聞見録巻上終」として終わる。巻下は巻上と同様に主題の「刺絡聞見録下」と「三輪東朔先生説 門人 伊藤大助筆記」とあり本文に入り，同じ書式で記され 1 葉から 33 葉までで 19320 文字からなる。巻末に奥題「刺絡聞見録下終」として終わる。

奥付には刊行年「文化十四年丁丑仲春(1817, 2 月)発兌」，発行場所と発行人「三都書舎　京都堀川仏光寺下ル，植村藤右衛門　大阪心斎橋南久宝寺町，河内屋八兵衛　江戸馬喰町三丁目，若林清兵衛」，版木彫師「彫工　春霞堂市右衛門」などが記されている。

以上，全 2 巻，合計 68 葉，38067 文字からなる本書には約 104 種の疾病あるいは病態に対して，30 種の治験例と約 43 種の治療法が収録されている。

内容

出自・経歴について[14]，本書には以下の記述がみられる。東朔ははじめに刺絡を荻野元凱に学び，後に銚子にて天橋将監の奇疾を療したことで刺絡術を開眼できたことから，天橋将監を異人と尊崇し彼こそが刺絡の師であるとした。その後，浅草に移り住み業をなす。30歳のころより刺絡を専門とし臨床経験40年を有す。『刺絡聞見録』の成立した1817年には70歳をこえていた。儒者としても医家としても著名な錦城は東朔の刺絡術を賞賛している。門人には伊藤大助，田中安忠，手塚良仙等がいた。本書中には三輪東朔以外の別称（号や字）は一切記されていない。

刺絡術については，「病ノ根源ヲ研究スレバ瘀濁ノ毒血ヨリ外ナシ。…刺絡ノ目的ハ一身ニ循環スルコトアタワズ留滞シテ害ヲナス毒血ヲトルノ術タリ，或イハ一身ニ循環シ栄養スベキ真血ヲ渋滞セシムル瘀濁ノ毒血ヲ去リ運動活発ノ用ヲナササシムルコトヲ主トス。…毒血ノ所在ヲ語レバ，瘀濁スレバ必ズ凝結ス，凝結スレバ其ノ証ヲ発ス，発スル前ニハ必ズ肩背ニ凝ル，其ノ凝ルモノヲ我ハ主トス，スベテ瘀濁ノ血ハ肩背ニ凝ル者ナリ。…刺絡部位ヲ語レバ瘀濁ノ血ヤ留滞シテ凝結スルモノ肩背及ビ脊骨ヲ挟ミテツクモノ多シ。肩井・膏肓・大椎ノ両房・七・九・十一・十四ノ椎ノ辺ナリ。…刺絡コソハ天下第一義ノ術タリ」[15)]といった内容が述べられている。要約すれば「病の根源は血液循環を障害する毒血であり，その毒血を排除し循環を改善し生体を正常に活動させることが刺絡の目的であり，肩背に凝る悪血こそが病の根本である」といい具体的に刺絡部位を示している。本書には，その他にも刺絡を修得するための心構え，刺絡を万病に用い第一義とする理由，医者としての心構え，患者に対する心くばりなど，全て臨床上，重要不可欠なことが述べられており，刺絡治療を行う上で必読の書である。

日中伝統医学の歴史上，血液循環を主眼とする医家は他にみられない。「天下第一義」とは刺絡が主で薬物治療が客の意味で『刺絡聞見録』中に度々みられる東朔の切なる主張である。また同書に「スベテ先哲ノスル処ハ刺処ヲ定メ絡血ノ現ルベキモノヲ刺ス。先生（東朔）ハ現ルモノハ素ヨリ論ナク現レザルモノヲ刺シテ奇効ヲ奏シ玉ウコト挙ゲテ数エガタシ…」(巻下33丁裏3～5)とある。これより歴史上，一般的に行われていた刺絡は目に見える静脈を的にしていたのに対し，東朔はそれ以外に現れざるもの（毛細血管）を刺して大きな治療効果をあげていたことがわかる。東朔は刺絡の際に吸瓢(吸角)を常用するが，それは毛細血管からの採血を意味するものであり，東朔以外に吸角の使用が認められないことは静脈刺絡であったことを示唆するものといえる（静脈からの刺絡においては自然に放血するため吸角を必要としない）。以上のごとく，東朔の刺絡術は現代医学的にも非常に理に適った，安全かつ有効な治療法であるものと考えられる。

4. 三輪東朔筆，伊藤大助写『三輪氏家蔵方妙薬集』[16)]

書誌

本書は文化14年（1817）の写本（以後『妙薬集』と略記）である。『薬真途異語』『施本大和医語』『刺絡聞見録』には，奇方妙薬を収録した書を著し他日刊行する旨を記しているが，本書はそれに該当するものと考えられる。書高は約27㎝，書幅は約18.5㎝で袋綴じ，全46丁からなる写本である。表紙に直に「三輪氏家蔵方　妙薬集　全」の外題がある**(図5)**。

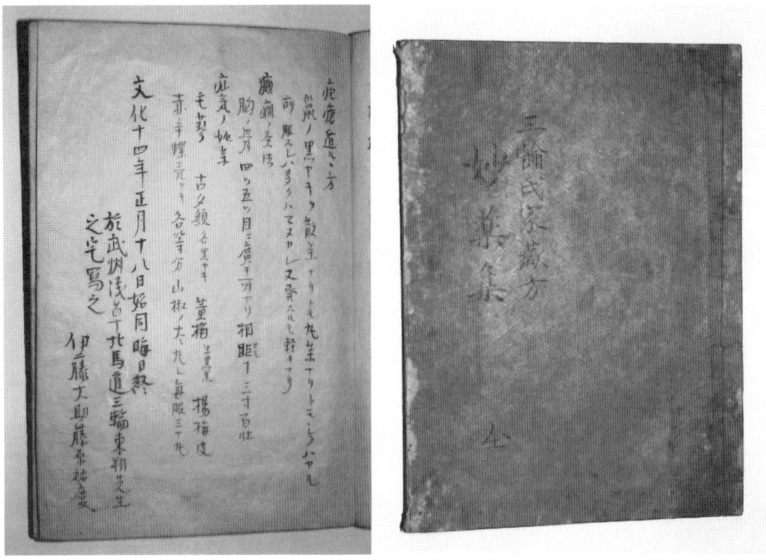

図 5　『三輪氏家蔵方妙薬集』の表紙（右側）と本文末尾（左側）

巻末には「文化十四年正月十八日始同晦日終　於武州浅草北馬道三輪東朔先生之宅写之伊藤大助藤原祐慶」とある(**図 5**)。この刊写年は『刺絡聞見録』の刊行年と同年である。大助は本書を約半月，『刺絡聞見録』を約半年で書きあげていることから，東朔の医術を世に広めたいというきわめて旺盛な研究熱意を窺い知ることができる。

内容

本書には，「トケヌキノ妙方」「虫歯ノ妙方」「痔疾ノ妙薬」「喘息ノ大妙薬」など，およそ 370 種におよぶ妙方・妙薬が収録されている。妙方においても大半が薬物療法であり，各疾患に対して構成薬物を記しその使用法が述べられている。適応疾患としては，血止・打撲・淋病・消渇・疝気をはじめ，およそ 70 種にのぼる。また刺絡・灸法の記述も若干みられる。その他には「山部村関左内伝」「瓜生法橋宜安伝」「諏方竹内新八門人神戸周平伝」などの家伝の妙薬や，玄玄斎道人著『外科手引草』からの引用による妙薬も収録されている。

『妙薬集』と『薬真途異語』『施本大和医語』『刺絡聞見録』の関連性

書誌の冒頭で述べたように本書に該当すると考えられる『薬真途異語』『施本大和医語』『刺絡聞見録』の記述を以下に示す。

はじめに『薬真途異語』『施本大和医語』には「…爰ニ於テ考フルニ元ヨリカク辺鄙ニハ医モナク薬モナキ事成レハ上古ノ神方伝リ有ルベシト。夫ヨリ山中エ入ヒトツノ小村アレバ足ヲ止メテ其所ノ奇方妙薬ヲ探リ既ニ五十余品ヲ得タリ。別書ニ記ス」(11 丁裏 9〜12 丁表 3)とある。『薬真途異語』『施本大和医語』の成立した 1811 年にはわずか「五十余品」とするのに対し，6 年後に著された『妙薬集』では約 370 種の療法を収録していることは，この期間でかなり積極的に民間療法を修得したことになる。これは刺絡だけでは足りない疾病が多かったことを示唆するものであろう。

一方，『刺絡聞見録』には「… 我ガ投ズル湯薬ハ貧民ヲ救ヲ主トス。故，遠ク異域ニ求ルニ心ナク我国ニ生ジテ求ヤスク價貴ヲ嫌，卑ヲ主トシテ服シヤスカランコトヲ期ス。諺云，人参呑デ首縊ルト云ノ薬ヲ与コトヲ欲セズ，我邦ニ生ズルノ薬品ヲ以テ万病ヲ治スルノ工夫ヲナス。其コレヲナスト云モノハ他ニナサザル刺絡ニテ疾病ノ八九ヲ去リ其一二ヲ治スルノ故ナリト。故，経験ノ奇方ノ如キハ実ニ他ニ比スベキナシ。コレハ別ニ一書トナシテ他日刊行セントス」(巻上 23 丁表 5～13)とある。要するに,民間薬を使う目的は貧民を救うためであり，疾病の 8～9 割を刺絡で治するため，高価な漢方薬は必要なく民間薬で十分に効果があげられるというのである。大助は『刺絡聞見録』を著すうえで，東朔が民間療法を重視していたことにはあえて触れていない感があるなか，唯一それを記す条文である。また本条文は東朔の真意であり，書かざるを得なかったのであろう。

ところで『薬真途異語』『施本大和医語』に「…本外二科者，言ニ及バズ，婦人，小児，打撲，接骨，一切体中ニ有所ノ諸病，就中，眼病ハ刺絡ナラデ即効少ナシ…」(10 丁裏 3～5)とあり，すべての疾患に対し刺絡は有効な療法であるが，とりわけ眼疾には不可欠であるとする。これについて『妙薬集』の 37 丁表から 41 丁裏にかけて「眼疾薬療ノ功能」として，「諏方竹内新八門人神戸周平伝」を引用し 40 種の薬と主治が記されている。東朔は眼病に関してはかなり薬物を併用していたことが推される。また，『刺絡聞見録』で東朔が刺絡の師として崇めている天橋将監の伝として「アサヌキノ妙薬　天橋将監伝」(15 丁表)，『薬真途異語』『施本大和医語』にも同様の記述がみられる「アカエイニ刺レタル妙方　婦人ノ陰門ノ毛ヲ取テ其痛ロニ付ルナリ…」(6 丁裏)が収録されていることからも，本書と『刺絡聞見録』『薬真途異語』『施本大和医語』の関連性が示唆される。

以上，本書の出現により『薬真途異語』『施本大和医語』『刺絡聞見録』に「奇方・妙薬が収録された本を他日刊行する」と記された書に該当する著書の実在が確認された。また，『薬真途異語』『施本大和医語』では民間療法の重要性を述べているが，その実態もより明らかになった。一方，『刺絡聞見録』では民間療法についての記述は少なく，薬物治療に関しては上述のほか「湯薬ヲバ主トセズ，又主トセザルト云タリトテ，コレヲ捨ルニハアラズ」(巻下 8 丁裏 9～10) とあるに過ぎない。刺絡治験においても薬の併用は数例のみである。ところが，本書により東朔は民間薬も重視し併用する頻度もかなり多かったことが推される。よって刺絡を主体とするものの，これまでに描かれた刺絡一辺倒の治療家とは相違する新たな東朔像がみられる結果となった。ただ，大助は『刺絡聞見録』に民間療法の重要性を，意図して(一流の医家という人物像をつくりあげるため)記さなかった感もあり，本書の刊行には踏み切らなかったのではなかろうか。今現在，その刊本は確認されていない。いずれにしても『妙薬集』ならびに『薬真途異語』『施本大和医語』の出現により，東朔の人間像および医方や医論がかなり鮮明になった。ただ新出の 3 書には刺絡の具体的な治療法については一切記されておらず，その意味ではやはり伊藤大助と『刺絡聞見録』の存在は極めて大きいものといえよう。

5. 東朔を収録する伝記資料

東朔を収録する伝記資料を調査した結果[17]，以下の資料が見い出された。順次示しながら考察を加えていくことにする。

三輪東朔の肖像画賛と解説[18]（図 6）

東朔の出自を知る上で最上の資料である。はじめに肖像画賛について述べる。軸の上部には「不生不滅心　風（ふ）と出て，風くに風と誘引（さそ）われ，風と生まれて，風と妖（まどわ）され」と，道歌（仏教や心学の精神を読み込んだ教訓の和歌）とも，辞世の句ともとれる和歌がある。左上には「文政二己卯初秋」と，本軸が 1819 年の初秋に制作されたことを記す。その下に「万病瀉血中興」とあることから，『内経』以降，日中伝統医学の歴史において衰退の一途をたどった瀉血療法を東朔自らが中興の祖となり，本療法の普及に尽力したことを示す。その下には「皇都産　三輪東朔　大神匡明(納)」とあり，京都の人で，大神匡明とも称していたことが知られる。軸の右端中央には「行年七十三翁」とあり，本軸が制作された文政 2 年（1819）の初秋に 73 歳であったことが判明する。よって，生年はこれより逆算すれば延享 4 年（1747）と確定できる。一方，没年はその横に「釈風来舎塵芥居士」と戒名を記すものの，さきの年齢において行年（行年の意は没年と解されることもあるが，単に年齢を示すものである）とすることから確定し得ない。肖像画の右横下方に「□□一器紀英章筆」と，絵師の名が記されている。英章は菊川英章，本性は浅野氏，文政年間の浮世絵師である[19]。

次に肖像画賛に付された藤浪の解説を示す。「名ハ東朔，字ハ望郷，浅草庵ト号ス。山城ノ人，医ヲ志シ，諸邦ヲ遊歴ス。北総銚子ニ足ヲ停メ，廃人ヲ治セリ。後，江戸ニ移リ門戸ヲ張リ，業，大ニ行ル」。ここまでの解説は後述する『日本医譜』『続諸家人物志』『古今墨蹟鑑定便覧』などと肖像画賛および『刺絡聞見録』『施本大和医語』をもとに記されたものであろう。ただ字の「望郷」は上記の人名録 3 書とも「望卿」としていることから誤りであろう。「諸邦を遊歴す」とあるのは『刺絡聞見録』にはみられないことから『施本大和医語』を参考にしたものであり，「廃人を治せり」の廃人は『刺絡聞見録』中に記される天橋将監のことと考えられる。

続いて解説には「嫡男，大神能明（よしあきら）ガ文政二年（肖像画の成立年）ニ図像ニ書シタル所ニヨレバ，大神医（医は匡の誤り）明ハ大和国（奈良県全域），三輪大明神（奈良県桜井市。奈良盆地南東部，大神神社の鳥居前。別称は大三輪)（ 図 7）の社務，高宮主水ノ一族，山城国宇治郡南山科（京都市南部，東山区の近郊地区）観修寺（かじゅうじ）住人ニテ，観修寺宮観宝法親王ニ仕奉シタル植田佐渡法橋ノ嫡男三輪弾ト云フ人ナリ。齢八十ヲ越ユ，著ス所ニ刺絡聞見録アリ」（括弧内は筆者の加筆）とある。本解説によれば，肖像画賛には東朔の長男で，三輪能明の書が付されているという。その内容を要約すると，東朔は山城の人で父は高宮主水（主水「もんど」は主水司「もりとのつかさ」の略で，令制で宮内省に属し，飲料水や氷のことをつかさどる役人）の一族，植田佐渡という。東朔はその長男で三輪弾と称し，年齢は 80 歳を越え，『刺絡聞見録』を著したとある。

ここで年齢については甚だ疑問が残る。能明が当書を記したのは文政 2 年とあることか

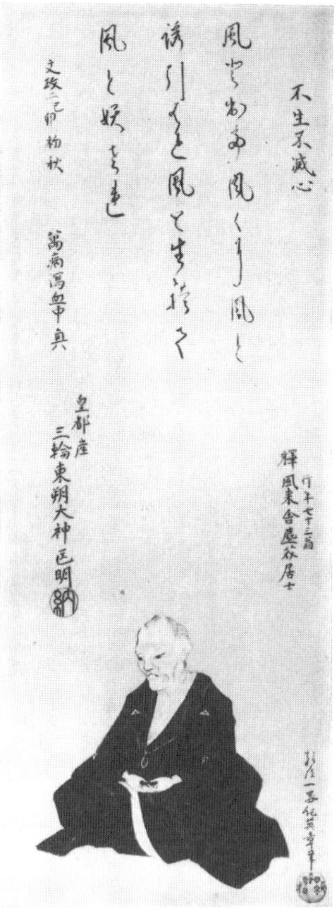

図6　三輪東朔の肖像画賛（藤浪剛一『医家先哲肖像集』所収）

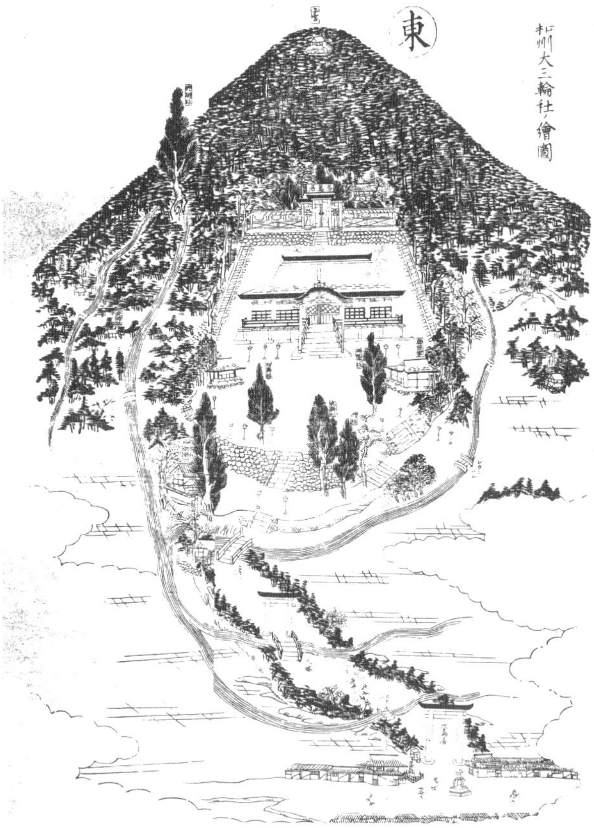

図7　和州大三輪社の絵図（『三輪叢書』所収）

ら，東朔の年齢は73歳のはずだが「齢八十ヲ越ユ」とある。これに関して次の3つの可能性が考えられる。一つは，本解説では2箇所に誤りと思われる文字がある（望卿→望郷，三輪匡明→医明）ことから七を八と誤った可能性(しかしこれは字体がまるで相違することから可能性は低い）。一つは，能明が「齢八十ヲ越ユ」と書いた年代が文政2年ではなく，肖像の描かれたのが文政2年(1819)であり，能明の「図像ニ書シタル」は文政9年(1826)以降の可能性である。仮に「文政二年(ノ)図像ニ書シタル」であれば八十歳を越えていても問題はない。もう一つは，藤浪が解説を著す際に，多く文末に著書と没年齢を記述する方式をとっていることから「齢八十ヲ越ユ，著ス所ニ刺絡聞見録アリ」の記述が能明のものではない可能性である。だが，現在肖像画の所在が不明であり[20]，いずれも確認することは不可能であるが，一応の仮説をたててみた。

『江戸近世医家人名録』初編，1819序刊[21]（図8）

本書の「美」部第36丁表に「絡　浅草北馬道　三輪東朔」とある。ここで「絡」は刺絡を指すもので内科や外科ではなく「刺絡科」という位置づけであったことがわかる。浅草

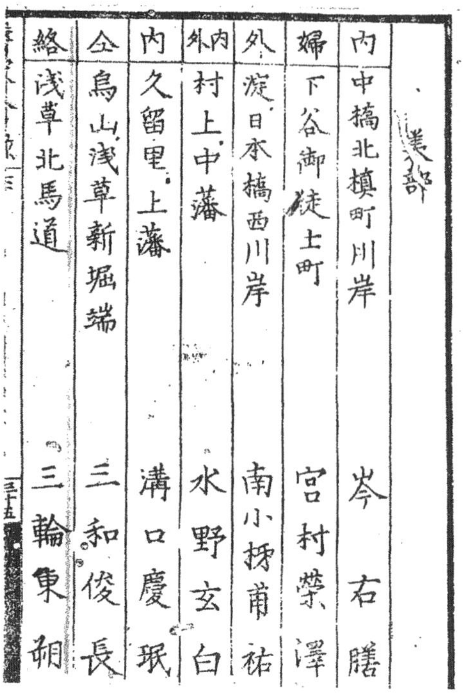
内 中橋北槙町川岸 岑右膳
婦 下谷御徒士町 宮村榮澤
外 淀日本橋西川岸 南小拶甫祐
内外 村上中藩 水野玄白
内 久留里上藩 溝口慶珉
仝 烏山浅草新堀端 三和俊長
絡 浅草北馬道 三輪東朔

図 8 『江戸今世医家人名録』初編．1819 序刊

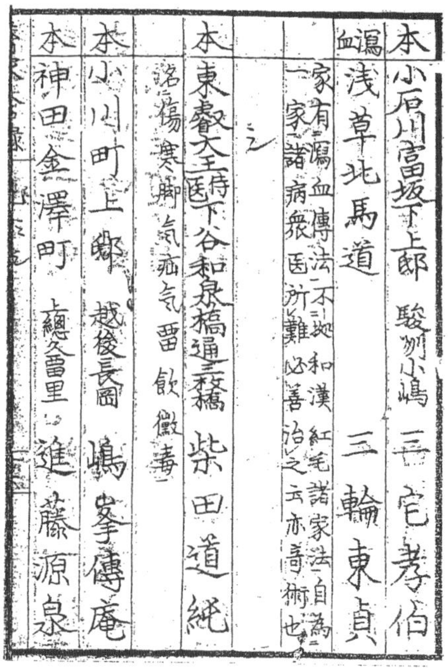
本 小石川富坂下上邸 駿州小嶋 三宅孝伯
瀉血 浅草北馬道 三輪東貞
家有瀉血傳法不拠和漢紅毛諸家法自為一家諸病衆医所難必善治之云亦奇術也
本 東叡大王侍医下谷和泉橋通三橋 柴田道純
之
諸傷寒脚気疝気留飲黴毒
本 小川町上邸 越後長岡 嶋峯傳庵
本 神田金澤町 總留里 進藤源泉

図 9 『今世医家人名録』1820 校正

北馬道にて開業していたとある記述は，『妙薬集』の巻末に記される所在地と一致する。また東朔の名が本資料に収録されていることは，当時ある程度の知名度は有していたのであろう。

『今世医家人名録』1820 校正 [22]（図 9）

本書の「北」26 丁表に「瀉血　浅草北馬道　三輪東貞　家ニ瀉血伝法有リ，和漢紅毛諸家ノ法ニ拠ラズ，自ラ一家ヲ為ス，諸病衆医難ズル所必ズ善ク之ヲ治スト云ウ，亦奇術也(原漢文）」とある。ここで注目すべきは前掲の『江戸近世医家人名録』初編の 1 年後に記された本資料では東朔から東貞に変わっていることと，その解説文である。これについては佐藤方定のところで述べる。また「絡」から「瀉血」にも変更されている。

『日本医譜』1830 頃成立 [23]（図 10）

本書の第 3 編，巻 24 の 17 番目に「三輪東朔　名ハ東朔，字ハ望卿，号ハ浅草庵，常陸ノ人，業ヲ荻野台州ニ受ケ江戸ニ住シ専ラ刺絡ノ説ヲ唱エ其ノ業大イニ行ワル，文政初年歿ス，年六十余，著ス所ニ刺絡聞見録有リ（原漢文）」とある。本資料の記述には明らかな誤りが 3 点みられる。一つは「山城の人」(藤浪の解説)ではなく「常陸の人」とする点。これについては『薬真途異語』『施本大和医語』に東朔が灌水法を修得するために久しく常州の山中に滞在していたこと（12 丁表 4～裏 6）に由来するものとも考えられる。一つは没年を文政 2 年以降（東朔の肖像画賛）ではなく「文政初年」としている点。一つは享年を「六十余」としている点である。没年および享年に関しては確定し得ないが，東朔の肖像画賛によれば文政 2 年に 73 歳であったことは明らかである。またその解説では 80 歳を越えるとも

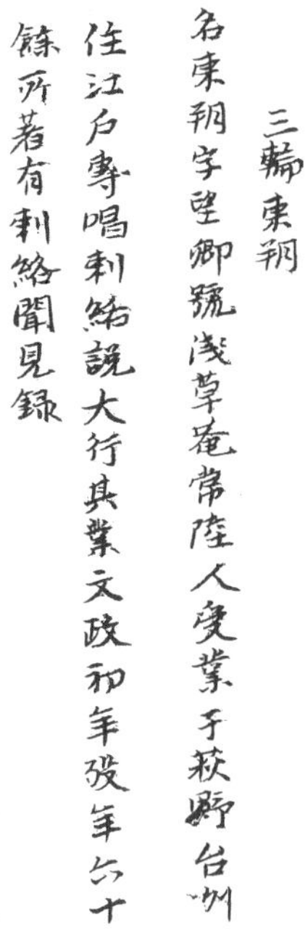
三輪東朔
名東朔字望卿號浅草庵常陸人受業于荻野台州
住江戸專唱刺絡説大行其業文政初年歿年六十
餘所著有刺絡聞見録

図 10 『日本医譜』
1830 頃成立

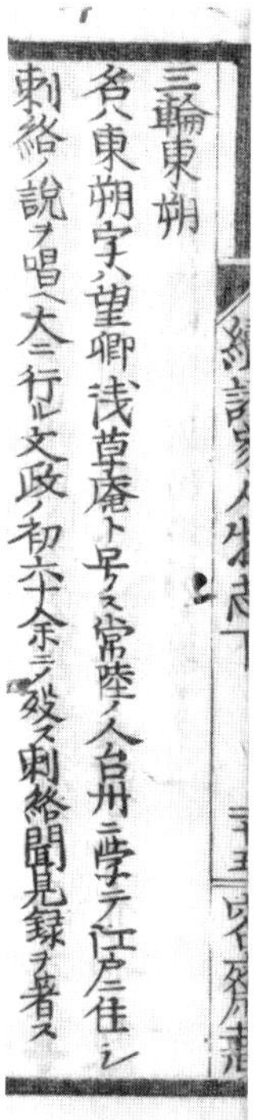
三輪東朔
名ハ東朔字ハ望卿浅草庵ト号ス常陸ノ人台州ニ学テ江戸ニ住シ
刺絡ノ説ヲ唱ヘ大ニ行ル文政ノ初六十余ニシテ没ス刺絡聞見録ヲ著ス

図 11 『続諸家人物志』1832 刊

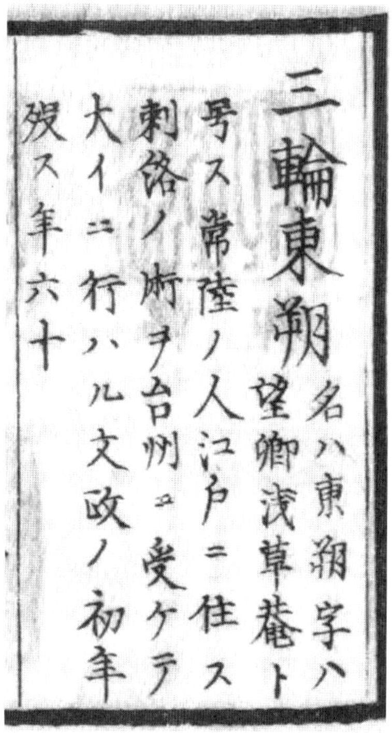
三輪東朔 名ハ東朔字ハ望卿浅草菴ト
号ス常陸ノ人江戸ニ住ス
刺絡ノ術ヲ台州ニ受ケテ
大イニ行ハル文政ノ初年
歿ス年六十

図 12 『古今墨蹟鑒定便覧』1855 刊

ある。一方『刺絡聞見録』にも「七旬ヲ踰エ」との記述があることから「著ス所ニ刺絡聞見録有リ」と記すが，編纂するうえで『刺絡聞見録』を参照していなかったことが知られる。

本書は『刺絡聞見録』刊行のわずか 10 数年後に編纂されたものであるが，東朔に関する記述はきわめて曖昧である。これに関しては次の 2 つのことがいえよう。一つは『刺絡聞見録』が，京都・大阪・江戸で出版されたものの出版部数が僅少で入手困難であったこと。一つは東朔の生存が確認できる 1819 年以降，10 年をまたずに三輪一門はすでに断絶していたことなどが考えられる。いずれにしても本書は文献資料としての価値は高いが，こと東朔に関する記述は誤りが多く本書初出の「字ハ望卿，号ハ浅草庵」も立証する資料はなく，信憑性はかなり低いものと考えられる。

『続諸家人物志』1832 **刊**[24] **(図 11)**

本書には著名な儒家や医家の伝が収録されている。「医家の部」には計 19 名が著録され巻下 25 丁裏に「三輪東朔　名ハ東朔，字ハ望卿，浅草庵ト号ス，常陸ノ人，台州ニ学テ江戸ニ住シ刺絡ノ説ヲ唱ヘ大ニ行ル，文政ノ初，六十余ニシテ没ス，刺絡聞見録ヲ著ス」とある。

『古今墨蹟鑑定便覧』1855 **刊**[25] **(図 12)**

本資料も『続諸家人物志』と同様の書で，その「医家の部」には 137 名が収録され，巻下 86 丁表に「三輪東朔　名ハ東朔，字ハ望卿，浅草庵ト号ス 常陸ノ人，江戸ニ住ス，刺絡ノ術ヲ台州ニ受ケテ大イニ行ハル，文政ノ初年歿ス年六十」とある。

ところで，本資料と前述の『日本医譜』『続諸家人物志』は，ほぼ同様の内容である。これは刊行年代の早いものの内容　(『日本医譜』か) を後者が踏襲していったものと考えられる。よって3書とも東朔は常陸の人としている。一方，没年および享年に関して『日本医譜』では「文政初年歿す。年六十余」と没年を限定するが享年は特定していない。『続諸家人物志』では「文政の初め六十余にして歿す」と没年，享年ともに限定していない。ところが本書（3書中で刊行年が一番遅いと考えられる）では「文政の初年歿す。年六十」と没年，享年ともに限定している。いずれにしても，東朔が70歳を越えていたことは事実であり本資料および『日本医譜』『続諸家人物志』の記述内容は信頼性に欠ける。しかしながら従来の諸文献[26)]では本資料の説により，東朔は常陸の人で没年は文政元年　(1818) とし，生年は享年より逆算して宝暦9年 (1759) とするものが多い。

『三輪叢書』1929刊[27)]

本書には三輪家の系譜の詳細が記されている。そこには「三輪高宮家系」[28)]と「高宮氏中興系図」[29)]などが著録されており三輪姓から高宮姓への系譜上の変遷が示されている。ただ藤浪の解説にある植田佐渡の名はみられないが，主水を称するものには輪房・範房・富房・延房の 4 名が存する。中でも延房の祖母が山城賀茂神社の人とあることは注目しておきたい。また延房の孫にあたる千代丸が享保年間 (1716～1735) の人であることから，年代的にも東朔の祖先がこの辺りに由来する可能性も考えられよう。

佐藤方定『奇魂』1831刊

佐藤方定(のりさだ)は東朔の医術を知る上できわめて重要な人物である。方定は奥州信夫郡(福島県福島市)の人で，別称には東貞(とうてい)・本樹（もとき）・大鳥舎（おおとりのや）などがある。国学の四大人の一人，本居宣長の長男，春庭の門より出て，江戸にて医を業とし，和方家を以て聞え，水戸侯に仕えた。天保2年 (1831) 『奇魂(くしみたま)』(一名『尚古医典』)を刊行する[30)]。

『奇魂』の巻2, 27丁表10～32丁裏8には「刺法（さすわざ）」と項目を立てて針に関する記載があるなか，刺絡についても詳細が述べられているので抜粋して以下に示す。

「…其血を物せしは，医疾令（按摩段判）針を以て折傷之瘀血を判決す，是判と為す也と有て是は折傷の瘀血を取る由なれど，他病にも物せし事，中古の書にも次々に見えたるにて知べし，近古には浪華の入江大元と云う人，万病刺すに宜しき由，刺血絡正誤と云うに論ひ，都に在りて，垣本針源と云いし人，此の術にて諸病を治し由，熈載録という書に詳しき也，近くは荻野氏，刺絡篇，と云うを作りたり，さるを紅毛法の流行しより，皇国に初めたり抔思う人もあめるは過ち也，[されど猶，右の人等も，上世より有し事は知らざめり，中にも荻野氏は，紅毛の説と内経の法とを以て撰ばれて，文は高く聞こゆれども，術は拙かりけん，総て右の書等は言痛き説多くて迂遠し，其の中に治腫方，刺血絡正誤，熈載録は，文拙けれど漢紅毛に依らず，術は精しく平常実事によく用けらし，されど三輪匡明(まさあきら)大人(ウシ：江戸時代，国学者の間で師匠・学者の敬称をあらわす) の，漢紅毛の理論を棄(注：『杏林叢書』[31)]に収録される『奇魂』には「棄(すて)」を「弁(わきまえ)」と誤り，相反する意味になってしまう)て，万病唯瘀血より成ると云いて，悪血を瀉すを主とし，薬を佐としつつ，且つ蕃薬(民間薬)を物せて，彼の国法を学ぶ医の，古来難治とせし病を直されて，人を驚かされたる事多きには如ず，我此の術は此の大人に学びたり]…」。[]内は本書中双行細字で記されている。()内は筆者の補筆である。

上記によれば当時，刺絡を以て知られる医家に入江大元『刺血絡正誤』，垣本針源『熙載録』などがあり文章は拙いが術は優れていた。一方，刺絡を普及したのは荻野元凱かのように言われているが，それは誤りで中古より綿々と行なわれていた。元凱の文章は優れているが術は拙ないなどとある。本書で注目すべきは三輪匡明に関する記述である。匡明が東朔の別称であることは『薬真途異語』『施本大和医語』，東朔の肖像画賛で確認できる。また「匡明」に「まさあきら」とルビがふられていることで読み方も確定できる。ここに記されている条文は東朔の医術をきわめて正確に著しており，さらに方定は東朔を大人と呼び実際に刺絡を学んでいることから，両者の結びつきは非常に強いものといえよう。

ところで東朔について記した条文は『今世医家人名録』の「瀉血　浅草北馬道　三輪東貞　家ニ瀉血伝法有リ，和漢紅毛諸家ノ法ニ拠ラズ，自ラ一家ヲ為ス，諸病衆医難ズル所必ズ善ク之ヲ治スト云ウ，マタ奇術也（原漢文）」と共通するところがある。さらに『江戸近世医家人名録』初編（1819）では「三輪東朔」とあるのに対し翌年刊行された『今世医家人名録』では「三輪東貞」とする。この東貞という名称が東朔の別称であることは既存の資料では確認できない。ところが方定は「東貞」とも名乗り東朔から直伝を受けたといい，さらに両者とも和方を信奉し江戸で開業していたことが知られる。

以上のことから推測の域は出ないが，東朔の一門を方定が継いだ可能性は十分に考えられる。『今世医家人名録』に「家ニ瀉血伝法有リ」とある条文は，東朔より直伝を受けたことや譲り受けた『薬真途異語』『施本大和医語』『刺絡聞見録』『妙薬集』などの書を指す可能性もあろう。また『施本大和医語』の序文は『薬真途異語』の序文に比べてかなりしっかりとした文章に改められていることから方定の手になる可能性もある。これより『施本大和医語』の序文末にみられる「三輪試」は方定とすることもできよう。さらに空想を膨らませれば三輪試の「試」は文字通り試しに方定が三輪一門を引き継いだとも解されよう。すべて実証することはできないが，一応の仮説を立てておくことも全く無意味なことではなかろう。

6. 新たな三輪東朔伝

出生地と名称について

東朔は京都，山城の人。名称には 三輪弾， 三輪匡明，大神匡明，三輪愿，三輪試，三輪東貞，学古，浅草庵，望卿，望郷などがある。このうち浅草庵，望卿，望郷は信憑性が低く，試と東貞は東朔自身か，嫡男の能明か佐藤方定の可能性が考えられる。

生没年について

生年は 1747 年と確定できる。没年と享年に関しては 2 つ考えられる。一つは 1819 年で 73 歳。一つは文政 11 年（1828）以降，享年は 80 数歳となる。ただ，1819 年以降は存命していたとしても治療家としては一線を退き，隠棲していたことが推される。

家系について

父は上田佐渡(高宮主水の一族で，大和の国の三輪神社に務め，山城の国，宇治郡南山科勧修寺に住み，勧修寺宮観宝法親王に仕えていた)。東朔はその嫡男で子には嫡男の大神能明がいる。

足跡について

東朔は 30 歳のころより刺絡治療を専門とし，臨床経験 40 年を有す。初めは北総銚子にて業を行う。そこで天橋将監の難病を療したことで東朔流刺絡を開眼する。1800 年頃，東朔 53 歳前後のときに江戸浅草北馬道に移り開業する。刺絡以外に民間薬や民間療法を重視し，北総銚子浦・信州善光寺の辺りの丹波嶋・常州の山中などを遍歴するなか，修得した療法を『妙薬集』と題して整理したが出版には至らなかったようである。民間療法のなかでも特に灌水法には強い興味を示し，長期にわたり常州の山中に滞在した。自身の流派を「好古大和流」と名付けて一門を成していた。しかし 1819 年以降は嫡男の能明か佐藤方定が後を継いだ可能性はあるものの，10 年を待たずして断絶したものと考えられる。門人には大助，方定のほかに田中安忠，手塚良仙などがいた。

伊藤大助の功績

東朔の医術を伝えた最大の功労者である大助について記しておこう。大助（1778～1838）は通称で，名は初め祐慶（すけよし）のち祐義（すけよし），字は忠岱（ちゅうたい），号は鹿里（ろくり）・潜龍斎・仰継堂。信濃の人で，儒を大田錦城に，古方を吉益南涯に，刺絡を三輪東朔に学んだ[32]。

『刺絡聞見録』の大助自序によると，湯液治療だけでは治し難い疾病に対しては刺絡が有効であると考え，山脇東門，中神琴渓，吉田長俶等に学ぼうと考えていたところ，銚子にて東朔の話を聞き江戸で開業していることを知り 1817 年，大助 40 歳のときに入門することとなる。大助は東朔という人間，またそのするところの刺絡の術と理論に心酔し，東朔流刺絡を世に広めるために『刺絡聞見録』を著したという。入門してわずか半年のうちに出版にこぎつけている。また同時期に『妙薬集』も筆写し終えていることから，その熱意が十分に感じられる。大助は『刺絡聞見録』を刊行するにあたって師である大儒の錦城に序文を請い，その序文を一流の揮毫家，董斎と，版木師の沖鶴年に行わせていることから，かなりの私費を投じたものと考えられる。そして著名な錦城と大助の序文が付されたことで『刺絡聞見録』は世に知られ，後に種々の人名録にも録され今に伝わることができたのであろう。一方，『薬真途異語』『施本大和医語』は元来，弟子や患者に配る目的で刊行されたものと考えられるため，一般には流布しなかったものと思われる。

ところで『刺絡聞見録』には東朔が和方を信奉していたこと，中神琴渓を高く評価していたこと，佐藤方定や『薬真途異語』『施本大和医語』に関することは一切記されていない。民間療法についてもほとんどふれず，刺絡治験例において薬物治療との併用はごくわずかに記されているに過ぎない。これらのことは東朔が刺絡を専門とする一流の医家であるという人間像を作り上げるため，大助が意図的に行ったことかも知れない。そのため民間療法を収録した『妙薬集』は刊行されなかったのではなかろうか。

大田錦城と刺絡の背景

上記のごとく錦城が序文を著したことで『刺絡聞見録』は命脈を保てたといっても過言ではなかろう。序文の前半では，我が国において刺絡再興の契機となったのは錦城と同郷の荻野元凱が著した『刺絡編』の刊行であり，刺絡で知られる著名な医家には縣道策（あがたどうさく），中神右内（なかがみうない）などがいるものの両者は刺絡の専門家ではないとある。東朔については「其れ此の術を専らにして屢（しばしば）神効を奏する者は三輪東朔に若は莫し（原漢文）」と記し，東朔は刺絡を専門としその術においては比肩しうる医家はいないと，絶賛している。

錦城は刺絡を大河の洪水にたとえて，堤防の一部を切り開き放水することで防ぐ方法が瀉法（瀉剤もしくは刺絡）であり，堤防を高くして防ぐ方法が補法（補剤）であるという。これについて私見を述べると，洪水の例はこと刺絡に関しては明らかに的外れである。刺絡の的とする血管は流れの悪い静脈であり，洪水の例は流れのよい動脈に相当しよう。特に東朔の刺絡は他者のそれとは異なり静脈よりさらに流れの悪い末梢血管を的とする。また一般の刺絡は東西を問わず，鬱血自体を採るとか血液量を減らすことを目的とすることから採血量も多く瀉法的な要素も含まれよう。しかし東朔は鬱血自体ではなく，鬱血の原因となる毒血を排除することにより血液循環障害の改善を目的とすることから，そこに補瀉の概念が入り込む余地はない。以上のことより中国伝統医学では，血液循環に関する認識は非常に希薄であったものといえよう。よって刺絡を中国伝統医学理論で行うことは，刺絡本来の有効性をかえって減少させてしまうものと考える。東朔の刺絡は佐藤方定の言に「漢紅毛の理論を棄て」とあるごとく独自の理論を打ち立てている。それは江戸期にありながら非常に現代医学的な観点から刺絡をとらえている。

序文後半では治療の補瀉は車の両輪のごとくどちらも重要であると説きながらも，補法こそが主体をなすべきことを主張している。それにも関わらず，瀉法（瀉剤）が隆盛を極めていることは嘆かわしいことであり，なかでも刺絡は瀉法の最たるものだという。これより当時は古方派の勢力が非常に強かったことが窺われ，また刺絡に対してもあまり好意的ではなかったことがわかる。東朔はこれに関して，自分の刺絡術を少しも理解していない錦城に対して，さぞかし落胆したことであろう。しかし錦城の序文があることで，より多くの人の目に留まればよいとも考えたのか，あるいは大助にすべてを一任したのであろうか。

ところで「西洋流刺絡」に対して「内経流刺絡」という言葉が用いられるが，『素問』における刺絡の位置づけは補瀉以前に行うべき療法とされているようである。すなわち刺絡をする上で虚実や補瀉の概念を持ち込むことは「内経流」に反しているといえよう。しかし上記より一般医家の認識としては，刺絡イコール瀉法と捉えられていたことがわかる(現代でもその傾向は強い）。これは，あえていえば「内経流」ではなく「後世派流」と呼ぶべきであろう。

東朔と荻野元凱

『刺絡聞見録』に「抑（そもそも）我，主張スル所ノ刺絡ノ術，初，荻台州（荻野元凱）先生ニ学…」とあるが，本書ならびに『薬真途異語』『施本大和医語』『妙薬集』のいずれの書にも元凱の刺絡に関する記述は一切みられない。また，『奇魂』によれば「中にも荻野氏は，紅毛の説と内経の法とを以て撰ばれて，文は高く聞こゆれども，術は拙かりけん」とあることから，こと刺絡の術においては得るものは殆どなかったものと考えられる。ただ，東朔は刺絡の際に吸角を常用し，ときには縛緊法（布等で縛り静脈を浮き上がらせる方法）も行う。元凱著『刺絡編』(1771 刊)には「角法」に関する記述や「縛緊の図」が収録されていることから参考にした可能性は考えられよう。いずれにしても一般医家からは非常に誹謗中傷された刺絡に対し，医家としても儒者としても著名な元凱によって『刺絡編』が著されたことは誠に意味のあることであり，東朔はその門を訪れ実見したかったに違いない。ちなみに「刺絡」という名称は日本独自の呼称であるが，『刺絡編』以降，一般的に用いられるようになった[33]。また刺絡は瀉血と同意語であり，特別，東洋で行われているものを指しているわけではない。しかし現在では刺絡といえば中国伝統医学の治療理論のもと，刺絡部位を選択して僅かな出血量で治療効果を出すもの。一方，瀉血は西洋医学で行われる比較的太い静脈から大量に採血して効果をあげるものという認識が定着しているようである。この刺絡と瀉血の相違に関する認識は，丸山と工藤によって確立されたものと考えられる[34]。

7. 総括

東朔の医術は，これまで刺絡ばかりがクローズアップされてきたが，『薬真途異語』『施本大和医語』『妙薬集』の出現により，薬物を主体とする民間療法も重視していたことが明らかとなった。また，『刺絡聞見録』では「刺絡こそは天下第一義の術たり」として疾病治療を主体とするのに対し，『薬真途異語』『施本大和医語』では「無病の人には薬は益なし」と，予防法としての刺絡に重点がおかれている。すなわち東朔の医術は，予防には刺絡を第一とし，疾病治療に対しては刺絡を優先するなか民間薬を併用し，さらに灌水法などの民間療法も積極的に用いたとすることができよう。

『刺絡聞見録』では刺絡を主体とすべき治療法であると主張する理由は，薬物治療より勝っているからとの表現が多い。しかし民間薬を重視する理由は貧民を救うことにあり，実際にはかなり併用していたことが明らかとなった。これより刺絡を主体とするもう一つの理由は，漢方薬は高額であり庶民にとっては負担がかなり重かった医療状況において，軽症の疾病には漢方薬は必要とせず，刺絡のみで事足りる。また薬を必要とする重症な疾病も刺絡を併用すれば，安価な民間薬で十分に効果を出せるということを伝えたかったのであろう。しかしながら，当時は刺絡に対して湯液家からの誹謗中傷がきわめて強く，患者からも嫌厭されていたという背景が窺われる。

東朔の医術の特徴は，生命維持活動の根本をなす血液循環に主眼をおいたこと，歴史上行われていた刺絡は静脈を的とするのに対し，微小循環（毛細血管）を的としたこと，一般の治療が症状の緩和を目的とするのに対し，生体の恒常性の維持回復を目的としたこと，病気の根本原因と治療法と治療部位を明確に示したことなどが挙げられる。『刺絡聞見録』では天橋将監を異人と崇め刺絡の師としているが，明確には東朔に師はなく，自らの手で一般の刺絡とは方も論も異なる独自の東朔流刺絡を確立したものといえる。その医術は薬物に依存する現代医療の弱点を十二分にカバーできる，きわめて安全かつ有効な治療法であり，現在，掲げる予防医療の重視と医療費の削減という指針に対しても，大きく貢献できるものと考えられる。

文献

1）三輪東朔口述，伊藤大助筆記．刺絡聞見録．逍遥堂，江戸 1817.

2）三輪東朔口述，伊藤大助筆記．刺絡聞見録．自然社，東京 1985.「刺絡聞見録」解題 1-7.

3）友部和弘，小曽戸洋．三輪東朔の伝記考．全日本鍼灸学会雑誌　2000；50：167-173.

4）三輪愿．薬真途異語．文化８年（1811）序刊，大塚敬節旧蔵，武田科学振興財団杏雨書屋所蔵.（本書は外題が欠損しており内題を書名とした）.

5）藤浪剛一．医家先哲肖像集．刀江書院，東京　1936. 202-203.

6）友部和弘．中神琴渓の刺絡．日本医史学雑誌　2000；46：386-387.

7）友部和弘，石野尚吾．中神琴渓と郭志邃の刺絡．日東医誌　2002；53 (6)：187.

8）友部和弘．中神琴渓の刺絡．温知会会報　2000；46，冬期号：20- 35.

9）三輪試．施本大和医語．文化８年（1811）序刊，武田科学振興財団杏雨書屋所蔵.（本書は文献 4)の異本であり内題は同様である。そこで本書と文献 4)を区別するために本書は外題を，文献 4)は内題を書名として用いた）.

10）武井周朔，稲葉潤堂．江戸近世医家人名録，初編．両塾蔵版，文政２年(1819)序刊；「美」部，第 36 丁表 7.

11）白土雙儀．近世医家人名録．龍峯蔵版，文政３年（1820）校正；「北」部，第 26 丁表 2-3.

12）江戸現在広益諸家人名録，2 編．金花堂蔵版，江戸 天保 13 年版；[イ]の部，第１丁ウラ 4.（森銑三，中嶋理寿．近世医家人名録集成．勉誠社，東京 1976；2：65）.

13）井上宗雄，岡雅彦，尾崎康，他．日本古典籍書誌学辞典．岩波書店，東京 1999. 83.

14）友部和弘，小曽戸洋．三輪東朔の伝記考．全日本鍼灸学会雑誌　2000；50：168-169.

15）友部和弘．刺絡専門医家・三輪東朔と工藤訓正．鍼灸 OSAKA　2015；31：113.

16）三輪東朔筆，伊藤大助写．三輪氏家蔵方妙薬集．文化 14 年（1817）写，伊藤祐俊所蔵（大助の玄孫，長野県北佐久郡望月町在住）.

17）友部和弘，小曽戸洋．三輪東朔の伝記考．全日本鍼灸学会雑誌　2000；50：172-173.

18）藤浪剛一．医家先哲肖像集．刀江書院，東京　1936. 202-203.

19）沢田章．日本書家辞典．思文閣，京都 1927.（「人名篇」39 頁に著録される）.

20）友部和弘，小曽戸洋．三輪東朔の伝記考．全日本鍼灸学会雑誌　2000；50：173.

21）武井周朔，稲葉潤堂．江戸近世医家人名録，初編．両塾蔵版，文政２年(1819)序刊；「美」部，第 36 丁表 7.

22) 白土雙儀. 近世医家人名録. 龍峯蔵版, 文政 3 年 (1820) 校正 ;「北」部, 第 26 丁表 2-3.
23) 宇津木昆台. 日本医譜. 成立年不詳(1830 年頃成). (江戸写本, 無窮会神習文庫蔵).
24) 青柳文蔵. 続諸家人物志. 須原屋茂兵衛, 江戸 天保 3 年(1832). (森銑三, 中嶋理寿. 近世医家人名録集成. 勉誠社, 東京 1976；3：176）.
25) 川喜多真一郎. 古今墨蹟鑑定便覧. 勝村治右衛門, 京都 安政 2 年(1855). (森銑三, 中嶋理寿. 近世医家人名録集成. 勉誠社, 東京 1976；4：291）.
26) 友部和弘, 小曽戸洋. 三輪東朔の伝記考. 全日本鍼灸学会雑誌 2000；50：173.
27) 大神神社社務所編. 三輪叢書. 大神神社社務所, 奈良 1929.
28) 大神神社社務所編. 三輪叢書. 大神神社社務所, 奈良 1929. 581 - 601.
29) 大神神社社務所編. 三輪叢書. 大神神社社務所, 奈良 1929. 654 - 655.
30) 市古貞次, 堤精二, 大曽根章介, 他. 国書人名事典. 岩波書店, 東京 1995；2：136.
31) 田中恒. 杏林叢書. 杏林社, 東京 1925；4 輯 ：115.
32) 町泉寿郎. 伊藤大助の伝記資料. 漢方の臨床 2002；49：602-604.
33)友部和弘, 小曽戸洋.「刺絡」の名称に関する考察. 日本医史学雑誌 2006；52：104-105.
34)友部和弘. 刺絡専門医家・三輪東朔と工藤訓正. 鍼灸 OSAKA 2015；31：111-112.

第2章

三輪東朔の伝記考

はじめに

三輪東朔は江戸中後期に活躍した刺絡治療の大家で，名は東朔，字は望卿，浅草庵と号した。はじめ荻野元凱に刺絡を学び，のち銚子にて奇疾を療し奥義を極め，江戸で開業した。万病は瘀血より発するとして，刺絡が最優先の療法であると主張し，難病にも卓越した効果をあげた。その医術や論説の詳細は，弟子の伊藤大助によって『刺絡聞見録』と題され1817 年に刊行された。本書は臨床的な観点から記され，現代でも充分な利用価値を有するものである。

しかし一方，東朔の出自経歴は不明な点が多く，生没年も確定されていない。そこで東朔について記す文献資料をできる限り見い出し，調査検討を加え整理することとした。

1. 方法

東朔に関する文献資料には，次のものが得られた[1]。

①『刺絡聞見録』三輪東朔口述伊藤大助筆，文化 14 年(1817)刊[2,3]。

②『奇魂』佐藤方定著，天保 2 年(1831)刊[4]。

③『日本医譜』宇津木昆台，成立年不詳，江戸写本(無窮会神習文庫蔵)。

④『続諸家人物志』青柳文蔵編，天保 3 年(1832)刊[5]。

⑤『古今墨蹟鑑定便覧』川喜多真一郎編，文政 2 年(1855)刊[5]。

⑥ 三輪東朔の肖像画賛[6]。(所蔵先不明，資料⑦に収録される)。

⑦『医家先哲肖像集』藤浪剛一著，刀江書院, 1936 年刊。(資料⑥を収録し解説を付す)。

以上の文献資料に記される，東朔に関する記述を示しながら考察を加えることとした。

2. 結果・考察

①『刺絡聞見録』(以下『聞見録』と略記する)

本書より東朔に関する記述を抽出し，その箇所と内容を示した。

a) 大田元貞序文 2 丁 2～5 行(原漢文)。「東朔専ら此術を攻(おさ)め，四十年一日の如し。今，年七旬を踰(こ)え其の術殆ど神妙に入り，而して其の奇効，偉験を獲て人の耳目を駭(おどろ)かす」。

b) 伊藤大助自序 4 丁表 7～8。「…三輪東朔と云う人に学ばんと云う。余(大助)，其の人の住居を問わば云う。先に銚子に在り。今浅草に寓すと云う」。

c) 巻上 1 丁裏 9～10。「抑(そもそも)我，主張するところの刺絡の術，初め荻台州(荻野元凱)先生に学び，後，異人に遭い其の術を切磋琢磨して，其の極をきわめたり」

d) 巻上 2 丁表 1～2。「其の術を行うこと已に四十余年，今其の齢七旬」。

e) 巻下 11 丁裏 8。「我門の田中安忠なるもの…」。

f) 巻下 20 丁表 5。「我に学びし府中の侍医，手塚良仙…」。

g) 巻下 25 丁表 4～5。「…異人は伊予(愛媛県)の三嶋大明神の神官にして天橋将監(しょうげん)と云う人なり」。

h) 巻下 25 丁裏 5〜6。「余(東朔), 銚子に在りしとき, 刺絡にて諸般の治をなすを聞き, (天橋将監が)余が居を訪て治を請う」。

i) 巻下 27 丁裏 1〜3。「実に此人(天橋将監)は, 我(東朔)が迷惑をひらき…。故に我, 此人を以て刺絡の師とす。…実に尊むべく崇むべき人なり」(カッコ内は著者の補筆)。

上記より, 東朔ははじめ刺絡を元凱に学んだものの, 銚子で異人(天橋将監)の奇疾を療し開眼したことから, 異人を刺絡の師として尊崇した。その後, 銚子から浅草に移り住む。30 歳頃より刺絡治療をはじめ, その臨床経験は 40 年におよび, 文化 14 年(『聞見録』の成立年)にはすでに 70 歳に達していた。元貞は東朔の臨床テクニックを絶賛している。門人には大助のほかに田中安忠や手塚良仙らがいた。ちなみに本書中に字や号に関する記述はない。

②**『奇魂』**

和方家を以て知られる佐藤方定は, 本書の巻 2「刺法」の部で, 刺絡に関する詳細を述べている。そこに東朔や元凱についての記述がある [7]。

「…中にも荻野氏は, 紅毛の説と, 内経の法とを以て選ばれて, 文は高く聞こゆれども, 術は拙かりけん, …されど三輪匡明(まさあき)大人の漢紅毛の理論を弁(わきまえ)て, 万病唯瘀血より成ると云いて, 悪血を瀉すを主とし, 薬を佐としつつ, 且蕃薬を物せて, 彼の国法を学ぶ医の, 古来難治とせし病を直されて, 人を驚かせたる事多きには如かず, 我此術は大人に学びたり」。

これより, 方定自らも刺絡を行い, その師が三輪匡明大人であるという。この匡明が東朔であることは「万病唯瘀血より成る」「悪血を瀉すを主とし, 薬を佐としつつ」などの記述から明白であろう。そして元貞同様, 東朔の臨床を高く評価し, 東西の両医学にも精通していたとする(『聞見録』中の治験例を見る限りでは, その影響はさしてみえず, 東朔独自の治療体系を確立している)。

一方, 東朔がはじめに刺絡を学んだとする元凱について「文は高く聞こゆれども, 術は拙かりけん」との記述は興味深い。また, これは『聞見録』中で, 東朔は異人こそが刺絡の師であることを強調していることに符号しよう。

③**『日本医譜』**(以下『医譜』と略記する)

本書の成立年代は 1830 年頃と推され, 江戸以前の日本医家伝記集としては, 質・量ともに最高のものといえよう [8]。その第 3 篇巻 24 の 17 番目に東朔の伝がある。

「三輪東朔　名は東朔, 字は望卿, 号は浅草庵, 常陸の人。業を荻野台州に受け, 江戸に住す。専ら刺絡の説を唱え大いにその業を行う。文政初年歿す。年六十余。著す所, 刺絡聞見録有り」(原漢文)。

④**『続諸家人物志』**(以下『人物志』と略記する)

本書は儒家や医家らの名士の伝を記す。その「医家の部」には計 19 名が著録され, 巻下 25 丁裏に東朔の伝がある [5]。

「三輪東朔　名は東朔, 字は望卿, 浅草庵と号す。常陸の人。台州, に学びて江戸に住し, 刺絡の説を唱え大いに行わる。文政の初め六十余にして歿す。刺絡聞見録を著す」。

⑤『古今墨蹟鑑定便覧』(以下『便覧』と略記する)

本書も『人物志』と同様の書で，その「医家の部」には 137 名が収録され，巻下 86 丁表に東朔を載す[5]。

「三輪東朔　名は東朔，字は望卿，浅草庵と号す。常陸の人。江戸に住す。刺絡の術を台州に受けて大いに行わる。文政の初年歿す。年六十」。

以上の『医譜』『人物志』『便覧』は，ほぼ同じ内容である。これは刊行年代のはやいものの内容(『医譜』か)を後者が踏襲していったものといえよう。よってどの書も東朔は常陸(茨城)の人とする。

一方，没年に関して『医譜』では「文政初年歿す。年六十余」と，没年を限定するが享年はしていない。『人物志』では「文政の初め六十余にして歿す」と没年，享年ともに限定していない。ところが『便覧』(3 書中で刊後年が一番遅いと考えられる)では「文政の初年歿す。年六十」と没年，享年ともに限定している。

しかし，『聞見録』中の記述より，東朔が 70 歳に達していたことは事実で上書の年齢記述は明らかに異なる。このことは『便覧』以外の 2 書は「刺絡聞見録」と記すものの，全書とも著者が『聞見録』を所持していなかったことを証す。それは同時に現伝しない資料を有していたか，あるいは『聞見録』と『医譜』『人物志』の成立年が近似していることから，実際に見聞したことを記したものと解される。

結局，3 書の記載内容を証す資料等は皆無で，その信憑性は薄いものといえよう。しかしながら従来の諸文献[9]では『便覧』の説により，東朔は常陸の人で没年は文政元年(1818)とし，生年は享年より逆算して宝暦 9 年(1759)とするものが多い。

⑥三輪東朔の肖像画賛

本軸の記載は最も貴重な資料といえよう。以下にそれらを逐一示し，考察を加えた。

まず軸の上方に「不生不滅心　風(ふ)と出て，風くに風と誘引(さそ)われ，風と生まれて，風と妖(まどわ)され」と，道歌とも辞世の句ともとれる和歌がある。

左上には「文政二己卯初秋」と，本軸が 1819 年に制作されたことを記す。その下に「万病瀉血中興」とあることから，当時は瀉血療法が一般化しておらず自らが中興の祖となり，本療法の普及に傾倒したことが窺われる。

その下には「皇都産　三輪東朔　大神匡明(おおみわまさあきら)　㊞」とあり，東朔は京都の人で大神匡明とも称した。本記載は資料②で述べた，方定が刺絡を学んだとする三輪匡明大人(うし)が東朔であることを証す。軸の右端中央には「行年七十三翁」とあり，本軸が制作された文政 2 年(1819)の初秋に 73 歳であったことが判明する(『聞見録』の記述とも一致する)。

よって，生年はこれより逆算すれば延享 4 年（1747）と確定できる。一方，没年はその横に「釈風来舎塵芥居士」と戒名を記すものの，さきの年齢において行年(年齢のことで没年ではない)とすることから確定しえない。

また，肖像画の右横下方に「□□一器紀英章筆」と，絵師の名が記されている。英章は『日本書家辞典』[10]に「菊川英章，本姓浅野氏，文政年間の浮世絵師」とある。

⑦『医家先哲肖像集』

本書は資料⑥を収録し以下の解説を付す。

「名は東朔，字は望郷，浅草庵と号す。山城の人，医を志し，諸邦を遊歴す。北総銚子に足を停め，廃人を治せり。後，江戸に移り門戸を張り，業，大いに行わる」。

これによれば，字は望卿ではなく望郷とする(単なる誤植か)。また『医譜』『人物志』『便覧』では常陸の人とするが，ここでは山城(京都府南部)の人とある。廃人は天橋将監のことであろう。

続いて次の解説を記す。

「嫡男大神能明(おおみわよしあきら)が文政 2 年(肖像画賛の成立年)に図像に書したる所によれば，大神医(医は匡の誤植であろう)明は大和国(奈良県全域)，三輪(奈良県桜井市。奈良盆地南東部，大神神社の鳥居前。別称は大三輪)大明神の社務，高宮主水(たかみやもんど)の一族，山城国宇治郡南山科(京都市南部，東山区の近郊地区)勧修寺(かじゅうじ)住人にて，勧修寺宮観宝法親王に仕奉したる上田佐渡法橋の嫡男，三輪弾と云う人なり。齢八十を越ゆ，著す所に刺絡聞見録あり」(カッコ内は筆者の加筆)。

本解説によれば，肖像画賛には東朔の長男で，三輪能明なるものの書が付されているという [6]。その内容を要約すると，東朔の父は高宮主水(主水は主水司((もりとのつかさ))の略で，令制で宮内省に属し飲料水や氷のことをつかさどる役人)の一族で，名を上田佐渡という。東朔はその長男で三輪弾と称し，年齢は 80 歳を越え，刺絡聞見録を著したとある。

ところで，三輪家の系譜については『三輪叢書』[11]に詳細が記されている。そこには確かに「三輪高宮家系」「高宮氏中興系図」などが著録されており，三輪姓から高宮姓への系譜上の変遷が示されている。またそこで，主水を称するものには輪房(もとふさ)・範房(のりふさ)・富房(よしふさ)・延房(のぶふさ)の 4 名が存する。中でも延房の祖母が山城賀茂神社の人とあることは注目しておきたい。さらに延房の孫にあたる千代丸が享保年間(1716~1735)の人であることから，年代的にも東朔の祖先がこの辺りに由来する可能性も考えられよう。

一方，『三輪叢書』には「和州(大和国)大三輪社の絵図が収録されている。苗字は多く地名に由来することからも，あるいは東朔が三輪あるいは大神と称していることからも，祖先は奈良県桜井市の大神神社周辺の出であることは，ほぼ間違いなかろう。

3. 総括

以上の資料を調査検討した結果，『医譜』『人物志』『便覧』に記される東朔の年齢記述は誤りであり，出生地を常陸とすることにも確証を得られる資料は存在しなかった。

一方，⑥東朔の肖像画賛にある記載，ならびに⑦の解説の内容は，時代的背景や地名からもかなり信憑性が高いものといえよう。よって，それらの記述と『聞見録』『奇魂』における東朔に関する記述を整理して以下に示した。

[名号]名は東朔，字は望卿(望郷)，号は浅草庵，大神匡明・三輪弾とも称した。[生年]延享

4 年(1747)。[没年]未詳。文政 2 年(1819)以降。[年齢]未詳。73 歳以上(80 歳を越えている可能性が大きい)。[出生地]京都(山城)。[足跡]はじめ銚子にて治療を行い，のち浅草にて開業する。[家系]父は上田佐渡(高宮主水の一族)で東朔はその長男。子には長男大神能明がある。[刺絡の師]天橋将監・荻野元凱。[弟子]伊藤大助・佐藤方定・手塚良仙・田中安忠。[著書]『刺絡聞見録』文化 14 年(1817)刊。本書は東朔の口述を伊藤大助が筆記し，文化 14 年 2 月に京都・大阪・江戸で発売された。

以上が現段階で知り得る東朔の出自経歴のすべてである。没年に関しては，東朔の墓碑の出現をまたねばなるまい。ちなみに『東京掃苔録』[12]・『関八州名墓誌』[13]には収録されていない。また，あるいは伊藤大助の著書ならびに蔵書が，彼の故郷(長野県北佐久郡望月町)に現存しているとされているから，それらを調査することで没年が明らかになるやも知れない。

なお，引き続き本件に関して調査を進めていく所存であり，本稿の読者諸氏に東朔の肖像画賛の所在ないし，以上以外の資料をご存じの方は，ご一報いただければ幸いである。

参考文献・注

1)今回調査したすべての文献資料をここに挙げておく。①浅田宗伯，皇国名医伝，1871。②畑維龍，皇国医林伝，1822。③紫竹屏山，本町医人伝，東京，青木崇山堂，1910。④橘輝政，日本医学先人伝，東京，医事薬業新報社，1969。⑤海保漁村，春草堂詩集，21 巻 16 冊，尊経閣叢書刊，東京，1938 は大田錦城が天明 3 年(1783)から文政 2 年(1819)の間に著述した漢詩集であるが，医書によせた序文も著録されている。その第 16 冊巻 20 には『刺絡聞見録』の序文が記されている。しかし，それ以外に東朔や伊藤大助に関する記述は一切なかった。

2)影印本(工藤訓正・安井弘迪の解説付，東京，自然社，1985)がある。

3)篠原孝市監修，臨床針灸古典全書，大阪，オリエント出版，1989：第 12 巻 315-455。また，解説は第 7 巻の 27 頁にある。

4)田中恒編，杏林叢書，東京，杏林社，1925：第 4 輯 57-126。

5)森銑三，中嶋洋次編，近世人名録集成，東京，勉誠社，1976。『続諸家人物志』は第 3 巻 117-184 に影印収録され，その 176 頁に東朔の伝がある。『古今墨蹟鑑定便覧』は第 4 巻 1-300 に，東朔についてはその 291 頁にある。また本書全 4 巻には計 47 書目の伝記資料が収録されているが，東朔を著録するのは上 2 書のみであった。

6)藤浪剛一の蔵書の大半は，武田科学振興財団杏雨書屋に寄贈された。今回，町博士の調査により，藤浪編『医家先哲肖像集』収録医家，全 165 名中 143 名の肖像画が杏雨書屋に存することを認めた。しかし東朔の肖像画賛は不存であった。よって『医家先哲肖像集』に収録されるもの(肖像画賛は 202 頁，解説は 203 頁)を使用せざるを得なかった。なお藤浪和子編，乾乾斎家架蔵和書目録，東京，1943(藤波氏旧蔵の蔵書目録)と武田科学振興財団，杏雨書屋蔵書目録，京都，臨川書店，1982 の両目録にも本軸に関する記載はなかった。

7)「刺法」の部は文献 4)の第 4 輯 112-115 に，そのうち東朔や元凱については 113 頁に記述がある。本頁には，その他にも浪華(大阪)の入江大元『刺血絡正誤』，都(京都)の垣本鍼源『煕載録』また『治腫方』などの刺絡関連書籍や人物を記す。

8)小曽戸洋，日本漢方典籍辞典，東京，大修館書店，1999 : 319。

9)国書人名辞典，岩波，1998・大日本人名辞書，講談社，1980・富士川游，日本医学史，形成社，1972。以上の書はすべて東朔が常陸の人で文政元年(1818)没と記す。ただ日本人名大事典，平凡社，1938 : 第 6 集では，没年は同じく文政元年とするものの，常陸の人ではなく山城の人とする。

10)沢田章，日本書家辞典，京都，思文閣，1927 :「人名篇」39 頁。

11)高橋萬次郎ら編，三輪叢書，奈良，大神神社社務所，1927。「三輪高宮家系」は 581-601，「高宮氏中興系図」は 654-655。

12)藤浪和子編，東京掃苔録，東京，東京名墓顕彰会，1937。本書には 1937 年以前に存した著名な儒家・医家・書家・政治家などの墓碑銘が著録されている。このうち医学関係者は約 254 名が収録されている。

13)日本史籍協会編，関八州名墓誌，東京，東京大学出版社，1926。

第3章

瀉血療法の歴史と『刺絡名家』収録人名・書籍

はじめに

我が恩師，工藤訓正は刺絡治療に魅了されその生涯を刺絡に捧げた。そして長きにわたり弛まず創意工夫を重ねた結果，確固たる工藤流刺絡を確立したといえよう。その数々の業績は，正に昭和の時代を代表する刺絡専門医家として，その名を歴史に刻み込んだと言っても決して過言ではなかろう。

さて，工藤の偉大な業績の一つに『刺絡名家』なる論稿がある。これは『漢方の臨床』百号記念特集(1962 刊)に掲載された後，丸山昌朗との共著『新版刺絡療法』(1976 刊，績文堂)に転載されたが残念ながら絶版となった。そこではじめに日本と中国における刺絡の歴史を外観したうえで，『刺絡名家』に収録された人名・書籍を再び紹介することにしよう。

※本稿執筆当時は絶版のため『刺絡名家』を読むことはできなかったが，現在では工藤の論稿をまとめた『工藤流刺絡指南』(刺絡研究会編, 2001，源草社)に収録されている。『刺絡名家』以外にも全て刺絡治療に役立つ論説が記されているので，是非，御一読願いたい。

1.「刺絡」について

「刺絡」という言葉は我が国特有の呼称であり，いわゆる瀉血療法の一種とされている。その語源は『霊枢』血絡論第 39 の「刺絡而経虚」にあるともいわれている[1)]。しかし「刺絡」という語が，はたしていつ頃から使われ，またそれが本来，出血させる治療法を意味するものであったかは不明である。ただ荻野元凱(1737~1806)が『刺絡編』(1771)の中で記す記述は明らかに瀉血療法であり，その当時すでに「刺絡」が瀉血の代名詞として一般化していたものと考えられる。

2. 瀉血療法の起源について

瀉血療法は中国系の伝統医学においても針灸治療の一環として，古代より行なわれていた療法である。もちろん類似の治療法は世界各地の伝統医学にも多くみられる[2)]。ひいては，地球上の全人類が行っていたことは想像にかたくない。なぜなら疼痛部より取血することは，本能的治療行為にほかならないからである。

ところで，その起源については小川政修の『西洋医学史』に「古代の原始民族は皮膚の刺戟症状を軽快するために，爪で掻くかわりに，尖った木片，獣骨，棘，石片などを用うのは，諸方の蛮族に見られる。すなわち乱切法(Skarifikation)の濫觴である。膿瘍や腫瘍から血や膿を吸い出し，毒虫や蜂や蠍の螫傷もまたこれをふす。また最も原始的な放血器としては，牛，水牛，羚羊等の角を切ってうつろの円錐状とし，その底部を皮膚面にあて，その頂端に穿った小孔から口で空気を吸い取り，粘土で閉じる。かかる吸角は，現に諸蛮族に広く行なわれていた」とある[3)]。また，丸山は『新版刺絡療法』に「多分，毒虫にさされた場合や，おでき，その他の疾病の際に，苦痛のある部位を歯牙で食い破り，唇で局所の血液を吸い出すことによって，苦痛が軽快する経験が基になって，発生したものであろう」と記している[4)]。工藤流刺絡においても吸角を常用するが，さきの小川の記述からも，古来より瀉血と吸角は併用されていたようである。

3. 中国における瀉血療法の歴史

中国におけるもっとも古い医学文献に司馬遷の『史記』(前 90 年頃成)がある。その「扁鵲倉公列伝」に次の記述がみられる。「…扁鵲，乃ち弟子の子陽をして針を砥石で厲せしめ，以て，外の三陽五会を取る。間(しばら)く有て，太子蘇す」とある。これは扁鵲が虢の国に立ち寄った際，尸厥の病で人事不省となっている太子に針をして蘇らせた記述である[5]。では，当時の針はいかなるものであったのだろうか。それについて「倉公列伝」には，倉公が熱蹶の病に対し「両足の足心に三箇所ずつ針をうち，そこを指頭で強く押して，血が出ないようにした」との記述がある[6]。これは当時の針が少なからず，一種の瀉血を意味していたとも考えられる。その他には 1972~1974 にかけて発掘された馬王堆漢墓の 3 号漢墓より出土した中国最古の医書の現物がある[7]。そのうちの一書『五十二病方』中には，牡痔の治療に角法を用いた記述がみられる[8,9]。

後漢に至っては，春秋戦国時代からの医学知識を集積した，漢方の原典たる『黄帝内経素問』，少し遅れて『霊枢』が成立したものと考えられている[10]。両書には瀉血の記載が多所にみられる[11,12]が特に『素問』では，鬱滞があれば他の療法に先行して，まず瀉血を行うべきことが記されている[13]。よって内経医学より瀉血療法を削除することはできない。それは『南史』王僧孺伝(列伝巻 49 裏 8~9)に「侍郎の金元起(金は全の誤り)が素問注を作るにあたって僧孺に砭石のことをたずねた」[14]という記述からも窺い知れよう。また内経においては，さきの扁鵲倉公列伝中の針治療とは異なり明らかに出血を指示している。これより，当時の医療において瀉血は欠くべからざる治療法の一つであったことが示唆される。しかしながら内経以降の医書には瀉血関連記載がほとんどみられなくなる。これについて丸山氏は「内経の刺絡部位は西洋刺絡と相違して，浅在静脈ばかりを目標とするものではなく，相当に太い動脈の走行中にも存在することから，当時の医学的素養の浅い人々がこれを濫用した結果，しばしば大出血を惹き起こして危険性が高かったため，内経の刊行とともに，かえって急速に衰運をたどったものと解される」という[15]。

一方,『漢書』芸文志・医経部の顔師古注には,「師古曰く,箴は病を刺す所以なり。石は砭石を謂う。即ち石箴なり。古は病を攻むとき則ち砭有り。今その術絶す」とある[16]。顔師古は初唐(581~645)の京兆万年(陝西省)の人で，本記述は当時においてもかなり昔に瀉血が行われなくなったことを証すものである。また，唐代を代表する医方書，王燾の『外台秘要方』(752)巻 39 に「其れ針法は古来おもえらく深奥なり。今の人は卒かに解する可からず。経に云う，針は能く生人を殺すも，死人を起かさず，と。若しこれを録さんと欲すれば，恐らく性命を傷わん。今並びに針経を録さず，唯だ灸法を取るのみ」とある[17]。小曽戸によれば，王燾が針術を危険なものとみなして，その法を著録しなかったことは，本書の特徴の一つであり，未熟練な医師による針術の弊害が一般に蔓延していたという当時の医療状況を反映したものであるという。以上の記述も針および瀉血の衰退理由を十分に傍証するものといえよう。さらに小曽戸は本書中で「針」と「刺」の文字は「灸」の文字に改変されているが, 2 箇所に改変作業上の脱漏がある。その一つ, 巻 27 の小便不通方(引『崔氏方』)に「足の大拇指の奇間に青脈有れば, 針にて血を挑し出だせ。灸すること三壮すれば癒ゆ」とある [19)]。この脱漏例中に瀉血記載がみられることは 誠に興味深い。

以上のごとく内経以降, 長期にわたって瀉血療法の衰退期が続く。そして 16 世紀(清代)に至って, 奇しくも日本とほぼ同時代に西洋医学が渡来する。日本への渡来はポルトガル人の種子島漂着(1543)に端を発し南蛮医学が伝えられ, 1609 年にオランダ医学が伝播する [20)]。

一方, 中国へは 1568 年にポルトガルの宣教師メルキオル・カルネイロ(Melchior Carneiro)が, 1582 年にイタリアの宣教師マテオ・リッチ(Matteo Ricci)が到来してより, 続々と西洋諸国の宣教師が侵入してくる。日中を問わず宣教師等は, キリスト教の布教活動の手段として医学を利用した [21)]。しかし西洋医学伝来における影響は日中では明らかに相違する。後述する日本においては, 伝来当初は制圧されたものの徐々にその勢力を増し, 杉田玄白・前野良沢『解体新書』(1774)を契機に西洋医学が優位に立つ [22)]。そしてこれは日本の刺絡家が少なからず輩出される最大の要因となる [23)]。一方, 中国ではさほど普及しなかったようである [24)]。その原因の一つは確固とした中国伝統医学の存在と, また一つは国家教学としての儒教と民間信仰としての道教が根底にあり, キリスト教の布教にあたって, かなり支障があったのではなかろうかと考えられる。

ところで, 西洋医学伝来後も中国においては瀉血療法再興の兆しはほとんどみられないなか唯一, 本療法を多用した医家として郭志邃の『痧腫玉衡』がある。本書は日本の刺絡家に多大な影響を与えているので少し詳しくふれてみよう。郭志邃は 17 世紀中葉, 清代の医家で生没年は未詳。字は右陶(ゆうとう)といい, 檇李(浙江嘉興の西南)の人である。当時, 痧疹といった疾疫が流行していたので, これを研究して『痧脹玉衡』を著したという。『痧脹玉衡』は康熙 14 年(1675)に刊行され日本への渡来回数は 1691 年, 1819 年, 1839 年の計 3 回 [25)]。また和刻回数は 1723(小島元璞翻刻), 1724 年, 1741 年, 1852 年の計 4 回の記録がある。

本書は瀉血を大半にわたって記す書であるが, 決して瀉血の専門書ではなく, あくまでも薬物療法を主体とする書といえよう。そこには 62 種の処方が収録され, 治験例では多く合方を用いている。収録される治験を分析すると痧病を 50 種に分類し, それぞれの痧病に対する治療法が記されている。治験収録総数は 233 例で, そのうち 203 例(87%)に瀉血を行っている。そのうち瀉血単独治療は, わずか 20 例に過ぎず大半は薬物治療を併用することで治癒している。また, その併用している記述の中で, 瀉血では癒えず最終的に薬物で癒えたとするものが多い。瀉血と薬物の使用優先順位をみると, 治験例に記される痧病は多く他の疾病を兼ねており, まず痧を放つ(痧筋を瀉血する)ことを第一として, 次に諸々の疾病に対して薬物を用いて治療している。換言すれば痧を放置したまま薬を与えても無効であるということである。要するに薬を使用する前処置として瀉血を施していることになる。これは, 先述した「他の療法に先行して, まず瀉血を行う」という内経流の瀉血を忠実に実践したものといえよう。瀉血部位に関しては，腿湾(下肢後側)の痧筋または青筋(本部位の記載が最多)，指上痧筋，足十指痧筋，手臂の青筋などが使用されている。瀉血用具は鉄針や銀針が用いられている。採血量については「血流如注」と記すものが多く，刺絡する血管が青筋とあることからかも，かなり太い静脈を的としており比較的大量採血であったものと考えられる。また，出血量が少ないときは重篤もしくは不治の病とも述べている。ちなみに山脇東門『東門随筆』に「早肩癖なども同様に，卒倒還らざる者に鈹針にて肩井を深く刺し血出ずれば，たまたま挽回する者あり。死切れたるは血出てず」とあることからも，効果を得るためにはある程度の出血量が必要なものと考えられる。

ところでこの痧病という病態は把握し難いため明らかにされていないようである。そこで治験例より病態の共通点を整理してみた。ひとつは他の疾病を伴って発症することが多い。ひとつは主に上下肢・手足末端部の痧筋や青筋(いずれもある程度，太い静脈を指すものであろう)が怒張する。ひとつは症状が昏迷・沈重・人事不省など，いずれも重篤であるなどが挙げられる。

本書に対する西洋医学の影響を考えると，西洋医学の中国への伝来は本書刊行の約 100 年前で，その影響は否定できない。本治験例からすると上下肢のかなり太い静脈から大量の採血を行っているものと思われる。全身血液量の減少を目標とした西洋流瀉血ともいえよう[27]。しかし，その影響については郭志邃の存命期に，また彼の居住地にどの程度伝播していたかを調査する必要があろう。ただ本書中の出典・人物(『内経』・龔廷賢・李東垣・朱丹渓)からは西洋流は窺えない。一方，本書を引用する日本の刺絡関連書籍には『東門随筆』『生生堂医譚』『刺絡聞見録』等がある。

他方，『痧脹玉衡』とともに日本の医家に多大な影響を与えた書に，時代は前後するが龔廷賢の『万病回春』があり，青筋や瀉血に関する記述がみられるので簡単にふれておくことにする。龔廷賢は 16 世紀から 17 世紀前半の明代に活躍した金谿(江西省臨川県)出身の医家である。字は子才，雲林と号し，家は代々医家で父の龔信とともに名を遺し，学者としても臨床家としても超一流であった。『万病回春』8 巻(1587)は『黄帝内経』『難経』などの古典医籍や，金元四大家など歴代の医学書を参酌し，自己の意見を導入して編纂された明代の代表的な医書である。本書に記される瀉血関連記載は，全 196 病門中，霍乱門に 2 箇所・青筋門・口舌門・咽喉門・小児初生雑病門・疔瘡門の計 6 病門に 7 箇所存する。瀉血単独治療病門は青筋門・口舌門であった。ただ青筋門においては瀉血で悪化したものを薬で療したとある。瀉血と薬物治療を併用する際の優先順位をみると，瀉血優先は小児初生雑病門・疔瘡門で，薬物優先は霍乱門・咽喉門であった。本書における瀉血療法の特徴は，ごく限られた急性の疾患に対して薬物を併用して用いていたとすることができよう。

以上の調査結果より，龔廷賢は特に瀉血療法を意識はしておらず，この程度の瀉血関連記載を記す医書は多数ある。ならばなぜ日本の湯液家ならびに刺絡家にも影響を与えたのだろうか。第一の理由は何といっても本書の渡来回数の 4 回[28]，和刻回数が 18 回[29]という高度な普及率に由来するものであろう。第二は，著者である龔廷賢が学者としても臨床家としても当時，超一流の評価を得ていたという知名度に由来するものと考えられる。

おわりに中国における瀉血療法の歴史を要約すると，中国伝統医学の原典たる『黄帝内経素問』では主要な治療法であったが，それ以降はほとんど行われなくなり再興されることもなかった。当然これは文献上のことであり，民間療法として綿々と行われていた可能性は十分に考えられる。いずれにしても中国歴代の著名な医家に瀉血療法を主体とするものがいなかったことは事実であろう。

4. 日本における瀉血療法の歴史

日本においても同様に，古来より蛭や動物の角を用いたりする瀉血療法が行われていたであろう[30]。しかし6世紀の半ばより中国伝統医学を積極的に導入して以来[31]，それを範とした日本でも中国同様の歴史をたどることとなる[32]。しかしながら，先述したごとく16世紀に南蛮医学が，17世紀にオランダ医学が渡来して以降，日本では徐々にそれらの医学を志す医家も増え西洋医学が勢力を増してくる。そして当時(当時だけではないが)西洋医学における主要な治療は瀉血療法であったことから，日本においいては十数世紀にわたって途絶えていた瀉血再興の気運が熟してくることになる。また先に挙げた『万病回春』『痧脹玉衡』の渡来も相まって，江戸中期頃より瀉血療法を重視する医家が輩出された。それらの医家が，正しく『刺絡名家』の人々である。

さて，ここで西洋医学の伝来から刺絡名家が輩出されるまでの時代差を考えてみた。刺絡名家が輩出されはじめるのは明和(1764~1772)の頃であり，南蛮医学渡来(1543)から220年後，オランダ医学渡来(1609)から約150年後である。一方，『万病回春』の和刻の初記録(1611)から約150年後，『痧脹玉衡』(1723) から約40年後であった。著者は以前，真柳誠氏の指導のもと，西洋医学伝来から刺絡名家が輩出されるまでの瀉血の受容状況を調査した。その結果，瀉血関連記載を記す文献はごくわずかで，それを記す文献においてもごく限られた疾患に湯液の補助として用いていたに過ぎない。また，そこには西洋流の瀉血療法の影響はみられなかった[33][34]。

ところで，『痧脹玉衡』の和刻の初記録から刺絡名家の輩出まで，わずか40年である。刺絡名家が輩出された一番の要因は西洋医学の渡来であろうが，直接の契機となったのは『痧脹玉衡』の刊行ではなかろうかと考える。また，刺絡名家に収録されるなかで西洋流ではない医家も多く，『痧脹玉衡』の瀉血療法とも異なる。小曽戸氏によれば，江戸時代に至って日本医学は独自化が進み，とくに中期に至っては日本独自の漢方が成立していたという[35]。この変遷は刺絡においても同様で日本独自の刺絡療法が行われていたものと考えられる。

5. 西洋の瀉血

西洋の瀉血についてもごく簡単に触れておくことにする。これまで何度となく「西洋流瀉血」という言葉を用いてきたが，工藤によれば，それは通常肘窩の正中静脈より

200~300cc 採血し循環血量を減少させることで心臓の負担を軽減させ，血圧を下げ循環機能を刺激覚醒させる効があるという[36]。

西洋における瀉血療法の変遷について，丸山は19世紀初頭に至るまでの全時代を通じて，本療法は西洋医学の中核的位置を占めていたという[37]。また藤倉によれば，西洋において瀉血はほぼ全ての疾患に用い，その特徴は何といっても採血量が多いことであるという[38][39]。

おわりに東西における医学の歴史を総括すると，東洋(中国・日本・朝鮮)は薬物治療，西洋は瀉血による治療の歴史とすることができよう。

6.『刺絡名家』収録の人名・書籍

(1)**菅沼周圭**(すがぬましゅうけい：1706~1764?)

江戸中期の針灸医家。摂津(大阪府北部と兵庫県南東部)の人。名は長之(ちょうし)，周圭は通称。吉益東洞らの古方派の影響を受け，針灸法もまた古に復すべきことを提唱。経絡説，禁針禁灸穴などの諸説を排し，実際の治療に必要な経穴は 70 穴のみといい，臨床上の効果のみを重視した。著書に『針灸則』『針灸摘要』『針灸治験』などがある。

『針灸則』1 巻は周圭の没後，門人の校正を経て明和 4 年(1767)に刊行された。本書の前半では周圭が常用した 70 穴を挙げ，その治法の大要を述べ，後半では病門別に治療法を記す。病門数は計 77 門あり，各病門ごとにまず金元明医学の諸家を引用して病症を述べ，次に針・灸・出血(刺絡)の三項に分け施術する経穴を列挙し，割注で治療の詳細を記す。

(2)**山脇東門**(やまわきとうもん：1736~1782，享年 47 歳)

江戸中期の医家。名は玄陶(はるすえ)，字は大鋳(たいちゅう)，通称は玄侃(はるやす)，東門は号，また方学居士(ほうがくこじ)。日本医学史上不朽の文献『臓志』の著者，山脇東洋の第 2 子として元文 1 年 8 月京都に生まれる。17 歳のとき父の命で永富独嘯庵とともに越前(福井)に赴き，奥村良竹に吐方を学ぶ。宝暦(ほうりゃく)12 年(1762)，父の死に際し家督を継ぐ。明和(めいわ)3 年(1766)，法眼(ほうげん)に叙位。同 8 年，女子屍体を解視して解剖図譜『玉砕臓図(ぎょくさいぞうず)』を作製。解剖が医学の基本たるべきことを唱導す。また長崎の通詞で阿蘭陀流外科の大家，吉雄耕牛から刺絡の教えを受け，同療法の啓蒙に尽力する。東門の医方は古方・後世方に拘泥せず，臨床最優先の立場をとった。こと刺絡においても東西の刺絡を学び，その奥義を極めた。嗣子の東海も家学を継ぎ解剖を行い，山脇家は京都における解剖の宗家の観を呈した。天明(てんめい)2 年 7 月 29 日 47 歳(一説に 51 歳)で病にて没す。著書に『東門随筆』あり。本書は梓行されず，ただ写本のみが伝わる。

(3)**荻野元凱**(おぎのげんがい：1737~1806，享年 70 歳)

江戸中期の医家。加賀金沢(石川県金沢市)の人。字は子元(しげん)，子原。通称は左右衛門，左中(さちゅう)，在中。台州(だいしゅう)，台州園，鳩峰(きゅうほう)と号す。姓氏は源。父の梅軒も医家。奥村良竹に吐方を学んだ際，山脇東門，永富独嘯庵らと親交を結ぶ。長崎にて吉雄耕牛，楢林栄哲らに蘭方を学ぶ。1775 年典医となり，和田東郭とともに京都の二大名医と評された。1794 年皇子の病を療し典薬大允(たいいん)となる。1797 年躋寿館教授となり，『瘟疫論』を講じたが，目黒道琢と論争になり辞去。1805 年，尚薬に昇進。著書には『吐方編』1764 刊，『刺絡編』1771 刊，『瘟疫論』などがある。

元凱は元来古方派であったが，のち蘭方も学び漢蘭折衷派となる。刺絡においても『刺絡編』中に「経曰…」「西書…」などの引用記載がある。要するに元凱の刺絡は，内経流に和蘭流を加味することで，より優れた刺絡術を構築したものといえよう。

(4)垣本針源(かきもとしんげん：生没年未詳)

針源は針医で平安(京都)の人。刺絡に詳しく名を明和(1764~1771・江戸中期)中に現す。刺絡の際に，韮葉針と名付ける葉形の大針を用い，当時衆医が見捨てた難病をよく療したという。山脇東門『東門随筆』と 浅田宗伯『杏林雑話』中に，針源に関する記述がみられる。針源自身は文盲のため，娘の茂登が父のするところを記述し『熙載録』として天明 2 年(1782)に刊行され，茂登は針源の没後に後を嗣いだ。『熙載録』の校訂者，梶川長卿・樹徳は尾張の人で古医方を提唱し，針源の医術を高く評価するとともに本書の刊行にも尽力した。内容は 70 名の治験が年代順に収録されている。凡例によれば治験のうち公刊されたのは一部で「天行」「疫熱」「霍乱」「痢疾」等の卒病は不収録であり，本書巻末の嗣出書目『熙載録後編』の下に「垣本先生卒病治験」とあることから，急性病を続編に収録する意図が窺われる。診察法は腹診・脈診・背候診に加え，手足の血絡をよく観察した。患者の年齢層は 10 代～40 代が主で 70 人中 67 人に刺絡を施している。大針，小針との併用が主で，疾病治癒までの日数と出血量が記されている。

(5)入江大元(いりえだいげん：生没年未詳)

浪華(大阪)の人で大六と称す。明和（1764~1771）の頃，万病刺すに宜しと論じ『刺血絡正誤』を刊行する。大元については富士川游『日本医学史』に「垣本針源あり，針科を以て名ありしが…瘀血を取りて以て諸病を治するの法を称揚し熙載録を著し，大いにその法を唱導せり。又浪華の人，入江大六も一万病刺すに宜し，と言いて刺血絡正誤を著せしが，その刺法は固より従来の諸家が施せしところを折衷せしに過ぎず」とある。『刺血絡正誤』は荻野元凱『刺絡編』のダイジェスト版ともみられる。当時の一般医家には『刺絡編』は高度で読み難く，本書は大いに歓迎されたものと思われる。

(6)中神琴渓(なかがみきんけい：1744~1833，享年 90 歳)

江戸中期の医家で名は孚(まこと)，字は以隣(いりん)，通称は右内(うない)，琴渓はその号，堂号は生生堂。近江国(おうみのくに)栗田郡南山田村(滋賀県草津市南山田町)の農家に生まれる。大津の医家，中神氏の嗣子となった(異説もあり)。はじめ中根之紀に師事，のち吉益東洞に医を学ぶ。大津長等山に住し，女郎の梅毒治療に腕をふるう。寛政 3 年(1791)京都堺町四条に開業し，門人 3000 人を輩出したという。琴渓は「百人に九十人は自然と愈るものなり，是は平和の剤に佳なる者なり，沈痾痼疾暴病の類に至ては攻撃に非れば救う事能わず，汗吐下，針灸，刺絡，灌水，其症に従ふべきなり」といい，湯液家でありながら効果のあるものは積極的に用いた。なかでも刺絡に詳しく治験例を多くのこす。また門人教育においては「医術は言い難し，書は何を以てか能く伝えん」といい，師より直伝にて学ぶことの大切さを説いた。著書に『生生堂医譚』(1796)『生生堂雑記』(1799)『生生堂治験』(1804)『生生堂傷寒約言』(1820)などあるが，いずれも門人の筆録による。このうち『生生堂医譚』の「鈹針」の項では刺絡に関する詳細が述べられている。

(7)**三輪東朔**(みわとうさく：1747~1819 以降，享年 73 歳以上)

日中伝統医学の歴史上，唯一，刺絡を専門とした江戸中後期の医家。名称には東朔，三輪弾，三輪匡明，大神匡明，三輪愿，三輪試，三輪東貞，学古，浅草庵，望卿，望郷などがある。京都(山城)の人で，父は上田佐渡，子には能明がある。京都の名医，荻野元凱に就いて学び，のち伊予の三嶋大明神の神官，天橋将監の奇疾を治するに及び奥義を極め，好古大和流と名乗り一家をなした。東朔の医論と医術は弟子の伊藤大助によって整理され『刺絡聞見録』と題して 1817 年に刊行され江戸，大阪，京都で発売された。全ての病は血液の瘀濁による循環障害が原因だといい，その瘀濁をされば病は治ると論じ，あらゆる疾病に刺絡を用いた。また，刺絡は湯液の及ばざる所を治し起死回生の神効があり，湯液は刺絡を輔翼するもので刺絡こそ天下第一義の療法であると主張した。一方，東朔の自著になる『薬真途異語』(1811)では，無病の人に薬は一切必要なしといい，予防医療においては刺絡が第一とした。また疾病治療に際しては，刺絡を優先し民間薬や灌水法などの民間療法も積極的に用いていたことや，琴渓の医者としての姿勢および門人教育を高く評価し自己の門にも取り入れたことなどが記されている。

東朔の医術を伝えた伊藤鹿里(いとうろくり：1778~1838，享年 61 歳)は漢学者で，佐久郡春日村(現長野県北佐久郡望月町)の生まれ。諱は祐義(すけよし)，字は忠袋(ちゅうたい)，通称は大助，鹿里，号は潜龍斎のち仰継堂と称した。幼少より学問を好み儒学を大田錦城に，医学ははじめ吉益南涯に，のち三輪東朔，池田霧渓に学ぶ。鹿里は 1817 年，40 歳で東朔 71 歳のときに入門し，同年に『刺絡聞見録』2 巻を著した。その他の著書には『傷寒論張義定本』編(1818)，『中庸筵撞』(1821)，『中庸聞書』編(1822)，『孝経国字解』(1827)，『大学国字解』(1836)，『金匱要略聞書』，『周易聞書』編，『傷寒論国字解』，『尚書紀聞』編，『大学図解』，『仲景氏事跡孝』，『孟子筵撞』，『類聚方序解』，『論語一貫俚諺抄』などがある。

『刺絡聞見録』の大田錦城序にみられる県道策(あがたどうさく)は越前府中の医者で，名は長英，字は華山，通称は道策。吐方の名家，奥村良竹の門下で田中適所，永富独嘯庵，荻野元凱と並ぶ四天王に数えられ，著書には『県氏吐方』がある。

(8)**佐藤方定**(さとうのりさだ)

奥州(おうしゅう)信夫(しのぶ)郡(現福島県福島市)の人。名は方定，東貞，庄司，本樹(もとき)，号は大鳥舎(おおとりのや)，鶴城(かくじょう)，称は民之助(たみのすけ)，民蔵(たみぞう)，庄司(しょうじ)，後名は神符満(しのぶまろ)，神符麿(しのぶまろ)などと称した。国学の四大人の一人，本居宣長(もとおりのりなが)の長男春庭(はるにわ)の門より出て，江戸にて医を業とし，和方家を以て聞こえ，水戸侯に仕えた。天保 2 年(1831)『奇魂(くしみたま)』，一名『尚古医典』を著した。他書には『八薬新論』『神方経験』『神伝脈論』『産霊草』『医語拾遺』『神伝腹証論』がある。『奇魂』2 巻の「刺法」には刺絡に関する詳細が述べられており，刺絡の術を三輪匡明(三輪東朔)から学んだと記されている。

(9)**大槻玄沢**(おおつきげんたく：1757~1827，享年 70 歳)

江戸後期の蘭学者・蘭方医。陸奥国(むつのくに)磐井(いわい)郡中里村(現岩手県一関市)で一関藩医，大槻玄梁(げんりょう)の長子として生まれる。名は茂質(しげかた)，字は子煥(しかん)，家が磐井川のほとりにあり自ら磐水(ばんすい)と号した。玄沢は通称。はじめ建部清庵(たけべせいあん：蘭方外科医で一関藩医)に医を学び 1778 年に江戸に出て杉田玄白・前野良沢のもとで蘭学を修め，1785 年長崎に遊学する。翌年江戸にもどりて仙台侯の侍医となる。かたわら芝蘭堂(しらんどう)を開いて蘭学教育にあたり，その門弟からは橋本宗吉，稲村三伯，宇田川玄真，山村才助，小石元俊，佐々木仲沢らの優秀な人物が輩出された。玄沢は正に江戸蘭学界の中心人物であった。著訳の書は 300 巻に達しているが，『蘭学階梯』をはじめ主著は『蘭訳梯航』『傷病新書』『環海異聞』『六物新志』『蘭ワン摘芳』『瘍医新書』『重訂解体新書』等がある。『瘍医新書』中に「刺絡編」があり，和蘭流刺絡がはじめて直接，紹介されることになった。

(10)**浅井南皐**(あさいなんこう：1760~1826，享年 67 歳)

江戸後期の京都の医家で，本性は初め山田のち平(たいら)を名乗る。名は惟享(これみち)，字は子元(しげん)，南皐と号した。父は医家の山田惇宗で子には惟良(これよし)がある。浅井南溟に学び，その没後に跡を継ぎ典薬寮医師，従五位上，長門守(ながとのかみ)となる。享和 2 年(1802)に三谷笙洲と共に刑死を剖観し『臓腑写真解体発蒙』5 巻を著す。その他，寛政 12 年(1800)『梅瘡約言』，また『名家方選』『診法秘奥弁』などを著す。文化 14 年(1817)に刊行した『養生録』3 巻の中に刺絡に関する記載がある。南皐は刺絡が救急の場で極めて奏功することから，医師でなくとも三稜針，ランセイタの類を備え置くべきことを推奨した。しかし，その一方で刺絡の濫用を堅く戒めてもいる。

(11)**吉田長淑**(よしだちょうしゅく：1779~1824，享年 46 歳)

江戸後期の蘭学者，蘭方医で加賀藩医。名は成徳(なりのり)，字は直心(ちょくしん)，号は駒谷(くこく)・蘭馨(らんけい)，長淑または佐公・佐侯(さこう)と称した。幕府先手(さきて)同心馬場兵右衛門の三男として江戸駒込に生まれ，母方の叔父吉田長粛の養子となる。はじめ幕医土岐長元に漢方を学び，のち桂川甫周に蘭学を学ぶ。宇田川玄随の『西説内科撰要』を見て大いに発憤し，専心攻究し和蘭内科を唱えて江戸中橋上槙坊にて開業する。文化 7 年(1810)宇田川玄真の推挙により加賀藩医となり，翌 8 年蘭書『ショメール』の翻訳を命ぜられる。著書には『泰西熱病論』『蘭薬鏡原』などの他多数あり。門人には高野長英，小関三英らの著名人がいる。文政 7 年，藩主前田斉広の急病に召されて金沢へ赴く途中に発病し 8 月 10 日に金沢で没す。『刺絡聞見録』の伊藤大助自序に「…数年患うる所の痔漏を治せんと江戸に来たり。京橋因幡町，畑中文中子に治を請う。其間，加賀医官，吉田長淑子の著せる泰西熱病論を見るに熱病にも刺絡し痘瘡にも刺絡することを載す…」とある。

(12)**佐々木仲沢**(ささきちゅうたく：1790~1846，享年 57 歳)

江戸後期の医家で名は知方(ともかた)，字は仲蘭(ちゅうらん)・中沢・仲沢，蘭嵎(らんぐう)と号した。奥州磐井(いわい)郡(岩手県一関市)の人。はじめ医を一関の建部精庵(たけべせいあん)に学び，のち文化 12 年(1815)大槻玄沢の門に入り蘭方を学ぶ。また馬場貞由(ばばていゆう)・桂川国寧・佐藤一斉・安積艮斎にも学び，文政 5 年(1822)仙台藩医学館助教となり蘭学・外科を担当し女囚の解剖に当たる。その後は診療と訳述に専念し，詩文・書画にも長じていた。著書に『瘍科精要』『解体存真図腋』『増訳八刺精要』などがある。『増訳八刺精要』は大槻玄沢がハイステルの書を翻訳したものを仲沢が校正し，さらにショメールの書を節訳して補い文政 8 年(1825)に刊行したもので，刺絡の方法，適用，禁忌および器具などについて詳説されている。

(13)**土生玄碩**(はぶげんせき：1768~1854，享年 87 歳)

江戸後期の眼科医で，幼名は久馬(ひさま)のち義寿(よしひさ)，字は九如(きゅうじょ)，桑翁(そうおう)と号した。安芸国(あきのくに)高田郡吉田村(広島県高田郡吉田町)の眼科医土生義辰の長男。京都の楢林塾，大阪の和田東郭について修学し，のち三井元孺(みついげんじゅ)，高充国らから新知識を受け，眼科手術を特技とした。文化 5 年(1808)江戸に出て，10 年奥医師，16 年法眼に叙せられた。文政 5 年(1822)には徳川家慶(江戸幕府 12 代将軍)の眼疾を療した。光学的光彩切除術の祖型仮瞳孔術を創案し，蘭館医シーボルト(Ph.Fr.vonSiebold)から散瞳薬の伝授をうけた。後日シーボルト事件がおこって，謝礼として当時国禁の品，将軍家紋服を外国人に贈与したことが発覚して財産没収，改易，終身禁固刑となったが，のち許された。自著はないが，門弟が師説を収録したものに『迎翠堂漫録』『師談録』『瀬祭録』などがある。

『師談録』天保 13 年(1842)跋(土生玄碩口述，水野慶善筆記)「土生玄碩先生一夕話」に，刺絡に関する以下の記述がある。「馬医時々刺絡セザレバ則チ病ム，蓋シ其多血ヲ以テナリ。余往年吉田ヨリ広島ニ行ク，途ニ驛馬ヲ貸ス，馬夫互ニ労問シテ曰ク，子ガ馬病メリ，刺絡終ルルニアラザルカ，曰ク然リ粉冗暇アラズシテ此ニ至ル耳，余馬夫ニ問フテ曰ク，汝何ノ術アリテ一見之ヲ知ルカ，曰ク愚輩馬ヲ以テ生ヲナス，豈啻見テ之ヲ知ルノミナランヤ，見ザルモ亦猶之ヲ能クス，蓋シ刺絡後ルレバ則チ馬病ム，馬病メバ則チ四脚斉(ひと)シカラズ，或ハ軽ク或ハ重シ，見テ之ヲ知ル所以ナリ，或ハ和シ或ハ怒ル，轡(たずな・くつわ)ノ間ニ鈴ヲ著(つ)クルルハ是レヲ以テナリ，豈見ズトモ知ルベキニアラズヤ。余喟然(きぜん)トシテ歎ジテ云ク，扁鵲桓公ヲ望テ走ル，其術学ビ難カラザルナリト，コレヨリ益々焦心覃志，未ダ嘗テ一日モ心ヲ斯業ニ留メザルコトハアラズ。…

…余ガ発明ノ刺絡法モ亦之レヲ馬医ヨリ得タリ，馬医針刺ノ法，経絡ノ循環血脈ノ道路ニヨリテ尽ク規則アリ，毫モ差フベカラズ，世医ノ乱刺法ヲ知ラザルガ如キニハアラザルナリ。余竊(ひそ)カニ之ヲ病人ニ施シテ殊功ヲ得タルコト少ナカラズ，後大槻玄沢スル所ノ刺絡篇草ヲ読ミテ蘭人刺絡ノ法亦大率(たいそつ：おおむね，あらましの意)我馬医ノ術ト相符スルヲ知リ，益々其術ヲ精究ス，江戸ニ来ルニ及ビテ杉田玄白ノ家ニ寓シ，数々(しばしば)刺絡ヲ施ス，玄白之ヲ奇トシ，之ヲ大槻玄沢ニ告グ，玄沢驚テ曰ク，邦人未ダ曽テ之ヲ行フモノアラズ，子安ヅクヨリ之ヲ受クルカト。余笑テ曰ク豈別ニ師受アランヤ，其初メ馬医ニ就イテ其施術ヲ見，後子ノ刺絡篇ヲ読ミテ其術ヲ参究スルノミト…」。要約すれば，馬医は馬の健康管理あるいは病気予防法として日頃から刺絡を行っていた。また病気の原因は血が多いために発症すると考えられていた。いずれにしても著効があることは事実であり，玄碩は馬医の行う刺絡に注目し，杉田玄白のするところや大槻玄沢の『刺絡編』を参考にして独自の刺絡法を確立したということである。

(14)**杉田梅里**(すぎたばいり：1817~1859，享年 43 歳)

江戸後期の蘭学者で，名は信(まこと)，号は梅里(ばいり)，通称は成卿(せいけい)。杉田立卿(りっけい)の男で江戸に生まれ，儒を萩原緑野に，医学・和蘭語を坪井信道(つぼいしんどう)に学んだ。天保 11 年(1840)幕府天文台の訳官となり，弘化元年(1844)幕府より和蘭国書翻訳の命を受け宇田川榕庵らと従事する。翌年，父の跡を嗣ぎ若狭小浜藩医となる。安政元年(1854)家を玄端に譲って隠棲(いんせい)したが，同 3 年，藩書調所教授に就任する。佐久間象山・大槻磐渓らと交遊があり，詩も能くした。なお，天文台訳官の時代に多くの蘭書の翻訳を手がけた。医学書関係では，フーフェランドの内科書の一部を訳した『医戒』嘉永 2 年(1849)は有名である。その他に『済生三方』『済生備考』『治痘真訣』『解剖刀式』などがある。

『済生三方』(全 3 巻 3 冊，1849 刊)は，(独)フ―ヘランド著『Enchiridion Medicum』(1836)，を (和蘭)ハ―ゲマンが 1838 年に訳した巻末の 1 篇《刺絡・阿片・吐薬》に梅里が翻訳を加えた書である。フ氏は刺絡・阿片・吐薬を医術の基本 3 療法とし，なかでも刺絡を第 1 位に置いている。本書には「刺絡第 1 美瑟(モセス)曰ク，人ノ生ハ其血ニ在リ。…夫レ血ハ猶母ノゴトシ，造成化育ノ力此ニ舎シ，身中凡ソ百ノ生器是ヨリ生ズ。凡ソ流体ナケレバ生ナシ。生アル所ノ者ハ必ズ流体ヨリ成ル。初生ヨリ死ニ至ルマデ唯流体造成化育ノ功ノミ。血ナケレバ神経以テ生活セズ。脳髄亦以テ生活セズ。而シテ神経ナシト雖モ心臓血液能ク独リ生活スルコトヲ得ルナリ」と記され，血液循環こそが生命維持活動の根本であると説いている。また本篇の本旨は，今では行われなくなってしまった刺絡が，種々の疾病に対して最も優れた予防法であることを再び世に知らしめるためと記されている。病因は多血にあると考え委中・尺沢からの大量採血が主で，予防法としては 2 ヶ月半～半年に 1 回行っていると病気をしないとある。

おわりに

以上，明和の頃より輩出された刺絡家も，幕末から明治維新に至り漢方の衰退とともにその姿を消すこととなる。そして明治，大正を経て昭和を迎え，正に彗星のごとく現れた刺絡名家こそ，工藤訓正・丸山昌朗の両名である。そしてこの 2 人が巡り会えたからこそ，後世に残る業績が生まれたのであろう。現在行われている刺絡の源流はまぎれもなく工藤・丸山が確立したものに他ならない。

参考文献

1)多留淳文「刺絡と荻野元凱」(『刺絡』1997. 6 巻 1 号: 4).
2)丸山昌朗・工藤訓正『新版刺絡療法』積文堂, 1976 : 28-31.
3)小川政修『西洋医学史』真理社, 1947 : 5.
4) 丸山昌朗・工藤訓正『新版刺絡療法』積文堂, 1976 : 28.
5)森田伝一郎『史記, 扁鵲倉公列伝訳注』雄山閣出版, 1986 : 49.
6)野口定男『中国古典シリーズ, 史記』平凡社, 1972 : 下巻 120.
7)小曽戸洋『中国医学古典と日本』塙書房, 1996 : 664.
8)馬王堆漢墓帛書整理小組『馬王堆漢墓帛書』文物出版社(北京),1985 : 5・54.
9)山田慶兒『新発現中国科学史資料の研究, 訳注篇』京大人文科学研究所, 1985 : 228.
10)丸山昌郎『針灸医学と古典の研究』創元社, 1977 : 262-275.
11) 丸山昌朗・工藤訓正『新版刺絡療法』積文堂, 1976 : 29.
12)大貫進「素問刺絡抜粋」(『矢数道明先生 喜寿記念文集』温知会, 1983 : 309).
13)丸山昌朗・工藤訓正『新版刺絡療法』積文堂, 1976 : 29.
14)『南史』汲古書院, 1972, 列伝第 49 :802-803.
15) 丸山昌朗・工藤訓正『新版刺絡療法』積文堂, 1976 : 29.
16)『漢書』汲古書院, 1972, 芸文志第 10 : 432.
17)小曽戸洋『中国医学古典と日本』塙書房, 1996 : 448.
18)小曽戸洋『中国医学古典と日本』塙書房, 1996 : 491.
19)小曽戸洋『中国医学古典と日本』塙書房, 1996 : 491-492.
20)小曽戸洋『中国医学古典と日本』塙書房, 1996 : 5.
21)傅維康『中国医学の歴史』東洋学術出版, 1997 : 552・603-605.
22)花輪寿彦「漢方の歴史, 明治以降の漢方」(『 HISTORY』BIOmedica6(4), 1991: 96).
23) 丸山昌朗・工藤訓正『新版刺絡療法』積文堂, 1976 : 30.
24) 傅維康『中国医学の歴史』東洋学術出版, 1997 : 523.
25)『日本研究第 7 集(国際日本文化センター紀要)』角川書店, 1992 :164.
26)小曽戸洋「和刻本漢籍医書総合年表」(『日本医史学雑誌』37 巻 3 号,1991 : 90).
27)工藤訓正『図説刺絡治療』緑書房, 1980 : 41.
28)『日本研究第 7 集(国際日本文化センター紀要)』角川書店, 1992 : 179.
29)小曽戸洋「和刻本漢籍医書総合年表」(『日本医史学雑誌』37 巻 3 号,1991 : 94).
30)岩熊哲『医史学論考』畜産獣医出版協会, 1946 : 229.
31)小曽戸洋『中国医学古典と日本』塙書房, 1996 : 7-8.
32)丸山昌朗・工藤訓正『新版刺絡療法』積文堂, 1976 : 30.
33)友部和弘・真柳誠「曲直瀬道三の刺絡療法」(『温知会会報』34 号, 1994 : 160-167).
34)友部和弘・真柳誠「江戸前中期の湯液医家による刺絡」(『刺絡』5 巻 1 号, 1996 : 9-14).
35)小曽戸洋『中国医学古典と日本』塙書房, 1996 : 32-33.
36)工藤訓正『図説刺絡治療』緑書房, 1980 : 41.

37)丸山昌朗・工藤訓正『新版刺絡療法』積文堂, 1976：28.
38)藤倉一郎「ワードロップ『瀉血について』1835」(『日本医史学雑誌』43 巻 3 号, 1997：150-151).
39)藤倉一郎「19 世紀アメリカ医学における瀉血」(『日本医史学雑誌』43 巻 3 号, 1998：80-81).

第4章

刺絡の歴史に関する研究

1.『啓迪集』の瀉血療法

いわゆる刺絡(瀉血)は針灸治療の一環として，中国系伝統医学で古くから行われてきた。類似の療法は世界各地の伝統医療にもある。日本では18世紀中頃から刺絡療法が評価され，専書もいくつか著された。これにはヨーロッパ式瀉血の影響が大きい。しかし，それ以前に瀉血療法がなかった訳ではない。たとえば曲直瀬玄朔(1549~1631)の『処剤座右』，『本邦名医類案』に引く曲直瀬正琳(1565~1611)の治験，岡本玄冶(1587~1645)の『玄冶得効配剤』『玄冶百一方』，古林見宜(1579~1657)の『見宜翁医案』などに，瀉血を用いた症例が記録されている。

では曲直瀬門下が江戸前期に行っていた瀉血には，いかなる系統・背景があったのだろうか。彼らのルーツたる曲直瀬道三(1507~94)の『啓迪集』(『近世漢方医学書集成』本)を精査し，以下の明らかな瀉血に関する記述(原漢文)を見い出せた。

1巻44丁ウラ傷寒門・衄血の証に『医林集要』を引用し，「鼻中を刺して血を出すこと数升にして安んず。或は両尺沢穴より血を出すこと射るが如きは即ち安んず」。2巻58丁ウラ霍乱門・乾霍乱の証治に『医学正伝』を引用し，「委中穴を刺し血を出すは良法」。3巻16丁ウラ腰痛門に『医学正伝』を引用し，「瘀血の擁痛は…委中を刺して血を出す」，同17丁オモテに『玉機微義』を引用し，「太陽（膀胱経）の腰痛には委中を刺し，血を出せば効は速かなり」。3巻22丁オモテ脚気門に『玉機微義』を引用し，「脚気…もし壅がること既に成りて盛んなる者，悪血を刺して其の腫熱を去る」。5巻25丁ウラ痙証門に『玉機微義』を引用して，「呂君玉の妻,年三十にして風搐を病み…鈹針を以て百会の穴を刺して血を出すこと二杯，立ちどころに愈ゆ」。5巻46丁オモテ眼目門に『医林集要』を引用し，「血を出すは太陽陽明に宜し。二経は血の多ければなり。少陽の一経は血を出すこと宜しからず。血の少なければなり。太陽陽明を刺して血出れば目ますます明らかなり。少陽を刺して血出ればますます昏し」，同48丁オモテに『玉機微義』を引用し，「それ眼に倒睫・挙毛生ずるは…内瞼を攀出して外に向け，速かに針を以て血を出せば立ちどころに愈ゆ」。5巻65丁ウラ咽喉門に『玉機微義』を引用し，「走馬喉閉に…砭針にて出血するにしくは無し，出れば病已ゆ。最も上策と為す」。6巻21丁オモテ瘡瘍門に『外科集験方』を引用し，「紅糸疔の頭は手足の間に生じ，紅紫一条あり。急ぎ針を用いて刺断す。然らずんば其の糸心に入り，必ず治し難し。…凡そ疔を治するに…四辺を刺すこと十余，下して血を出さしむ」。6巻40丁ウラ癩風門に『玉機微義』を引用し，「癩風を治すは血を出すに宜し」「一人，風を病みて面黒く…其の面を刺して大いに墨の如き血を出す。額より頤に毎刺し，隔日に一刺す…」,同41丁オモテに『玉機微義』を引用し，「癘証は…経絡に悪血の留滞ある故に或は腫上より，或は委中より血を出すに宜し」。8巻41丁ウラ雑病証治篇に『医林集要』を引用し，「重舌は乃ち心脾の熱なり。蓋し…脾の脈絡は舌下より出ず。…治法は皆まさに針を刺して其の血を去るべきなり」，同42丁オモテに『医学正伝』を引用し，「舌下の紫脈に針して悪血を出せば即ち愈ゆ」。この15箇所である。

また曲直瀬道三の『針灸集要』(『針灸医学典籍体系』本)巻下・16丁ウラ咽痺門にも，「喉舌の疾はみな火に属し，甚だしくして急なる者は針血が上策なり(原漢文)」の記載があった。

以上の記載はすべて明代医書の引用，ないし中国医学理論を背景としている。したがって曲直瀬門下が江戸前期に行っていた瀉血療法も，おおむね中国医学の系統と考えてよいだろう。今後は明代医書における瀉血療法についても検討を加えてみたい。

2. 江戸前中期の瀉血療法

すでに曲直瀬道三『啓迪集』の瀉血療法を検討したが，のちヨーロッパ式瀉血が伝来するまでの江戸前中期では，どのように実践されていたのだろうか。これを名著出版刊『近世漢方治験選集』に収載される以下の書にて調査した。

曲直瀬玄朔（1549~1631）の『医学天正記』『延寿配剤記』『処剤座右』。

岡本玄冶（1587~1645）の『道三秘書』『玄冶得効配剤』『玄冶百一方』。

長沢道寿（~1637）の『道寿先生医案集』『藪門医案実録』。

古林見宜（1579~1657）の『見宜翁医案』。

北山友松子（~1701）の『北山医案』『増広医方口決集』。

下津春包の『本邦名医類案』。

吉益東洞（1702~73）の『建殊録』『東洞先生投剤証録』。

吉益南涯（1750~1813）の『続建殊録』『南涯先生治験録』『南涯先生治験』『成蹟録』『好生緒言』。

以上のうち，刺絡に関する記載があった書の該当部分を抜粋して以下に示す。

①『処剤座右』(原漢文) 48丁癰疽「片桐市正が背癰を患い，脾兪の左穴に生ず。頭痛し，食少なく，味なく，大便結す。血を和す。敗毒加芷瘡忍芥。曼すべしと云う。夜，痛み甚だしく，頭痛いまだ止まざるに，外科は蛭針を用う…」。

②『見宜翁医案』(原漢文) 第17丁オモテ「室女…頭に瘍を発す。先生，乃ちこれに針せしむ。血出で痊ゆ」。

③『本邦名医類案』(原片仮名混じり文) 咽喉門・曲直瀬正琳「丹渓の云わく。喉舌の疾はみな火熱に属す。数種の名，軽重の異ありと云えども，乃ち火の微甚の故なり。…重くして急なるものは惟だ砭針を用いて血を刺す。最上の策也」。

④『南涯先生治験』「野上郡奥佐々村の某者，年五十ばかり。去年七月時分より舌を病む。其の症，痛まず痒まず，漸々に舌張り，今にては大になり，自由ならず。涎頻りに出，語言することあたわず，飲食も下りかね，その外胸腹を案ずるに他に症なく，衆医の薬売等を用いれども寸効なく，治を予に乞う。三稜針を以て出血し，桃仁承気，その外，奇薬等を用いれども寸効なく…」。

今回調査した江戸前中期の湯液医家の治験集19書には，膨大な数の治験例が載る。しかし瀉血関連の記載は以上のごとく計4書に4例のみであった。これは当時の湯液医家にとって，瀉血が稀な治療法だったことを示唆する。

一方，瀉血の記述は江戸前期の医家にやや多く，みな曲直瀬系であるが，中期では古方系の吉益南涯だけだった。他方，対象疾患では癰疽・瘍などでき物の類，また口舌の病に限定されていた。同様の傾向は『啓迪集』の瀉血療法でもみられた。この曲直瀬系における瀉血療法の傾向は興味深い。

針灸医家の治験記録は未検討であるが，今回の調査結果と比較するならば，あるいは興味深い傾向を窺えるかも知れない。

3. 『仮名安驥集』にみる江戸前期馬医の瀉血療法

[緒言]すでに『啓迪集』や江戸前中期の治験集を検討し，当時の湯液医家に瀉血療法はかなり稀な治療法だったことを明らかにした。一方，『日本医学史』に馬医も瀉血を行ったとあるので，今回は江戸前期の馬医書について検討した。

[方法]橋本道派『仮名安驥集』12 巻(寛永版)を底本に瀉血関連記載を調査した。

[結果]瀉血関連記載が全書中，計 9 巻に 92 箇所以上あった。巻 2：部位別の疼痛治療法 16 項目中，3 項目で瀉血を指示，うち子骨痛第 15 に「蹄門ヨリ血出ス」とある。巻 4：『難経』形式の記載で，56 難と 59 難に瀉血関連の記載がある。巻 5：汗の出る 72 病態を挙げ，うち 20 病態に瀉血の記載があり，瀉血部位のツボ 9 種(大半は胸堂・大血)を挙げる。巻 7：計 90 のツボ(大半は人と異なる)に名称・部位・刺針深度・瀉血量・主治などを記し，うち 39 のツボに瀉血指示がある。刺針深度は 2-3 分，瀉血量は大多数が 3-5 合で，7 合と 8 合が各 1 例ある。ツボの効能と適応症は，内臓の熱や上実をさます作用と，脚疾（捻挫・足重等）・眼病・口熱・悪瘡等に大別される。巻 8：「～起臥病源」の 36 病態中 7 病態に瀉血指示がある。巻 11：97 病門に分け，うち 7 病門に瀉血関連記載(うち 5 箇所は禁止)がある。他にも瀉血記載が巻 9 に 6 回,巻 10 に 3 回,巻 12 に 2 回ある。

[考察]本書に瀉血禁止の指示もあったように，指示された取血量は人間に換算するとかなり多い。これは巻 7 でツボの部位を大部分どこどこの血筋と表現し，体表の怒張した静脈からの瀉血が多いことと関連するだろう。全体的には疼痛・内熱・炎症・化膿などの症状に応用され，『啓迪集』や江戸前中期湯液医家の治験と共通性が認められた。本書に瀉血記載が相当多いことは，馬疾患の主要な治療法の一つと当時認識されていたことを意味する。

[総括]江戸前期の『仮名安驥集』で，瀉血は馬疾患に有効かつ主要な治療法と考えられていた。

4. 中国 16 世紀以前の瀉血療法

かつて日本で行われた瀉血療法の実態を，これまで曲直瀬道三(1507~94)『啓迪集』と江戸前中期の湯液医家の治験集から調査検討してきた。

一方，日本の各時代で受容されていた中国の瀉血療法は如何なるものだったか。これを江瓘(1503~65)撰『名医類案』(1591 成，エンタプライズ刊『和刻漢籍医書集成』収録)で調査した。本書の 205 門には，約 190 名の医家の治験計 2388 例を載せる。そこに記載された瀉血治療の分析結果は以下のようだった。

①記載病門：症例数：瀉血記載回数

疔瘡：3:6, 脚気・咽喉：各 3:3, 大頭天行・首風・癘風・胎毒：各 2:2, 腰痛・目：各 1:2, 解㑊・火熱・痎・痙・舌・瘖・痛風・瘡瘍・背癰・脳頂疽・臍風・赤丹・中毒：各 1:1 の計 22 病門, 33 治験, 37 箇所。この 22 病門は全病門の約 10%に相当し, 33 治験は全症例の約 1.4%に相当する。

②瀉血単独の記載病門：治験数

脚気：3, 目・疔瘡：各 2, 大頭天行・火熱・痎・首風・腰痛・舌・癘風・瘡瘍・臍風：各 1 の計 16 例だった。瀉血記載 37 箇所の約半数が瀉血単独治療であることは, 江戸前中期の湯液医家が湯液の補助で瀉血をしていたのといささか異なる。

③瀉血治験の出典・治験者：治験数

羅謙甫・薛己：各 7, 李東垣・張子和：各 4, 出典・治験者不明で患者名のみ：2, 『葉氏録験方』『三国志』・淳于意・秦鳴鶴・呂元膺・朱丹渓・郭（玉？雍？）・江応宿・出典治験者患者名不明：各 1。

瀉血を多用した張子和・李東垣・羅謙甫は金・元, 薛己は明の医家である。しかし紀元前の淳于意から 1591 年に『名医類案』を最終整理した明の江応宿までわたっており, 明瞭な時代的傾向はみられない。

④瀉血の針具：記載回数

三稜針・砭：各 4, 針・鈹針・鈹刀：各 2, 砭針・砭石・草茎・鈹針・綁針・鋭針・鈚針・銀針・小刀：各 1 の計 14 種：23 回。以上のうち一般の針具とみなしてよいのは針・鋭針・銀針の 3 種 4 回で, 瀉血には専用の針具を用いることが多かったらしい。

⑤瀉血部位：病門

[患部]腫上：大頭天行・脚気・舌・癘風, 腫上・喉間：咽喉, 瘡心：疔瘡, 舌患処：中毒, 患部？：背癰・脳頂疽・毒胎・赤丹。

[非患部]手足：解㑊, 巓前眉際：火熱, 百会：痙,頭・百会・脳戸：首風, 足太陽・少陽血絡：腰痛, 指爪甲端：脚気, 上星・百会・攅竹・絲竹空・鼻中：目, 足少陰脈・舌下中脈：瘖, 委中：痛風, 面・額・頤：癘風, 牙齦水泡点：臍風。

以上のうち具体的に名称を挙げる経穴は百会・脳戸・上星・攅竹・絲竹空・委中で頭部に多く, 経脈は足太陽・少陽・足少陰脈で足のみという傾向がみられた。しかし全般的には非経穴・非経脈部位, 患部の瀉血が多い。

⑥採血量：病門

幾斗に盈つ：舌, 約（1）升許：目, 多・半升：脚気, 三合：痛風, 二合：火熱, 出血大過：瘖, 大いに血を出す：癘風, 多：背癰, 半合：咽喉, 二盃：痙, 二盞許：毒丹, 鮮血を出す・碗許：疔瘡, 少血：首風, 露珠の状：大頭天行・痎, 血一点許：中毒。

このように相当大量の採血もあるが, 大頭天行・痎・中毒では少量の採血を強調している。

⑦無効か有害な治験の記載病門：例数

疔瘡：4, 脳頂疽：1。この 5 例の記録は, 瀉血を危険な療法と認識した臨床家もあったことを示唆する。

以上の分析結果，瀉血は 1591 年以前の中国でも稀な療法で，適応疾患・治療部位をかなり限定し，専用針具を用い，一般には多量採血だった実態が知られた。これは室町末期〜江戸中期と同傾向だが，治験の約半数が瀉血単独だったことは日本の傾向と相違する。他方，無効や有害だった治験もあるのは，瀉血が限定された疾患に有効と認識されていたらしい実態と表裏をなすだろう。

5.『寿域神方』の瀉血療法

すでに調査済みの曲直瀬道三著『針灸集要』には，約 13 の中国医書が引用されており，うち以下の 3 書『医林集要』『寿域神方』『針灸治例』に瀉血関連記載があった。

そこで，その中の一書，明・朱権著『寿域神方』を，1514 刊，1628 写，内閣文庫所蔵『延寿神方（『寿域神方』は一名『延寿神方』ともいう）』で精査した。本書の 112 病門には，約 1740 の病症に対する治療法が記載されている（①）。①より瀉血関連記載を抽出し，分析したところ②③④の結果を得た。

①各治療法の記載数(記載数順に記す)

(1) 薬 1450, (2) 灸 84, (3) 針灸併用 61, (4) その他 40, (5) 呪法 37, (6) 針 20, (7) 瀉血 14, (8) 薬灸併用 12, (9) 薬針併用 7, (10)判読不明 6, (11) 薬瀉血併用 3, (12) 薬その他併用 2, (13) 瀉血その他併用・瀉血灸併用・針灸薬併用 1，で薬のみの治療が全体の約 83%を占める。針灸は(2)(3)(6)(8)(9)を合わせると 185 例，約 11%に相当する。また，巻 3 の針灸部では，疾病別に使用する穴を挙げ，その部位，刺針深度，灸の壮数などを詳説することから，朱権は薬のみでなく針灸をも重視していたことが窺える。瀉血は(7)(11)(13)で 20 例，約 1%と極めて少ない。ただ，20 例中 16 例が瀉血単独治療であることは，江戸前中期の医家が瀉血を薬の補助としていたことと，明らかに相違する。

②瀉血記載病門と記載回数

攪腸沙 4，口歯 1，咽喉 4，心痛 4，嬰孺 1，毒虫所傷 1，悪獣所傷 1，絞腸沙 3，癰疽 1，丁瘡 4，中悪 2，の計 11 病門に 23 箇所あった。この 11 病門は全病門の約 10%に相当する。一方，記載回数の多い攪腸沙・咽喉・絞腸沙・丁瘡などは，瀉血が有効的な治療法と考えられていたと思われる。

③瀉血方法と記載回数

針 11，陶器の破片 2，三稜針 1，口で吸う 1，竹筒で吸う 2，松針 1，葱葉 1，葱黄心 1，無記載 4 の計 8 種, 23 回。針とだけ記すものが最も多く，瀉血専用針は三稜針の 1 回のみ。これは，明・江瓘（1503~65）が 16 世紀以前の医家の治験例を集めて撰した『名医類案』（1591 成）において，多く専用針を用いていたことと異なる。一方，本書には松針についての記述があり，北に面している極めて硬い老松葉を取り，束にしてそろえ硬く縛ると記されている。

④病門：瀉血部位

[患部]咽喉：口内腫上。毒虫所傷：蝎に刺された所。悪獣所傷：悪犬に咬まれた所。瘰疽：腫上。丁瘡：瘡心・瘡上・瘡上。

[非患部]攪腸沙：委中穴青筋上・舌根の下・左腕中の筋上・右腕上の脈上。咽喉：少商・合谷と尺沢・耳門。心痛：膝腕の紫黒点。絞腸沙：両臂腕中（上肢内側屈する所）の紫筋上・十指頭・膝腕中曲秋（下肢後側屈する所）の紫筋上。丁瘡（頭面の瘡）：項間の紅糸路（細絡？）。中悪：耳鼻中（男は左，女は右）・鼻内（男は左，女は右）。以上からすると，患部瀉血が 7，非患部瀉血が 14 と多い。使用経穴は，委中・少商・合谷・尺沢・耳門と上肢がやや多い。ただ，全体的にはさほど経絡・経穴にはこだわらず，比較的目立つ血管を目標としている。採血量の記載は，丁瘡門の一箇所「少」とあるのみだが，部位を考慮すれば，相当大量の採血が予測できよう。一方，毒虫や悪犬に咬まれた際，患部から悪血を吸いだす方法は，瀉血療法の最も原始段階で，これより発展したものと思われる。

以上の分析結果は，本書でも瀉血は稀な療法で，適応疾患，瀉血部位をかなり限定していた。一方，瀉血方法では特異な記載もあり興味深い。ただ，本書は治験集ではなく，どの程度本書収録の治療法が臨床的価値を有し，当時の医家が実践したかは定かでない。

6. 李東垣の瀉血療法

中国伝統医学の歴史においいて，金元時代(1115~1368)は,三大古典(『黄帝内経素問・霊枢』『神農本草経』『傷寒論』)の医学理論の統合が図られた時代である。内経以降，希少な治療法となった瀉血が，この時代にはいかなるものであったか。これを金言の四大家の一人，李東垣の著『内外傷弁惑論』『脾胃論』『蘭室秘蔵』(エンタプライズ刊『和刻漢籍医書集成』収録)で調査した結果，以下の瀉血関連記載(原漢文)を見い出した。

『内外傷弁惑論』には関連記載なし。

『脾胃論』。①巻 2 第 4 丁オモテ「如し汗大いに泄るる者は，津脱す。…三里，気街に三稜針を以て血を出す。若し汗減ぜず止まざる者は，三里の穴の下三寸，上廉の穴に於て血を出す」。②巻 2 第 18 丁ウラ「黄帝針経に云う。前痛む者を視て，常に先ずこれを取らば，これ先ず繆刺を以て，その経絡の壅ぎし者を瀉す。血凝まりて為して流れざるが故に，先ずこれを去りて，しかして後に他病を治す」。③巻 3 第 5 丁オモテ「気，臂足に在り。これを取るに先ず血脈を去り，後陽明少陽の栄輸を取る。二間，三間深くこれを取り，内庭，陥谷深くこれを取る」。④巻 3 第 5 丁ウラ「その足臂の血絡を視て，尽くこれを取る。後にその痿厥を治す。皆，補わず，瀉さず，陰より深く取り引きてこれを上らす…」。⑤巻 3 第 6 丁オモテ「陰陽応象論に云う。その陰陽を審らかにして，以て柔剛を別かつ。陽病は陰を治し，陰病は陽を治す。その血気を定めて，各々その郷を守る。血実せば宜しくこれを決すべし。気虚せば宜しくこれを掣引すべし」。⑥巻 3 第 6 丁ウラ「経に曰く。陰病は陽に在るに…。必ず須らく先ず，絡脈経隧の血を去るべし。若し陰中の火旺んにして…，先ず五臓の血絡を去り引きて…病，自ずから去る…」。

『蘭室秘蔵』。⑦巻 1 第 18 丁ウラ「経に云う。中満の者は…温衣にてその処を繆刺す。

これ先ずその血絡を瀉して，後にその真経を調う。気血平となれば陽布神清し，これ治の正しきなり」。⑧巻 2 第 38 丁オモテ「目眶歳久しく赤く爛るるを治す。俗に呼びて赤瞎と為すはこれなり。当に三稜針を以て，目眶の外を刺して，以て湿熱を瀉すべし。眼に倒睫拳毛を生じ，両目緊く蓋うが如きは，内に火熱を伏して陰気を攻めたり。…手法を用い内瞼に挙ち出して外に向わしめ，針を以てこれを刺して血を出す」。⑨巻 3 第 21 丁オモテ「(麥門冬飲子) 吐血久しく愈ざるを治す。三稜針を以て気街に於て血を出せば，立ちどころに愈ゆ」。

以上，9 例の瀉血関連記載を検討した。

(1)引用書：『素問』3 回，『針経(原『霊枢』)』2 回の計 5 回。(『脾胃論』『蘭室秘蔵』とも約 11 種の引用書がある)。

(2)疾病の種類：具体的に記すのは，④痿蹶，⑦中満，⑧眼疾(2 例)，⑨吐血の計 5 疾病。

(3)瀉血と薬の選択：痿蹶に対し吐薬を禁じ瀉血を施し，腰痛には瀉血を禁じ薬を施している。腰痛に委中の瀉血は他書に多くみられるが，委中からの瀉血は，一般に出血量が多い。以上は東垣が治療をする際，ダメージの少ない方法を選択しているとも考えられる。

(4)瀉血部位：具体的に記すのは①(手)三里・気街で，手足の先方部が多い。また，この部位は大量出血の可能性が極めて低い。

(5)薬物の併用：①②以外はすべて瀉血単独であったのは，江戸前中期の医家と相違する。

(6)瀉血目的：『素問』三部九候論に「必先去其血脈而後調之」とあるごとく，先ず鬱血部より取血し，循環障害の改善を第一とする。

以上の結果が得られた。東垣の医方は，補土派と称され，当時戦乱続きで体力を消耗した患者に，脾胃を補うことを主眼とした。そして，その医方は今回調査した瀉血療法にも，少なからず反映されていることが示唆された。

7. 『痧脹玉衡』所載治験例の分析

2000 年前に成立したとされる中国医学の原典『黄帝内経素問・霊枢』では，瀉血がその治療の中核をなしているが，それ以降の中国医書に瀉血の記載はわずかにみられるに過ぎない。しかし，唯一，瀉血を大量に記す医書として，清代の医家，郭志邃の『痧脹玉衡』(1675 刊)がある。本書は日本で江戸中期頃よりおこる瀉血ブームに多大な影響を与えた。ところが，志邃の医方ならびに痧病についてはこれまでにほとんど明らかにされていない。そこで本書収録の治験を分析することとした。底本には，享保 9 年(1724)和刻本『痧脹玉衡書』を使用した。

1. 治療法

志邃は治験を記すにあたって，刮痧法・瀉血療法・薬物療法の三法を用いている。その治療法別頻度は，刮痧法 3 例，瀉血 16 例，薬物 4 例，瀉血と薬 160 例，瀉血と刮痧法 1 例，薬と刮痧法 9 例，刮痧法と瀉血と薬 20 例，その他 20 例であり，全体の約 70%が瀉血と薬物の併用治療である。また，全治験の約 88%に瀉血を施している。

①刮痧法

刮痧法は，全治験例中 33 例，約 14%にみられる。治験例中では「刮痧」と記すのみで詳しい記述はないが，巻上 26 丁表にその法が記されている。それを要約すれば，銅銭などを香油に浸したもので，痧筋の上を刮（けず）る法とある。

②瀉血療法

本療法のみの治験は 16 例で，全瀉血記載治験の 10%に満たない。その大半は薬物を併用するなかで，本療法を先行する治験は約 90%を占める。

瀉血部位については，巻上 11 丁表に 10 箇所記載されるが，本治験例で使用頻度の高い部位は，腿湾(下肢後側)89 例，手指 56 例，臂(上肢)21 例である。

出血量については，「血流如注」と記すものが多く，かなり大量な出血であろう。また，出血量が少ないときは，重篤もしくは不治の病とも述べている。

瀉血用具には鑱針(メス状の針)を用い，刺切回数は多いもので「二十余針」などとあり，やはり大量の出血を目的としているようである。

瀉血の効果については「不愈」「未愈」と記すものが多く，瀉血で治愈したとするものは少ない。

③薬物療法

本書の巻下 15 丁～40 丁にわたり，57 の薬方と 72 の薬物が掲載されている。治験例では，大半が合方ならびに加減法を用い，症状の変化とともに，随時薬方を選択しており，志邃が薬物の運用にかなり詳しかったことが窺える。使用頻度の高い薬方は，宝花散(36 回)，円紅散(18 回)，清涼至宝飲(14 回)，阿魏丸・桃仁紅花湯(11 回)，必勝湯(10 回)などである。

2. 痧病

痧病は「瘧疾兼痧」「内傷兼痧」とされるように種々の疾病に併存する。そして，種々の疾病に痧病が内在するか否かの診断に，志邃は脈診(左右橈骨動脈の比較)を用いている。痧病の脈症の特徴は，左右ならびに寸関尺の脈が相違して，ときには歇指(不整脈)がある。症状の共通点は，昏迷・沈重・不醒・人事不省など，いずれも極めて重篤である。体表変化としては，上下肢，手足末端部の青筋（静脈）が腫脹する。

以上の分析より，痧病とは極度な鬱血状態を示す重篤な病状で，諸種の疾病に内在する。志邃は痧病の診断に脈診を用い，痧病を認めれば，はじめに瀉血を行い，のちに病に随い薬を用いて治愈させている。しかし，瀉血と薬を併用するなかで，瀉血では「未愈」「不愈」などの記載が多くみられることから，志邃自身はあくまでも湯液治療を主眼に置いていると考えられる。

8. 三輪東朔の生没年の確定

[緒言]三輪東朔は，字は望郷，号は浅草庵と称し，京都の名医・荻野元凱(1737~1806)に刺絡の術を学び，江戸で開業，瀉血療法を以て知られた。文化 14 年(1817)に刊行された著書『刺絡聞見録』は臨床的な観点から記され，現代刺絡療法の指針書として評価が高い。一方，東朔の出自経歴については不明な点が多く，生没年もさまざまの説があり，確定されてい

ない。このたび生没年について考証し，結論を得たので報告する。

[対象・方法]名士の伝を記した『古今墨跡鑑定便覧・医家之部』(1854)には東朔の没年について「文政ノ初年没ス年六十」とあって，従来，諸文献ではこれによって没年は文政元年(1818)，生年は享年から逆算して宝暦9年(1759)とされていた。しかし『刺絡聞見録』によると当時東朔は70歳を過ぎていたらしい。

武田科学振興財団杏雨書屋には，藤浪剛一の蒐集にかかる東朔の肖像画軸が所蔵されており(『医家先哲肖像集』所収)，それには辞世の和歌と思われる「不生不滅心」の句(風と出て風くに風と誘引はせ風と生まれ風と妖され)があり，「文政二己卯初秋　万病瀉血中興皇都産・三輪東朔大神匡明㊞　行年七十三翁・釈風来舎塵芥居士」と記されている。

[結果・考察]この記載から推すと，東朔は文政2年(1819)の秋からほどなくして没したと思われ，行年73歳を享年と解すれば，生年は逆算して延享4年(1747)ということになる。そのほか，本資料によれば，東朔は従来いわれてきたように常陸の人ではなく，京都の生まれであり，戒名を風来舎塵芥居士と称したこと，さらに出自についても今後調査の余地があることがわかった。

［総括］三輪東朔の生没年は伝来する肖像画賛の記載からして，延享4年～文政2年(1747~1819)とみるのが妥当である。

9. 中神琴渓の刺絡

中神琴渓(1744~1833。近江の人。名は孚，字は以隣，通称は右内，堂号は生生堂）は『生生堂医譚』で「百人に九十人は自然に愈るものなり。是は平和の剤に佳なる者なり。沈痾痼疾暴病の類に至ては，攻撃に非れば救う事能わず。汗吐下，針灸，刺絡，灌水，其症に従て深く思て行ふべきなり」と述べ，湯液以外にも多種の治療を用いた。とりわけ刺絡に関しては，本書で「鈹針」の項目をたて，約6葉にわたって本療法の必要性や効果，または痧病について詳説している。そこで琴渓の著書『生生堂医譚』『生生堂雑記』『生生堂治験』『生生堂養生論』『生生堂中神家方書』の刺絡関連条文と治験例を調査検討し，考察を加えた。

関連条文については『医譚』7箇所，『雑記』2箇所，『治験』治験例のみ，『養生論』2箇所で計11箇所見出された。なお『中神家方書』では，40病門中8病門に「鈹針」の指示がある。条文では郭右陶『痧脹玉衡』(本書の詳細は，昨年当学会で発表済)に関する記述が多く，その内容からも熟読していたことが示唆される。例えば『医譚』に「右陶は始めて此術を行い…，一家を成して玉衡を著したるも…，其術を神にせんと欲するより…人の取らぬようになりたる…。吾(琴渓)門は右陶の論も方も取らねども，針を以て毒血を抜くこと専らに行うに，此術にて効を取る事甚だ多し。是全く右陶氏の賜なり」とある。

治験例は，『医譚』13例，『雑記』1，『治験』35(全153例の約23%)の計49例が見出された。適応症は痧病が15例(約31%)で最多。病名を記すものは，癩風1，頑癬1，鶴膝風2，瘡1，脱疽1の計6例。上挙以外は症状のみを記すが，およそ痧病・化膿性疾患・腫脹疼痛をともなうものに大別される。一方，他医が刺絡をせず，薬のみを与え死亡した治験も録されている。刺絡部位は使用頻度の高い順に，患部 10 回，委中 8，尺沢 7，口吻 6，手指頭・膏肓 4，地倉・少商・期門 2。委中・尺沢を頻用することは，琴渓が刺絡の効果をあげるうえで，ある程度大量の採血を必要と考えていたことが推される。また口吻部位の頻用は，診断上，唇の色調を重視し，かつ本部位の刺絡を有効とする，琴渓の一つの特徴といえよう。採血量は「血大に出ず」「血出て濺（そそ）ぐが如く」など，いずれも大量で，逆に不出血のときは不治とする。刺絡の際に薬の服用の有無は，約 72%に併用がみられ，そのうち刺絡を優先的に行うものは約 67%であった。治癒に要する期間は，早いものでは「立(たちどころ)に愈ゆ」「頓に愈ゆ」と記され，長いものでは 3 日に 1 度の治療で半年に及ぶとある。刺絡を行う器具には，鈹針・鈚針・三稜針・刀などが用いられている。刀以外は名称は異なるが，すべて出血を目的とする針具である。

刺絡に関する記述中には，しばしば痧病という現代医学では把握しがたい病名がみられる。そこで次に，琴渓が痧と称する病態について検討を行った(『痧脹玉衡』の調査では，一応「極度な鬱血状態を示す重篤な病状で，諸種の疾病に内在する」と定義づけた)。その結果，痧病はいずれも痼疾か急性症で，種々の重篤な症状を呈す。また治療に関しては，刺絡が必須であり，薬のみでは無効か再三再発を繰り返し，ときに死に至る。琴渓が痧病とするものは以上のような病であった。

琴渓は湯液医家でありながら，刺絡にも精通していた。琴渓の刺絡の端緒は郭右陶『痧腫玉衡』に尽きる。治験例の記述法もそれに近似しているものが多い。しかし一方，条文には「右陶は…脈症対せぬを以て痧病とすれども…吾門は先ず血色を見て定む。青筋には却て毒血は少なし…薄く青みの見ゆるが痧なり」と記し，痧病の診断法や刺絡すべき血管(痧・痧筋・青筋)の選択法など，琴渓は右陶と異なる見解を有し，その術や理論には独自のものが認められた。

10. 新たに発見された三輪東朔の著書『薬真途異語』

[緒言]昨年の東洋医学学会において，江戸後期の刺絡治療の大家，三輪東朔について発表をし,その後東朔に関する既存のほぼ全伝記資料を調査検討し整理した(『三輪東朔の伝記考』全日本針灸学会雑誌 50 巻 2 号)。従来，東朔の医術を伝えるものは伊藤大助が著した『刺絡聞見録』のみであった。ところがごく最近になって大塚敬節氏旧蔵書(現武田科学振興財団杏雨書屋所蔵)中より東朔の知られざる著書が発見され，東朔に関する知見が大いにましたので，当該資料について報告する。

[対象・方法]書名は『薬真途異語』，著者は三輪愿(愿の名は本書が初出)。文化 8 年(1811)の自序がある。「発語惑解」「異翁語述」と題した自序 4 丁と本文 11 丁の計 15 丁からなり，和文で書かれている。内容は東朔の刺絡に対する考え方や必要性や効果目的，異人や中神琴渓に関すること，刺絡治験 4 例などが記されている。

東朔は本書に異人の口述を多く載せる。『聞見録』によれば，異人は伊予の三嶋大明神の神官で天橋将監といい，東朔はこの異人の奇疾を療したことで刺絡に開眼し，異人を師として尊崇したとある。一方，本書では東朔が異人の目にかない秘伝の小巻を授与されたことや，異人の教えが多く記されている。

ところで最も注目すべきは，中神琴渓に関する記述である。『聞見録』でも大助が自序でわずかにふれているが，本書では多所にみられ，東朔，異人ともに琴渓の医論を高く評価し範とすべきことが述べられている。

その他，東朔が自分の家流を「好古大和流」と称したことや，各地を遍歴して民間療法(灌水法)を学んだことなど，また学古と号したことや，銚子より江戸に移り住んだ時期が 1800 年前後(東朔 54 歳ころ)であったことなどの新知見が得られた。

[総括]このたびの新資料の出現によって，東朔の刺絡が琴渓に依拠するところが大きいことや，異人に多くの教えを受けたことが明らかとなり，東朔の医術の背景および人物像がより鮮明となった。

11. 三輪東朔に関する新知見

『刺絡聞見録』の著者で知られる三輪東朔については，かつて既存資料を精査し報告した(『全日本針灸学会雑誌』50 巻 2 号)。今後の研究は，新出資料の出現を待たなければ進捗しがたい状況にあったところ，おりしも，昨年，大塚敬節旧蔵(1811 序刊：現武田科学振興財団杏雨書屋所蔵)が発見された(同書の書誌については本年 6 月の日本東洋医学会で発表予定)。よって以下，本書により新たに知られた東朔に関する知見を報告する。

1. 名称について

東朔は，字は望卿，号は浅草庵，あるいは三輪弾・大神匡明と称したことが従来知られていたが，本書によって，名は愿(すなお)，号は学古とも称したことが明らかになった。

2. 出自・経歴について

本書に「我三輪明神ノ遠裔ニシテ」とあり，先祖は大神(三輪は別称)神社(奈良県桜井市)の出身であることが確定された。また「余東都ニ住シテ医業ヲ為ス事十余年…」とあり，東朔が銚子より江戸に移居した時期がほぼ確定できる。それは本書の刊行年(1811)から逆算して，およそ 1800 年頃，東朔が 53 歳前後のときとなる。

3. 東朔の医方について

本書中，東朔が和方家としての立場をとる記述が数箇所にある。その中に「…吾国神代ヨリ伝タル医療ノ方有，中古イカカシテカ棄レリ…如何ニモシテ神流ヲ再ヒ興サント」とあり，和方の衰退を憂い，その再興を期している。また「…家流ヲ号テ今，好古大和流ト呼フ」とも記す。その他「病ニ利有ルコトハ野夫ノ言タリ共必信用ス，遍歴中見聴シテ奇験有ル方法一二を爰ニ述ル」とあることから，民間療法を非常に重視し，その研究のために各地を遍歴していたことも明らかとなった。

4. 異人について

『聞見録』によれば，東朔は天橋将監なる異人との出会いがきっかけで刺絡に専心したという。奇疾を患った異人は東朔に治を請う。東朔には以前より試してみたい方法(動脈刺絡)

があった。それに対して異人は「死生ヲ以テ先生ニ託セン…我ニ於テ悔ルコトナシ」と，その方を受け治癒する。東朔はこれにより刺絡を極められたことから，異人を刺絡の師として敬ったとある。

一方，本書では異人を異翁とも称し，東朔は多くの教示を受けている。出会いについても「老異人風（ふ）ト来テ我ガ相ヲ観テ曰…ヒトリ汝カ相ノミ我カ心ニ協エリ。依テ今吾国ノ上古神医ノ伝ヲト懐中ヨリ小巻ヲ出シテ，是コソ諸行ノ的書ナリ。今汝ニ授与セン」と記す。

以上『聞見録』では医者と患者の関係で示され，天橋将監と実名をあげているのに対し，本書ではあくまでも異人を師匠的な存在で示し，仙人的な人物像で描いている。

5. 中神琴渓について

『聞見録』では，大田元貞序と伊藤大助自序にわずかに記されているに過ぎないが，本書では十数箇所におよぶ。そこには「中神生生堂著述ノ書ハ実事妙意ヲ顕タル書也。当今ノ医，心ヲ留テ熟読スベシ。彼書ノ真意ヲ知レバ一切諸芸共ニ大キニ益アルコトナリ」とあるなど，その他の記述でも琴渓を高く評価している。ただ「中神生生堂ハ…刺絡ノ術ニハ少シク足ラサル所有…見識ハ中神氏ノ皮肉ニ分入リ施術ハ予ヲ学ビ…」とし，こと刺絡の術においては，東朔が優位であることを主張している。

6. 郭右陶について

江戸後期の刺絡ブームに影響を与えた郭右陶『痧脹玉衡』に対し，琴渓は『生生堂医譚』で「吾門ハ郭右陶ノ論モ方モ取ネドモ」とし，本書でも東朔は「郭右陶痧病ヲ刺ノ説ナトハ論スルニタラス」と，同じ見解を有している。

本書は東朔の自著であるがゆえに，『聞見録』では知り得なかった東朔の人物像を浮彫にしうる，貴重な新出資料といえる。

12. 中神琴渓と郭志邃の刺絡

[緒言]すでに郭志邃，中神琴渓両者の刺絡について発表した(第100回，第101回日本医史学会)。琴渓は江戸後期に刺絡が見直される契機を志邃の『痧脹玉衡』(1675刊・1723・24・41・1825和刻)とし，本療法において志邃を宗とするという。

【対象・方法】志邃の『痧脹玉衡』と琴渓の『生生堂医譚』(1796)・『生生堂治験』(1804)の治験例を，適応疾患・刺絡部位・薬物の併用と優先治療順位・痧病・痧病の診断法などについて比較検討した。

【結果・考察】①適応疾患：志邃は種々の疾病に痧病が併存するとして大半の疾患に，琴渓は比較的限定したものに刺絡を用いた。ただ両者とも痼疾ないし重篤な症状に行い，他医が服薬のみでは治せなかったものを療している。

②刺絡部位：志邃は腿湾(下肢後側)・手指・臂(上肢)，琴渓は委中・尺沢・手指頭など，ほぼ同部位を頻用する。臂・尺沢の頻用は，両者とも少なからず西洋医学の影響を受けていたものと考えられよう。それ以外では，志邃が頂心・乳辺,琴渓が口吻・膏肓などを重視する

などかなりの相違がみられる。

③薬物の併用と優先治療順位：両者とも大体が薬物を併用するうえで，刺絡を先行している。

④痧病：本病は現代医学では把握しがたい。そこで志邃の治験を分析した結果，痧病には限定された病症はなく，鬱血が原因で重篤な症状を呈し，治療に際し刺絡が必要不可欠なものとすることができよう。琴渓もほぼ同様の見解を有している。

⑤痧病の診断法：志邃は両手橈骨動脈の脈症を比較し，琴渓は血色(とくに唇の色調)と委中・尺沢の細絡をみて診断している。

【総括】以上の結果，大筋で琴渓は志邃の刺絡を受容するものの，細部ではかなり相違する。そこには琴渓が臨床上，志邃の刺絡をもとに，より創意工夫を重ね発展させ，安全かつ著効のある実践的な琴渓独自の刺絡を確立していたことが窺える。

13. 三輪愿『薬真途異語』と三輪試『大和医語』

刺絡家として著名の三輪東朔について，従来その医方を伝えるものは，弟子の伊藤大助によって著された『刺絡聞見録』(1817 刊)が唯一であった。ところが昨年，東朔の知られざる著書『薬真途異語』(1811 序刊)が大塚敬節旧蔵の修琴堂文庫(現在武田科学振興財団杏雨書屋蔵)より発見され(以下 A と記す)，第 52 回日本東洋医学会と第 102 回の本学会に報告した。また最近新たに武田科学振興財団杏雨書屋の藤浪剛一旧蔵『大和医語』(以下 B と記す)が A の異本であることを確認した。そこで両書を比較検討し考察を加え報告することとする。

両書とも書高は 18.6×幅 12.8cm，全 15 丁と同様の小冊子である。A では題簽が欠損しており外題が不明であった。B には「施本大和医語」の題簽が備わっており，おそらくは A にも同外題が存したものであろう。また「薬真途異語」という理解しにくい内題も「大和医語」という外題により「やまといご」と読むべきことがわかった。

A には開巻首冒頭に東朔の号であろう「学古」の印影が模刻され，「発語惑解」と題する序が 1 葉ある。次に「異翁語述」と題する文が 3 葉あり，「薬真途異語」と題する本文が 11 葉ある。

一方，B も開巻首冒頭に「学古」の印影が模刻され同様の構成を成している。また A・B の本文「薬真途異語」においては，多少刷の感じは異なるが，無罫で半葉 10 行，行 22 字詰で計 4687 文字が記され，同版本であることが確認できる。

ところが序文の書式と記述においては，両書でかなり相違している。まず開巻首では A が「発語惑解」とするのに対し，B では「発語解惑題言」と改められている。書式は A が無罫で半葉 8 行，行 13 字詰で記され，「発語惑解」は 193 文字，「異翁語述」は 557 文字の計 750 文字からなる。B は本文同様の書式で記され，「発語解惑題言」は 415 文字，「異翁語述」は 1161 文字の計 1576 文字と，A より 826 文字増加している。

そこで両書の序文内容を比較してみると，例えば A が「…依テ行住坐臥心ニ不随」とあるのに対して，B は「…依テ行住坐臥心ニ随ハズ変ジテ諸病トナリ百歳ノ命モ中路ニ絶ス」とあり，A をもとにかなり多くの記述が追加されている。また A では「此方法ハ即邃古之神聖窮民孜々汲々之真法也」と記すものを，B は「今此方法ハ即邃古ノ神聖窮民ヲ救済シ玉フ処ノ真法ナリ」とし，理解しやすい文章に改められている。あるいは，A とは一切関連のない文章が追加され，そこには一部本文の内容と重複している記述もある。以上大方，B は A をもとに，より詳しく理解しやすい文章に改められているといえよう。

両書で最も注目すべき相違は，序文末尾の記述である。A は「文化八年辛未孟春(1811 年 1 月)」と成立年を記し，その横に「皇都　隠医　三輪愿撰」とある。B は A と同一の成立年を記し，横には「皇都産　三輪試撰」とある。ここで B は A を改めたものにもかかわらず，同一の成立年が記されていることや，B には「隠医」の文字が削除されていることなどには疑問が残る。また B 初出の名称三輪試については次のことが考えられる。

藤浪著『医家先哲肖像集』所収の東朔の肖像画賛には，辞世の句とも読める和歌が記され，文政 2 年(1819)，行年 73 とあり，嫡男には大神能明があるという。また『近世医家人名録』初編(1819 刊)では三輪東朔とし，翌年刊行された『近世医家人名録』では三輪東貞と改められ，「家に瀉血伝法有り」との記述もみられる。

以上のことから，東朔は 1819 年に没し，嗣子の東貞がその後を継いだものと考えられる。これより，A の後に記された B の撰者，三輪試が，東朔の嫡男大神能明で通称東貞である可能性も考えられよう。

14. 三輪東朔の知られざる著書『妙薬集』

[緒言]刺絡家三輪東朔は『大和医語』(1811 刊）と『刺絡聞見録』(1817 刊)に，奇方妙薬を収録した書を著し他日刊行する旨を記している。

今回，『聞見録』の著者，伊藤大助の蔵書(玄孫にあたる長野県北佐久郡望月町在住の伊藤祐俊氏保管)を閲覧する機会を得たおり，その書に該当する著書を見出したので報告する。

[対象]対象とした書は半紙判，袋綴じ，46 丁からなる写本である。表紙にじいかに「三輪氏家蔵方　妙薬集　全」の外題がある。巻末には「文化十四年正月十八日始同晦日終　於武州浅草北馬道三輪東朔先生之宅写之　伊藤大助藤原祐慶」とある。

[考察]本書には，「トケヌキノ妙方」「虫歯ノ妙方」「痔疾ノ妙薬」「喘息ノ大妙薬」など，およそ 300 種に及ぶ妙方・妙薬が収録されている。妙方においても大半が薬物療法であり，各疾患に対して構成薬物を記しその使用法が述べられている。適応疾患としては，血止・打撲・淋病・消渇・疝気をはじめ，およそ 70 種にのぼる。また刺絡・灸法の記述も若干みられる。

本書には『聞見録』中で東朔が刺絡の師としてあがめている天橋将監の伝として「アサヌキノ妙薬」が記されている。また本書の「アカエイニ刺レタル妙方　婦人ノ陰門ノ毛ヲ取テ其痛ロニ付ルナリ…」の記述と同文が『大和医語』にもみられる。

その他「山部村関左内伝」「瓜生法橋宜安伝」「諏方竹内新八門人神戸周平伝」などの家

伝の妙薬や，玄玄斎道人著『外科手引草』からの引用による妙薬も録されている。

[結果]以上，本書により東朔が妙方・妙薬を録した書を執筆していたことが確認された。また決して刺絡一辺倒ではなく，薬物療法もかなり取り入れていたという東朔の医方がより明らかとなった。

15. 豊浦元貞『豊浦遺珠』と刺絡

［緒言・目的］『豊浦遺珠』は豊浦元貞の医方を没後，弟子がまとめたものであるが，この書や元貞の伝については従来研究がない。本書には湯液治療を主体としながら，各所に刺絡に関する記述もみられる。これまで三輪東朔や中神琴渓の刺絡について検討を行ってきが，元貞はほぼ同世代の医家である。そこで，元貞の刺絡と『豊浦遺珠』について調査検討を加えることにする。

［結果］豊浦元貞は陸奥の出身，若年に医となり特に古医方に精熟した。生涯独身で諸国を遊歴し，文化 9(1812)年に信陽で没す。数巻の著書は意に適わず死に臨んで全て焼却したという。『豊浦遺珠』(大塚修琴堂文庫所蔵)は，豊浦元貞口授，酒井伯威筆記，酒井賢作校正。文政 11(1828)年成，嘉永元(1848)年校，翌 2(1849)年尾張大釣堂刊。3 巻及付録，全 3 冊。

刺絡については，本書の例言には「針術ニ絶妙…傷寒ノ重症ヲ刺絡ニテ治シ…」とあるが，本文中にいわゆる毫針の記述はなく，針術は刺絡を指したものである。以下に適応症・刺絡部位・薬物併用の有無を記す。①頭痛肩強・尺沢・薬，②上腕痛・上腕の細絡，③咽喉閉塞（肩背強痛）・尺沢・薬，④口眼堝斜・尺沢・薬，⑤小腹痛・尺沢，⑥打撲瘤閉・委中，⑦蜈蚣毒・両手少商と尺沢と舌上・薬，⑧風瘤・患部，⑨咽喉痛・尺沢・薬，⑩右偏頭痛・尺沢・薬，⑪右偏頭痛・尺沢・薬，⑫沙病(ハヤウチカタ・ホリクサ)・肩背部，⑬傷寒・尺沢・薬，⑭黴毒・陰茎両傍・薬，⑮瘰癧・尺沢・薬・灸，⑯瘰癧・尺沢・灸・薬。

以上およそ 16 ヶ所に記述がみられ，適応疾患は 13 種，刺絡部位は大半が尺沢，薬物の併用は 6 割強であった。治療の優先順位は刺絡を優先し後に薬を与え，ときに灸も併用する。

[結論]元貞の刺絡は，湯液で足らざるを刺絡で治すという琴渓の立場に類似する。しかしながら，その方においては疾病の大半に尺沢を用いていることから，琴渓や東朔とは大いに異なり，西洋流の影響が大きいものといえる。

16. 三谷公器『解体発蒙』と刺絡

［緒言］漢蘭折衷派の医家，三谷公器(1774~1823)は，その著『解体発蒙』(全 4 巻・付録 1 巻，1813 序刊)において，西洋解剖学と東洋医学理論の統合を図った(本書に引用される中国医学古典については，昨年の日本医史学会で報告した)。本書の「経絡攷証」では，経脈を動脈，絡脈を静脈とし理論展開をした後，「固ヨリ絡脈ナル者ハ凡ソ諸病ニ瘀毒アレバ鋒針ヲ用テ血ヲ取トコロノ者ナリ。コレヲ刺絡ト云…」と述べ，約 3 葉にわたり「刺絡攷証」を記している。そこで，今回は本書の刺絡記述について検討した。

［方法］「刺絡攷証」における引用書とその内容を調べ，公器の刺絡に対する考えや，そ

の方法，また当時の刺絡に関する認識などを考察する。

［結果］引用書：『素問』刺腰痛篇 41・刺瘧論篇 36・調経論 62・風論 42。『霊枢』経脈篇 10(2 回)・陰陽二十五人篇 64・禁服篇 48・寿夭剛柔篇 6・血絡篇 39。『史記』扁鵲伝。『周礼』。『甲乙経』は『素問』を引用する際の文字考証に用いられている。

［考察］引用される書は，ほとんど『素問』と『霊枢』の諸篇で，若干後者が多いことは，本書全体の引用傾向に等しい。その内容は，刺絡の部位，目的，効果，適応症，採血量などに関することや，刺絡後に失心した時の処置など，かなり実際の臨床に即したところを選択している。その他，『内経』中の「刺す」「取る」は大半が刺絡を意味するものであり，その効果は百薬千方も及ばないものを治し，医術中の欠くべからざるものだという。さらに「刺絡八処ノ法アリ」として西洋流刺絡も紹介している。しかしながら「漢人ハ其伝ヲ失フコト尚シ」と述べ，当時刺絡が行われていない状況を憂いている。

［総括］本書が解剖書でありながら，刺絡に言及していることは，当時，西洋流刺絡の影響が少なからずあったことを示唆するものである。また公器は，刺絡治療を高く評価し，その術においても精通していたことが窺える。

17.「刺絡」の名称に関する考察

これまでに日本医史学会ならびに日本東洋医学会において，刺絡に関する発表を重ねてきた。ところで「刺絡」とは，いわゆる瀉血療法のことで，我が国独自の名称である。中国では「刺血」あるいは「放血」，また『内経』には「絡刺」などとある。では，いつの頃より瀉血の代名詞として「刺絡」という言葉が用いられるようになったのであろうか。これまで調査してきた上での認識では，おおよそ荻野元凱『刺絡編』(1771)あたりから一般的に使われるようになり，三輪東朔『刺絡聞見録』(1817)など諸々の医書に散見されるようになったようである。

そこで今回は，『臨床針灸古典全書』(オリエント出版社，1988)に収録される，安土・桃山から江戸中期までに成立した医書を対象に調査することとした。

以下に瀉血の記述が見い出された書の，書名・成立年・条文を示す。

①『古今集針法』(1613 頃)「心痛…鼻尖ニ及針ヲサシテ血ヲ出ス…」「月腫…眉ノマン中…曲沢…大椎…針ニテ血ヲ出セ」「痘疹…委中…血ヲ出ス」②『雲海士流之書』(1607)「曲沢…血ヲ出スニ…手痛…」「頭痛…膈兪…青筋血ヲ出ス…」「立事ナラヌ人…合陽…可出血」③『広狭神倶集』(1819)。本書は『針倶集』(1469~86 頃)に石坂宗哲が校注を付したものである。「血を取る」「血を瀉す」「瀉血」「血を去る」④『扁鵲新流針書』(1607 頃)「中風…百会肩井曲池手ノ三里…血ヲ出ス…」「難産…手足ノ大指ノ内角ヲ三稜針ニテ一分刺ス也」「口中ノ事…病歯グキ…針ニテ刺シトヲシ…血ヲ取ル…強ク痛ムニハ…喉ノ内…血ヲトル」⑤『針科発揮』(1688 頃)「出血」「絡刺者経言官針篇刺小絡之血脈也」⑥『針灸五蘊抄』(1745)「目疣少商出血…」「口舌生瘡…合谷甚則各取血」「咽喉腫痛…少商取血」(本書には上記ほか，40 数箇所の記述があり，いずれも「取血」とある。また大半が「甚則取血」とあり劇症

に使われている）⑦『針灸燈下余録』(1769)「海泉…類経図翼云在舌下中央脈上主治消渇出血」「金津玉液…舌下両房ノ紫脈上針出血…」⑧『灸譜』(江戸中期)「百会…三稜針出血」「尺沢…宜刺是穴而出血…」⑨『針学発蒙訓』(1762)「頭痛…苦痛甚ハ三稜針ヲ以刺シ熱血ヲ去リ…朝鮮三稜針良」⑩『巻懐灸鏡』(1766)「尺沢…患庁瘡青筋針此穴出黒血立愈…」⑪『日用之針法』(1613)「瘡毒…尺沢…針ニテ血ダス」「重舌…舌ノ下ニアシキ筋アリ針ニテ血ヲダス」⑫『杉山真伝流表之巻(異本)』(江戸前期)「亜門取血」「委中取血」「血絡刺　予按絡絡閉塞須用砭針疎通」「舌瘡…手小指尖爪甲際表中取血立効列血取血」「痘瘡…委中尺沢…以三稜針切其筋出血則…」「乳蛾　十宣穴用三稜針取血甚妙也」⑬『主治針法』(1677)「委中…コノケツ針サシテ血ヲトルコトヲ主トス」⑭『十四経穴治法』(1684)「委中…大風髪眉隋落ニ刺之血ヲ出シテ髪出ス」⑮『合類針奇貨』(1679)「重舌ノ下両辺紫筋ヨリ血ヲイダス」⑯『針灸要歌集』(1693)「砭針ハ…月腫ノ血ヲ取ル時，ケンベキノ血ヲトル…。邪気アツマリテ，痛ミヲナス時，此針ヲ刺テ血ヲ抜也奇験アリ」

以上のような条文が得られた。瀉血治療を示す言葉としては「血ヲ出ス」「出血」「血を取る」「血を瀉す」「瀉血」「血を去る」「三稜針ニテ刺ス」「取血」などであり「刺絡」の文字はみられなかった。一方，当療法を『内経』では「絡刺」，また杉山流においては「血絡刺」としている。当然，今回の調査をもって結論付けられることではない。しかしながら「刺絡」という日本独自の名称については，一応，考察を加えておく必要があろう。今後の刺絡関連の調査においても本件については常に注目しておきたい。

18. 杉田成卿『済生三方』と刺絡

［緒言］これまで日中における刺絡療法の実態を調査してきた。『黄帝内経』(約2000年前に成立)以降，中国では省みられなくなった。一方，我国では江戸の後期頃より再評価され，荻野元凱『刺絡編』(1771)，三輪東朔『刺絡聞見録』(1817)などの専門書が著されたほか，山脇東門，菅沼周桂，中神琴渓など，当療法の効果を高く評価する医家もあらわれた。そこで今回は再評価される要因となった西洋の刺絡について報告する。

［対象］杉田成卿(1817~1859。名は信，号は梅里，玄白の孫）著『済生三方』全3巻3冊1849刊(独・フーヘランド著『EnchirdonMedicum』1836刊，和蘭・ハーゲマン1836年訳の巻末の1篇《刺絡・阿片・吐薬》のみを成卿が『済生三方』と題して重訳したもの)。

［考察・結果］フ氏は刺絡・阿片・吐薬を医術の基本3療法とし，刺絡を第1位におく。本篇の本旨は，種々の疾病に対し刺絡が最高の予防法であることを世に知らしめることとある。

［刺絡の目的］1. 生活ヲ減殺スル（忺衝性疾患に対して）2. 繊維ヲ弛緩シ兼テ痙及繊維ノ牽縮ヲ除ク 3. 瀉泄・・・血量ヲ減少スル(疾病原因の大半は多血性により生ずるという)4. 誘導(局所の血積を除く)。ここで2, 4が東洋の刺絡に類似する。

[適応症・治療間隔・治療部位・治療法・採血量]1. 心疾患の予防(刺絡が行われなくなったことで心臓病が増加したという)2. 妊娠時の諸疾患と予防・3 ヶ月までの諸疾は肘から，

臨月・分娩の前には足から刺絡する 3. 閉経時の諸疾患と予防・3 月に 1 回〜半年に 1 回, 血積あるもの 8 週ごとに 10 個~16 個の吸角を用いて採血する(吸角の目的は毛細血管の鬱血を除く)4. 労瘵の予防・2~4 ヶ月に 1 回・1 回の採血量は 48 銭以上 64 銭以下 5. 5 月か 6 月と 11 月の年 2 回, 臂と足から刺絡する。その他, 出血性の疾患や震盪についても詳細が述べられている。

[総括]フ氏は各種疾病の予防として刺絡を高く評価していた。しかしながら当時その法は行われなくなっていた。東洋の刺絡との相違点は, 採血量が非常に多く, 採血部位が手足(大量に採血できる尺沢・委中付近の静脈と考えられる)にほぼ限定されており, 治療間隔は 2 ヶ月半〜半年に 1 回と非常に長いことなどが知られた。

19. 垣本鍼源の刺絡

鍼源(針医, 生没年未詳, 京都の人)は, 明和(1764~1771)の頃, 韮葉針なる三稜針を用い, 難病をよく療したという。その伝については山脇東門『東門随筆』, 浅田宗伯『杏林雑話』に記述があり, 当時ある程度の評価を得ていたことが窺われる。鍼源の医術は娘の茂登により『熙載録』と題され天明 2(1782)年に刊行された。本書には 1765~1772 年にわたる治験, 計 72 例が収録されている。今回はこの治験例を調査分析し, 考察を加えることにした。

まず 1 例を示すと「…妻, 小腹に塊有り…腰痛み趨歩…能わず。正月十有七日…来たる。大人乃ち大針を以て脾兪を刺し…小針を以て腹を刺し, 三稜針を以て委中を刺す。八月十有三日…已ゆ。血出ずること三升可り」(原漢文)とある。以上のように全治験例に, 患者名, 疾患名あるいは病状, 訪問日, 治療法, 治癒した月日, 採血量が記されている。

[小針, 大針, 三稜針の使用頻度]小針 23 例(32%), 大針 17 例(24%), 三稜針 70 例(97%)。[三種の針を単独で使用する頻度]小針 1 例, 大針 1 例, 三稜針 32 例(46%)。[三種の針を併用するときの優先順位]大針先, 三稜針後が 6 例。小針先, 三稜針後が 9 例。三稜針先, 大針後 9 例。三稜針先, 小針後が 12 例。大針先, 小針後, 三稜針最後が 1 例。[対象疾患と治験数]瘡 19 例。瘤 2 例。牡痔 3 例。噎塞 1 例。癬疥 1 例。淋病 1 例。癩 3 例。積 2 例。痛風 1 例。下疳瘡 1 例。癩癇 1 例。癜風 1 例。骨疽 1 例。喘息 1 例。頭痛や腰痛などの疼痛性疾患 28 例。怪我による傷 5 例。腋下の臭気 1 例。[使用頻度の多い刺絡部位]患部 38 例(54%), 委中 17 例(24%), 尺沢 13 例(19%), 手足の指頭 12 例(17%), その他の部位としては針医ということもあり, 頭部では 26 箇所, 上肢は 8 箇所, 胸腹部は 1 箇所, 腰背部は 4 箇所, 下肢は 24 箇所の経穴名を記している。[治癒に要する期間]1 ヶ月以内は 23 例。2 カ月以内は 21 例。3 ヶ月以内は 4 例。4 ヶ月以内は 8 例。5 ヶ月以内は 4 例。6 ヶ月以内は 5 例。7 ヶ月以内は 3 例。8 ヶ月以内は 1 例。[採血量] (本書に記される容積の単位については, 荒木性次『新古方薬嚢』の説に従い, 1 合は約 2cc, 1 升は約 20cc と解することにする)。1 勺 1 例。1 合 4 例。2 合 4 例。4 合 1 例。5 合 4 例。6 合 3 例。7 合 1 例。8 合 2 例。9 合 1 例。1 升 12 例。2 升 13 例。3 升 7 例。4 升 4 例。5 升 5 例。7 升 2 例。8 升 1 例。9 升 1 例。1 斗 1 例。1 斗 1 升 1 例。[患者の男女比]男 44 例(61%)。女 26 例(36%)。[患者の年齢層]10 代 4

例。20代11例。30代9例。40代9例。50代4例。60代3例。70代1例。

以上の分析結果が得られた。本書収録全72治験中, 70治験に刺絡が行われていた。このうち刺絡単独治験は32例(46%)であった。小針と大針の単独治験は各々1例であった。これより鍼源の治療は刺絡を軸とし, 大針と小針は補助的に使用していたものといえよう。各種の針を併用するときは, 三稜針を先に用いた後, 小針, 大針を使用する場合が比較的多い。三稜針の刺法の指示として「痛く刺す」「浅く刺す」「微かに刺す」「深く刺す」などと記されている。対象疾患としては瘡や疼痛性の疾患が多い。使用頻度の多い刺絡部位は患部, 委中, 尺沢, 手足の指頭で, その他患部周辺の数箇所の経穴にも行う場合がある。治癒に要する期間は, 1~2ヶ月以内のものが約6割, 7, 8ヶ月に及ぶものもある。採血量は1合(約2cc)から5升(100cc)までのものが多く, 比較的少ないであろう。

昨年の当学会で「刺絡」の語は荻野元凱『刺絡編』1771刊, 以降一般的になった旨を報告したが, 1778刊の『熙載録』中には「刺絡」の語が一切みられなかった。

20. 菅沼周圭『針灸則』と刺絡

[緒言・対象]菅沼周圭(1706~1764頃。摂津の生。名は永之)は古方派の影響のもと, 針灸の復古を提唱した医家である。その著『針灸則』(1767刊)には約136病症に対する, 針・灸・出血による治療法が記されている。凡例には「是編出血得試者十之七八罔不立取奇験…」また「…三稜針…南蛮所来為可可選用仮矣」と, 出血療法を高く評価し, 三稜針についてもふれている。そこで今回は周圭の出血(刺絡)について調査分析し考察を加えた。

[結果] 1. 各治療法別頻度 : 針30例(約22%), 灸23例(約17%), 出血10例(約7%), 針・灸併用40例(約29%), 針・出血12例(約9%), 灸・出血2例(約1%), 針・灸・出血18例(約13%)。2. 出血の対象疾患 : 出血単独治療は, 転筋・黄疸・眼匡・脹痛・喉庳・折傷・阿是・癖疾・丹毒・重舌・痘瘡。出血に針や灸を併用するものは, 中風・霍乱・咳嗽・淋病・脚気などの他, 頭痛・腹痛・腰痛・脊痛などの疼痛性疾患, 口舌・咽喉部や眼の疾患などがあげられる。3. 出血部位 : 患部および20箇所の経穴を使用している。比較的頻用する部位は, 委中・曲沢・百会・膏肓・肝兪・少商などであった。

[考察]周圭は136症例中40例, 約3割弱に出血を用い, そのうち出血単独の治療は10例, 1割弱に過ぎない。また本書の記述をみると針, 灸, 出血の順で示されていることからも, 周圭の医術は針灸を主, 出血を従としていたものと考えられる。よって周圭は出血を高く評価していながらも, 積極的に行う立場ではなかったものと推される。対象疾患は, 疼痛性の疾患や難治性のものが多い。出血部位は委中, 曲沢を比較的頻用する他, 患部およびその周辺, あるいは経絡を意識した部位や得効穴を選択している。吸角の使用はみられない。周圭は刺針の深さや灸の壮数は, 病の軽重などにより異なるもので示すことができないとしている。よって出血量も記されていない。本書は荻野元凱『刺絡編』(1771)以前の成立であるが, 「刺絡」の文字は一切みられない。これより本書が刊行された1767年当時は, 刺絡の名称が一般的ではなかったことが示唆される。

第5章

中神琴渓の刺絡抜粋

はじめに

三輪東朔とほぼ同世代を生きた医家に中神琴渓(1744~1833)がいる。名は孚(まこと)，字は以隣(いりん)，通称は右内(うない)，堂号は生生堂，近江の人である。琴渓は湯液医家でありながら，沈痾痼疾・暴病には針灸・刺絡・灌水などの必要性を強調し，なかでも刺絡を多用した。

ところで，東朔は『施本大和医語』『薬真途異語』において「中神生々堂著述ノ書ハ実事妙意ヲ顕シタル書也。当今ノ医，心ヲ留テ熟読スベシ。彼書ノ真意ヲ知レハ一切諸芸共ニ大キニ益アルコトナリ」「中神生々堂ハ医術ニ於テハ粉骨砕身シテ行ハレタル共，刺絡ノ術ニハ少シク足ラサル所有リ。若シ彼人ノ医工ニ刺絡ノ術徹底スル者ナラバ，真ニ古今稀ナル名医ノ部タラン」と述べ，医者としてまた医術を修得する上での心構えを高く評価している。しかし一方で，こと刺絡の治術に関しては異議を唱えている。そこで琴渓に関する資料から刺絡関連記載を抜粋し，いかなる刺絡を行っていたかを精査し，東朔との相違点を明らかにすることにした。

1. **『生生堂医譚』** 琴渓口述，伊藤王佐(おうすけ)筆，1795 刊

①11 丁裏 7~12 丁表 8[読書]

「…先ず華佗が曹操の頭風を治するに，頭を破りて毒を除き去らんと云いしは，斧針を以て頭脳を打ちわる如き事に非ず。ランセイタの類を以て，皮膚を一，二寸も割きて毒血を濺(そそ)ぎ出さば，如何程劇しき頭風なりとも頓(にわか)に治せん事は必定せり。余も此の症に此の法を以て治したるあり。則ち河原町仏壇屋某なるものなり(詳らかに鈹針門に出せり)。今とても病家委任(うちまか)せば華佗の術に何ぞ譲らん。関羽の毒箭の瘡を治せし類は，今の瘍医の金瘡を療するを見よ。皆此の類の手術にして格別奇異の事に非ず。是れ又何ぞ彼に異ならん。又越人虢の太子を針を以て起こせし類は，予も亦是れに斉(ひと)しきものあり。則ち伏見海道深草村藤屋小四郎なる者なり(詳らかにヒ針門に出せり)」

②12 丁裏 9~13 丁表 2[読書]

「…郭右陶が痧脹玉衡も経絡に客在する所の汚血を放ち去る故に，気血の巡環善くなりて，薬力の及ばざる千変万態の病の癒ゆる事ありて，是れ亦其の功大なれば，論と方とは取らず只放血の術のみを取りて専ら行うなり…」

③15 丁裏 6~21 丁表 5[鈹針]

「問いて曰く。古より医は只薬石をのみ与えて，鈹針を行う事は至りて稀なり。然るに子独り専ら此の術を行う。是れ本(もと)何人より伝わる所にして，又鈹針は如何なる症に施して，如何なる効あるものぞ。答えて曰く。予は曾て恒の師と云うものなく，皆古人を師として学ぶなれば，鈹針とても古人の跡を見て行う也。鈹針の用は毒血を去るに止まれども，其の奏する所の功は預(あらかじ)め期すべからず。種々無量の症に施して誠に奇効あるものなり。内経にも鈹針を以て毒血を取る事数多(あまた)見えたり。又明の龔廷賢が回春に青筋症北人多く之を患うと云えり。即ち痧病なり。又清の郭志邃が痧脹玉衡も皆同症にして，古よ

り有る所の術なり。然れども本朝にては，其の吟味粗にして専らに心を付けたる医，未だあらず。山脇東門此の術を行いしと聞く。又方今(いままた)荻野台州刺絡編を著わせり。郭右陶は始めて此の術を行い大いに効あるに付きて，其の名も高く後一家を成して玉衡を著したるものと見えたり。されど前に云う如く其の術を神にせんと欲するより，潤色実に過ぎて却って人の取らぬようになりたるなり。吾門は郭右陶の論も方も取らねども，針を以て毒血を抜く事は専らに行うに，此の術にて効を取る事甚だ多し。是れ全く右陶氏の賜(たまもの)なり。或人の説に，痧は千人に一人ならでは無きものなりと云えるは不吟味の至りなり。予熟(つらつら)痧病の人を苦しむるを見るに，十人に一両人は必ずある者なり。卒倒の病には別して多し。是に於いて郭氏の始めて専ら此の術を行いしを予は甚だ称嘆するなり。偖(さて)予屡(しばしば)黒年廃人となりし痼疾沈痾をこの術にて起こせし者多し。今其の最もけやきもの二，三を挙げて論ぜん。

○伏見海道深草村藤屋小四郎なる者，卒倒昏暈人事を省みず。医を請いて治せしむるに四，五輩の医皆卒中風なりとて，神闕・湧泉等に灸すれども効を見ず，荏苒として一日を引き予を請う。予往きて診するに傍人告げて曰く，症状昨今異なる所なしと。予曰く，是れ卒中風に非ず。血凝結して不流行なるが故なりとて。即ち鈹針を以て地倉・百会・尺沢・委中・手足の十指頭等より血を出す。未だ針を捨てざるに病人蘇生し忽(たちま)ち起きて圊(かわや)に上る。

○京師河原町蛸薬師上る町，仏壇屋某。頭痛を患うる事二箇月，疼痛忍ばず。衆治効あらず。予を請う。予詣(いた)らんと欲する途にて死を告げるの使いに逢えり。然れども予少しく思う所ありて，強いて行きて是れを見るに，呼吸既に止み脈既に絶せり。傍人に問うに只頭痛強きが為に死せりと。予即ち鈹針を以て頭一面に刺したるに血凝結して一滴も出てず。尚休まずして復十針許り刺しつるに，此れに至りて血始めて大いに出ず。初め出でざりし針口よりも一斉(いちど)に迸(はし)り出て忽然として蘇生したり。

○江州山田五条邑(むら)，太郎左衛門なる者の妻五十歳。両足冷えて氷の如く拘攣して遠く行く事能わず。衆療験あらず，予に請う。予是を見るに両脚紫筋縦横して綱の如し。予乃ち鈹針を以て是を放つ事両三次，血倒に迸りてン二三合に及ぶ。桂枝茯苓丸加大黄を作りて是を与え二十ばかりにして常に復す。

○大津西山町鍵屋某が妻三十余歳。全身肉張して脚最も巨大，四体不仁にして起居に苦しむ事有年。予に治を請う。予乃ち痧を放ち毎日血を取る事二三合より三四合。約(とおし)て三十日許り血殆んど八九升なるべし。且桃人承気湯を与えて全癒す。

○江州山田村の農夫，藤左衛門なる者三十歳許り。面色土の如く短息にして腹中物有りて時々心を衝く。衆奔豚なりとして治するに効あらず。此の如き事三年，農事総て廃せり。予に治を請う。予茯苓建中湯を与えて痧を放ちたるに血出でて濺ぐが如く，衝心断然として起こらず諸症随いて退く。

○城州山崎の一翁五十余歳。間居すれば安静にして聊(いささ)かも労働すれば，身体痛んで忍ぶべからず。家事廃する事殆ど三十年。医薬一つも験あらず，来りて予に治を請う。予是れを診するに周身青筋あり。是れを放つに毒血夥(おびただ)しく迸り出ず。則ち芍薬甘草湯を与う。後来りて治を請う事十次にして常に復す。耕稼意のままなり。

○京師書肆，田中宗兵衛なる者。心下痞鞕，身発班。予に請う。則ち浮萍加大黄湯を与え痧を放ちて諸症咸(みな)退く。

○京都古前の一嫗(おうな)来りて治を請う。嫗腰冷両脚萎弱して一歩も行くべからず。此の如き事十年。予乃ち苓姜朮甘湯を作り，痧を放つに血迸り出ずる事許多(きょた)。初め来る時肩輿を以てし，次に来る時人に扶(たす)けられ，次に来る時杖に倚り，次に来る時自ら歩して杖を挨たず。

○予が門生某，越前に帰省して一嫗を治す。嫗年五十，目明らかならず夜は断然として人面を知らず。目胞萎(もくほうしぼ)んで常に線(いと)の如し。歩すれば則ち脚力(あしちから)無くして安からず。此の如き事六年。某則ち鈹針を以て痧を放つに血迸る事二升許り。精神爽然として目頓に明了，足亦頓に軽し。当(その)夜直ちに燈下に衣を縫い，爾(その)後此の患いなし。

其の他此の術にて効を取る事枚挙するに遑(いとま)あらず。急卒に発する痧，はたに発して朝に死す。此の症を知らざる者は卒中風也抔云いて，百会・人中・神闕・湧泉等に灸し，延齢丹・蘇合圓・搐鼻散等を行えども効を見ず，終わりに手を束ねて死を待つ。又小児の諸急症上竄(じょうざん)・搐搦等の者に両手の五里・地倉等を刺し，口を以て強く吸いて血を出だせば忽ち蘇生す。総て急卒の場に至りては，鈹針の功薬石鈹に勝れる事遠し。扁鵲が虢の太子を起こせしも吾亦譲らずと云うものは，此の術あるを以ての故なり。

偖(さて)，痧の見よう郭右陶は大概脈症対せぬを以て痧病とすれども，是も全く信ずべからず。吾門は先ず血色を見て其れと定め，次に委中・尺沢の細絡を見て定むなり。尺沢には余り見(あら)われず，只委中に多し。色紫黒紅間の者多し。古書に青筋とあれども青筋には却って毒血は少なし。たまたまあれば皮膚へとくと見われず，薄く青みの見ゆるが痧なり。細絡に非ずとも，むらむらと血色の変わりたるも痧なり。又とくと見れば絡にてもなく，黒子(ほくろ)位の点のうすく見ゆる痧あり。是れを刺せば血大いに出でて功甚だ速やかなり。

偖，三稜針を刺すに浅深の按排(あんばい)あり。浅ければ血出ずれども足らずしてやみ，深ければ絡を貫ぬきて大いに害あり。又一針にて血一升二升も出るあり。数針にても出ぬあり。血の多少によらずして，其の瞑眩或いは卒倒・昏暈・搐搦・嘔吐などする事あり。驚くべからず。平臥せしめ冷水一椀を与え置く内，須臾に正気慥(たしか)になりて心神忽ち健爽になるなり。其の瞑眩ある人は，其の効も大なり。瞑眩強ければ効も亦多し。是れ甚だの吉兆と知るべし。又痧症は見えねども痧症の者あり。手足の指頭にてとる。面部は地倉・福堂・天庭・聴宮・百会・髪際，口中は舌の中央(まんなか)，或いは横面(よこて)，肩背は肩隅・膏肓・風門等にてとるなり。湯薬は痧症に拘らず，其の見症に従うべし。前の数条の治験の法にて通考すべし。痧症ある事を知らざれば，何程方と症と対しても薬石少しも効を取る事能わず。先ず痧毒を去りて後，其の症に従って薬を与うべし。

偖又，今時の医は血を取る事を恐れて人身は栄衛の二つにして性命を保つ。然るを謾(いつわ)りに血を取る時は，栄衛枯涸(こかく)して大いに害をなす抔云いて人を惑わす。夫れ痧は毒，絡中に滞在して気血を不流行ならしむものなり。されば痧より出でて千変万化様々の症をなす。仍(かさね)て其の毒ある血を放てば，気血巡環快くなるなり。先ず試しに絡を刺して見よ。毒無き絡は血出でず。是れ慥(たし)かなる証拠なり。婦人の経血は月々に下るべきを，若し一月も停滞すれば病をなす。痔をやむ人の下血を無理に止むれば，異症に変じて色々の患いをなす。毒血身に存するが故なり。痧も亦是れに等し。此の毒血を抜かん事は鈹針に非ざれば能わず。然し放痧の術，若し誤りて動脈を刺せば一身の血尽く出でて看す看す死するものなり。慎みて誤まつ事なかれ。

④26 丁裏 6~10[古方後世幷有弊]

…百人に九十人は自然と癒ゆるものなり。是れは平和の剤に佳なる者なり。沈痾痼疾，暴病の類に至りては攻撃に非ざれば救う事能わず。汗吐下，針灸，刺絡，灌水其の症に従って深く思うて行うべきなり。…

⑤40 丁 6~4[労瘵]

○越前福井某寺の僧，自ら労症也として来て治を請う。予其の面色を見るに口吻紫黒色にして痧病の血色見えければ，則ち僧に対して曰く。越前の俗は痧病を知りてばいと名づけ，其の症発すれば医の手を仮(から)ず，口吻・唇・肩等を刺して血を出すに必ず治す。今，子の病も其の症の緩なる者なり。子，其の地に在りながら其の治を施さざるは何ぞや。僧，莭(せつ)を拍て嘆じて曰。奇なる哉(かな)，先生の疾を察するや，吾初め痧病発して其の後漸漸此の如き症に至れりと。予則ち地倉を刺して黒血を取り，折衝飲を与うる事一月ならずして全癒す。

⑥46 丁裏 7~9[寒熱虚実]

…又古方医にして汗吐下，放血等を行わば，弥(やや)人をして怖れしむるの道にして，其の術を請う人稀なるべし。

⑦48 丁裏 5~10[寒熱虚実]

…予は曾て理屈を言わず衣服を飾らず，僮璞乗輿盛んにする等の事もなさず，剰(あまつさ)え衆の好む所に悖(もど)りて其の症を見ては，汗吐下，灌水，放血等，恣(ほしいまま)に施せども，其の施す所，其の所を失せざる故病客門に喧(かまび)しく京師へ居を移して未だ五年に満ちざれども，四方の士来りて業を受ける者，日々に多し。…

⑧50 丁裏 8~51 丁 1[雑論]

癩風は合谷の肉の陥(おち)いざる内に地すべし。陥りて後は治し難し。毒上部に多きは吐剤を主として下剤を兼ね，下部に多きは下剤を主として吐剤を兼ね，忽身なるは四体あきどなく三稜針を以て血を取るべし。…

⑨51 丁表 10~裏 5[雑論]

○一男子癩風。予七宝丸を与うる事十日。臭穢の唾液を吐する事数旬。後委中を刺して血を取る事数升余。浮萍加大黄湯を与えて癒ゆ。

○一男子全身麻痺，面部浮腫，色赤黒，眉毛将に墜んとし，予に請う。予，三聖散を以て吐する事数回(たび)。竜門丸を以て数(しばしば)是を下し，鈹針を以て血を放ち，浮萍加大黄湯にて癒ゆ。(52 丁表 1~2)

○一夫人面色紫黒色にして全身肉腫する。予委中を刺して血を放ち，折衝飲を与えて癒ゆ。

⑩52 丁裏 2~4[雑論]

…未だ鈹針，灌水等の事，幷に薬療も亦其の捷径(しょうけい)便利にして，然も後の患なく速効を得る所以の法有る事を知らず。…

2. 『**生生堂雑記**』琴渓口述，保木之光(やすきゆきみつ)筆，1799 刊

①巻上 3 丁表 7~裏 1

…吾門は然らず。自ら君の位に居して，古今和漢の豪傑共を臣として使うなり。発表に長ぜる仲景を発汗の所に使い，吐方に長ぜる張子和を吐剤の所に使い，下に長ぜる呉有可を下剤の所に使い，出血に長ぜる郭右陶を刺絡の所に使う。…

②巻上 31 丁表 8~裏 1

小腹急結は血証也。色鮮明なるは留飲あるなり。脈症応ぜざるは瘀病なりの類，古書の中にて是の如き類を抜出し，是れを実事に試み験ある者を記憶して，病客に対するときは見誤ることなし。…

③巻下 15 丁表 5~裏 7

昔京師に難波(なにわ)の蘆葉(あしば)と云う医あり。僥倖(うんのよき)の人にて大いに世に行われ良医と称せられた。病家も多くあり。諸国より相従う生徒も多かりけり。蘆葉もとより工夫の深き人にて学才もありければ，子和篇・右陶篇といえる書を著述し上木して天下に弘めたり。これを見て国々より書生弥(やや)多く集まり来る。其の勢を見て病家も弥衆(ややおおく)なりて，終わりに大国の君の病気にも召さる様になり，又然れども蘆葉が病者に対して，彼の子和篇・右陶篇にあらわしたる術を施せしことを見聞せし者もなく，又数百人の門人の故郷に帰りて，医を行う者の中にも一人も其の術を行う者なし。然る則は彼の二篇の書は，蘆葉が海内に名を衒(てら)う為の書にして，実病に施すための書にては無きと見えたり。古来の医書とても此の如き類なることも多かるべし。…

④巻下 34 丁裏 8~35 丁表 6

○本願寺家臣金野某なる者の嫁，朝巳の刻に昏倒して人事を省せず。諸医集まり治すと云えども験なく皆去る。又親属牀(とこ)を圍(かこ)み唯死を待つに，其の夜亥(い)の刻，予偶(たまたま)其の家に病者ある故に行く。又主人，予に語るに金野氏の婦の事を以す。予由って扁鵲が虢の太子を起こせしことを語りたれば，主人走り行て金野氏に告ぐ。因って予に診を請う。予佳きて之を診し，錍針を以て地倉・口吻・期門等，所々乱刺せしに忽ち蘇し故，又三聖散を作りて之を与え，病八九を去り又今少しの所なり。…

3. 『**生生堂治験**』琴渓口受，小野匡輔(きょうすけ)編輯，1804 刊

①巻上 2 丁表 1~3

○岩神街木屋某，隻眼翳を生ずること日久し。先生之を診て曰，痧なり。委中を刺し血を放つこと日に一次。三日にして乃ち癒ゆ。

②巻上 7 丁表 2~裏 6

○高倉錦小路の北，桔梗屋某の僕二十歳。哺飯後半時ばかり，卒然として腹痛陰嚢に入る。陰嚢挺腫して其の疼剜(いたみえぐる)が如し。身之が為に屈して復伸ばすこと能わず。轃々(しんしん)悶乱，叫喊振伏，遽(にわか)に先生を迎えて之を診しむ。其の脈弦にして三動に一止，或いは五動に一止。四肢微冷して腹熱燔(やく)が如し。嚢の大きさ瓜の如し。之を按ずるに石硬なり。先生曰，此れ治すべからず。即ち張機の所謂臓結，陰筋に入る者は死すと。此の疾の如きは。予嘗て二三人を見る。輙(すなわ)ち大黄・芒硝・烏頭・天雄，或いは鈹針以て其の急暴を挫く。然れども皆自如として起きず。為に憫然(びんぜん)として手を拱し苦思する者良(やや)久し。病者昏憒(がい)の中，愀然(しょうぜん)として告げて曰。心下物有り，上って咽に衝かんと欲する者の如し。先生之を聞き，乃ち釈然として掌を撫で謂(かたり)て曰く，汝拯(すく)うべし。…

③巻上 7 丁裏 7~8 丁表 1

○男子年二十，胸膈鬱塞し痛に似て痛まず。時々嘔吐す。吐する毎に鮮血線線として之に従う。先生之を診しむ。脈結して而して口吻黎黒(れいこく)，舌白胎を生ず。曰く此れ痧病なりと。便ち口吻及び手の大指頭及び尺沢を刺して，紫黒血を取りて病乃ち癒ゆ。

④巻上 10 丁表 4~11 丁裏 4

○ 柳の馬場綾小路の南，近江屋三郎兵衛の父年七旬，余人中疔を発し疔頭紫黒にして四辺泡興し，唯痒みを覚える而已(のみ)。総身煩熱，口苦く咽渇き其の子来りて請いて曰。我聞くこと疔瘡の毒為るや猛劇なり。小壮の人尚且懼るべし。況んや家翁春秋高く気力甚だ衰え，唯恐らくは其の堪えざることを。先生乃ち之を診す。脈遅曰，郭志邃の所謂脈証相い反する者痧なりと。翁の患うる所も亦痧にして疔に非ざるなり。今毒醸す所纔(わずか)に寸歩の間に存りと雖ども，速に之を治するに砭石を以てせざれば，則ち毒必ず陥て其の内を攻めん。竟(つい)に以て蔓衍するに至らば，即ち殪(たお)れることを踵を施(めぐら)さず窘迫(きんぱく)することを此の如し。老少強弱何を別たん。然らば則ち安危の機，今日に存りて任ずる所，唯砭石而巳。他に奇方毒薬の及ぶ所に非ず。之を譬えれば蛅蟖(せんし)の園に生ずるか，猶其の始め生ずること纔(わずか)に一枝一葉に在り。速かに其の枝を折り其の葉を剪するときは，則ち其の災一朝にして除かるるべし。然らざるときは，則ち詵詵(しんしん)として蕃息(はんそく)し，園を挙げて之を死すに至る。三郎兵衛大いに悦びて治を先生に託す。迺ち鈹針を以て十字に之を截(き)る。入ること二歩にして深し。血迸ること食頃気宇然爽然たり。翌亦刺す。血滴(したた)ること二合。三四日にして腫減じ，諸症尽く退く。

又建仁寺街四条の南，具屋仁兵衛，四十有二。両眉の間に一瘡を生ず。奇痒有り。往来感熱其の他食欲異なる所無し。衆医皆以て疔と為す。先生之を診るに短渋にして参伍，乱る。是れ曰痧なりと。速やかに割し毒血を去らすべし。因って前の老人の病を引いて，之を証す。其の人すべからず。明日復往きて之を喩す。猶憚色有る為に言いて曰。然らば則ち先ず試みに他医者を延(ひ)きて之を診視めよ。一医之を視て曰く，形色変ならず，声音常の如し。危症に非ざるなり。乃ち膏薬を瘡上に帖(ちょう)す。是に於いて癒ゆ。先生信ぜずして其の夜遽(にわか)に人を走して，来たりて門を叩いて而して請いしめて曰，果たして先生の言の如し。今病者通って面渾(こん)し然として俽腫(きんしょう)す。呼吸塞迫，呻吟(しんぎん)の声四隣に達す。衆医皆辞して去る。唯先生の辱臨むこと仰耳(あおぐのみ)。辞して曰，毒既に熾(さかん)なり。余往くとも亦之奈何(いかん)ともすること莫し。人をして復至らしめ已ゆることを得ず。往きて之を見る。脈絶し四肢厥し鼻内腐爛し，膿血湧くが如く，呼吸の気甚だ臭し。曰く，擠すべからず。竟(つい)に薬を投さずして帰る。赴き尋ねて至る。

⑤巻上 11 丁裏 5~12 丁表 3

○一男子咽頭腫痛，一医之を刮し血を出して而して疾頓(にわか)に已ゆ。日後尋ねて復発す。其の腫痛前に倍し飲食下らず。死旦(ただ)夕に存らんことを。先生迺(すなわ)ち其の咽中を窺うに赤きこと燃えるが如し。而して舌白胎ありて曰，嚮(さき)に陰茎一瘡を発すと。薬を待たずして自ら瘉ゆ。先生曰く黴(ばい)なり。竜門丸一銭を与えて之を服しむ。二日を経て其の人自ら来たりて謝して曰，服すこと已に畢(おわり)て而して腹痛暴(にわか)に至る。瀉下すること数十行，以て暁に達す。而して腹中歛然たり。腰部罷弱(ひじゃく)，力厠を出ることを能わず。匍匐(ほふく)して寝に就く。便ち餅子数枚を食するに咽頭痛まず。始めて其の疾の癒るを知る。後再造散を与え，酒を以て之を服しむ。数月で再発せず。

⑥巻上 14 丁表 4~6

○寺町透玄寺の僧某，四肢疼痛緊急屈伸すること能わず。年を踰(こえ)て益(ますます)甚し。其の脈渋滞，腹拘攣，尺沢・委中の辺紫筋有り。之を刺して血を出す。防風散痧湯を服して乃ち已ゆ。

⑦巻上 14 丁表 7~15 丁表 3

○一男子年五十，腰間に二三頑癬を発す。嘗て之に薬する者，数次差(いえ)て而して復発す。毒遂に蔓延し総身に周し，暖かなえれば輒(すなわ)ち痒を発し，抓爬(そうは：つまみかくこと)止まざらしむ。来たりて治を請う。迺ち之を診て曰く，外は薬を以て之を抜き，内は薬を以て発すは則ち已まん。二三頑癬，其の毒猶除くべからざるなり。徒に以て諸を外薬に託せば，恐らくは攻にして骨髄に陥ち，況んや今，患い此に至るおや。即ち浮萍加大黄湯に漆漆丸を兼ね，毎服すること五分，日に一服す。尋ねて敷薬を作して之を用ゆ。頑癬之が為に怒を発す。其の密，髪を容れず爪する所膿血泥の如し。十余日にして尽く結痂す。因って巾(こふき)を熱湯に浸すに以て之を拭き，是に於て痂落ち翌年に至りて腰間復余毒を発す。刺して黒血を取ること数日にして竟(つい)に癒ゆ。又雙目赤痛して開くこと能わず。即ち病者をして祖せしめ，其の背を視る。風府穴上に瘿(こぶ)有り，桃核大の如し。色紫黒なり。病者の曰，五六日前より発すと。起すること此の如しと曰。此れ鬱なり。即ち之を剋(コク・えぐる)して膿血を出す。雙眼病遂に止む。…

⑧巻上 15 丁裏 8~16 丁表 2

○一男子右手痿弱，而して拇指最も甚し。之を為して事に従うこと能わざる者三年。医者或いは風痰若しくは湿毒と為す。之を治するに験無し。先生尺沢及び拇指頭を刺して，以て血を取ること数次。動作意に適し，唯拇指竟(つい)に未だ故(もと)に復せず。

⑨巻上 17 丁裏 6 ~8

○一婦人，居すときは常に頭痛を患う。一日大いに発す。先生之を視るに紫黒理有り。其の左手掌後に存り。引いて尺沢に及ぼす。曰く，此れ痧なりと。之を刺す。血泝(さかのぼ)ること糸の如し。疾頓に癒ゆ。

⑩巻上 17 丁裏 9~18 丁表 2

○一僧有り，両足一(ひとた)び屈して復伸ばすこと能わざる者，多年。先生之を視るに紫黒筋数条，脚裏に盤す。之を刺して血を放つこと三合可り。凡そ刺すこと三四回，乃ち伸ばすこと得たり。

⑪巻上 19 丁表 5~6

○一男子，吃逆し三四日を経て而して休せず。水薬口に入れば輒ち益(ますます)劇し。先生，三稜針を以て両手少商を刺し血を放つ。冷水一盂(ウ・はち)を与えて乃ち癒ゆ。

⑫巻上 19 丁表 7~裏 2

○一婦人年三十余，肩髃従(より)右手食拇二指に引いて瘈瘲(けいしょう)を作す。身之が為に店長顫掉(てんちょう)す。其の痛処定無く起臥言語輒ち応じ，痛むこと殊に甚だし。衆医治すること能わず。先生之を診るに弦渋，腹猶穏やかなり。曰く痧病なりと。即ち肩髃・尺沢・合谷・少商・を刺し，或は之を角す。葛根加大黄湯を与え，百余貼にして全癒す。

⑬巻上 20 丁表 2~4

○烏丸押小路の北，岡田屋分作の母六十余。両膝俽腫(きんしょう)屈伸すること能わず。其の状鶴膝に類す。腫上青筋縦横たり。因って之を刺す。三日毎に一次す。浮萍湯を与え玄玄散を兼ぬ。半歳にして漸く恒に復す。

⑭巻上 26 丁表 4~7

○田近左衛門の婢，年二十有五。面色青黄四肢微腫，其の乳下動悸掌を眷揆く。黄痒と為して之を治する者有年。先生之を診るに臍下結硬し脚の中痧筋羅(あみ)の如し。刺して血を放つこと二日にして一次，或いは五日にして一次，月余にして全て差ゆ。

⑮巻上 30 丁表 2~8

○四条寺町の東沢屋某の妻，二十又八。卒然として大吐瀉脈絶し手足厥冷す。主人遽(にわか)に先生を邀(むか)え即ち往く。是より先，一医人即ち四逆加人参湯を与え応ぜず。先生を見て謂(かたり)て曰，子(われ)已(すで)に参附を投ず。然れども其の厥反せず，脈出でず危うきことを瞬息に在り。子尚(なお)術有り。先生之を診するに，胸腹煩熱，口吻紫黒にして曰く，痧毒なりと。治すべし。即ち口吻及び期門を刺す。徐々にして厥反り脈出ず。五苓散数貼を投じて旧に復す。

⑯巻 30 丁裏 5~9

○一男子，小腹より両脚に引いて攣縮して屈伸すること能わず。医以て腎虚と為し，若しくは脚気として之を治す。先生之を目して曰，汝黴毒なり。病者大いに驚きて曰，然り嘗て便毒を発すること有り。其の発するや未だ五日ならず自ら治す。先生曰，蓋し其の毒腰脚の間に在るなり。之を診するに果て然り。即ち委中を刺し血を取ること毎日一回。時時龍門丸を以て之を下す。乃ち已ゆ。

⑰巻上 31 丁表 1~裏 3

○八幡の人，鍵屋喜兵衛なる者，他事を以て来たりて先生に見せし。先生其の色を望見し之に謂(かたり)て曰。汝痧毒有り。日ならずして必ず暴病を発せん。発せば則ち刀で膏肓の辺を割して，以て血を出すべし。然らざれば必ず危からん。喜兵衛大いに駭(おどろ)き，且掌を低て謂て曰。三年前卒然として気上りて咽喉に衝き，項背攅(さん)痛四肢微，舌上りて下らず，冷汗身を濡らす。時，医皆手を束ねて病勢殆ど急なるに及びて，切に以為(おもえらく)陽火騰(のぼり)て而して項背に壅鬱する者なりと。人をして肩際を截(き)らしめ，医の有ることを以て禁ずることを敢えて為さず。幸に一削子の枕前に在るを観る。之を引いて自ら刺して黒血滴るを見る。而して其の疾乃ち瘉ゆ。先生今一望して之を知る。何の其れ神とや謂うべし。能く垣の一方の人を観ると，請い謹みて教えを奉せん。厥の明年人有り，八幡より来る時に，先生喜兵衛を問いて則曰，去冬十二月を以て死すと。蓋し夜半疾発し，乃ち将に自ら其の肩際を截たんと。医及び家人を為して拒まれて，而して卒(つい)に瞑(めい)す。

⑱巻上 32 丁表 5~9

○醍醐上稙野の人某，病を輿んで来たりて之を視しむ。即ち癩なり。口吻紫黒肌，膚甲錯(こうさく)，手足皹裂(くんれつ)，其の状鵞掌の如し。両足心孔有り。広さ半寸痛み甚だし，歩すること能わず。大剤の浮萍加大黄湯を与え，且つ尺沢・委中の諸穴を刺して血を出す。後杖に扶けられて而して来たる。皮膚沢然として潤色有り。期年にして自ら謂う，力南畝(なんぽ)に作すと。

⑲巻下 2 丁表 9~裏 3

○河原街平野屋清右衛門の妻，年六十余。一朝故無くして項背強痛を覚え，延べて全身に及び四肢攣倦して転側すること能わず。昏に及んで師を逆す。師之を診するに脈緊急，即ち其の手指頭を挙げて皆之を扎住し，刺して黒血を取り即ち効有り。又一条の青筋結して喉傍に在るを視て即ち之を刺す。血大いに迸る。是より四肢屈伸することを得たり。因って葛根加大黄湯を与え，一三日にして故に復す。

⑳巻下 3 丁表 5~9

○五条高倉の東，松屋甚兵衛，生命を知り卒倒して人事省せず。半身麻痺す。先生口吻及び期門を刺す。即ち蘇す。而して後，大柴胡湯を与えて(心下急腹満等の証有り)敷遂散を兼ねて三年にして復発して竟(つい)に死す。孫按ずるに痊ゆ後，尚爪帯散を以て吐を取り，且炙火怠らざれば則ち必ず再発を免れん。噫(ああ)。

㉑巻下 6 丁表 5~7 丁表 1

○一男子年二十，脚気を患う。一医越婢湯を以て之を与う。日ならずして水気衝心し，呼吸促号叫悶乱す。医其の幾んと至るを視て，に犀角施覆花三黄瀉心湯を与え，病勢力益劇し。

病家走りて治を先生の請う。先生之を脈するに已に応ぜず。而して心下膨張腹肚反って軟，而して燥屎(そうし)を其の内に結し，家人に謂(かたり)て曰く，誤治の致す所，今已に此の如し。死旦夕に在り。草根木皮の能く治する所に非ざるなり。家人愕然として環泣して師の要の丐(こい)て曰く，生死命なり。願わくば先生の霊に頼みて幸に一(ひとた)び起色を見(あらわ)すは，死なんとも奚(なん)ぞ悔らん。師曰く，已むこと無くんば則ち此れに一法有り。請いて其の勢いを挫かん。即ち鈹針を以て其の口吻を割す。血出ず。又尺沢を割す。亦血出ず。又膏肓を刺して之を角す。血纔(わずか)に泄る。又之を角す。又泄るること一二滴可り。病者大息して曰く，臆爽かならんかな。師因って巴導(はどう)を制して之を用い，大便猶通ぜず。更に大挙気湯を与え燥屎即ち肛門に及んで，猶肯(あえ)て出でず。乃ち人をして指を以て探りて之を去らしむ。未だ尽く出すことを得ずして死すなり。…

㉒巻下 7 丁表 6~8

○堺街四条の南大文字屋，安兵衛なる者，性素酒を嗜む。因って吐血を患うこと毎月二次。師数(しばしば)三黄瀉心湯の類を与え応ぜず。委中を刺して血を取りて，乃ち已ゆ。

㉓巻下 8 丁表 6~9 丁表 1

○下河原平野屋治兵衛，年三十。泡瘡を得て点ずる所，数処漫腫して頭無く，当に膿すとして膿成らず。自ら収りて而して復発す。其の転移曽(かつ)て定むる所，或いは莫し。而して左臂下一瘡最も凸腫して紫色を生ず。痛み堪えるべからず。旦日夜肌熱し飲食味無し。初胃，葛根加大黄防風通聖等の湯を進めること数日にして，膿未だ成らず。病者曰く，瘡已に此の如くして膿未だ成らず。願わくば刀を以て之を破らん。医聴かずして曰く，是れ瘡の忌む所なり。日をなして然るときは，則ち何ぞ駃峻(けっしゅん)の毒薬を施して自ら其の内に潰(ついえ)しめざるは，医猶固く之を禁ずるなり。其の意を行わしめずして病勢愈(いよいよ)奇なり。沈吟(ちんぎん)の声絶えず。師往きて之を診して曰く，膿已成れり。蓋(なん)ぞ速やかに之を割せざる。病者具に告ぐに前医の言を以てす。師笑って曰く，世医鹵妄(ろぼう)皆(おおむね)斯(かく)の若し。悲しきかな夫れ，即ち鈹針を以て其の瘡を截る。頭を入ること五分にして膿を見わさず。又刺し深り七分，膿血即ち溢れ出ること二合ばかり。その楚痛頓に止む。浮萍加大黄湯を服して龍門丸を兼ねること毎服二十丸，日に一服す。腫起する所も亦輒ち刺して以て黒血を取り，凡そ月余にして乃ち全ゆ。

㉔巻下 10 丁裏 9~11 丁表 2

○一小児，舂者の側に遊戯す。誤って其の頭に杵す。忽ち絶倒し而して傷処突起して血を見ず。先生其の上を刺して血を取ること一合ばかり。漸くして蘇す。腫減じ痛み止む。

㉕巻下 12 丁裏 1~9

○堺街生蝽薬師の南，近江屋清兵衛。人をして師に請わしむに曰く，旅客有り。卒然として疾を発す。師往きて之を視る。其の人年四十許り。呼吸短促，咽中細声有り。四肢厥し目睛転ぜず。神精漂，漂乎として懸れる旗の風に任すが如し。始め発する時室内に奔走し，妄叱狂喝し之を制する者有れば，輒ち之を噛む。勢い嚮に邇(ちか)づくべからず。先生至るに及びて纔(わずか)に能く之を制すことを得る。先生即ち刀を以て其の曲池を破り血出でず。

又膏肓を刺す。入ること寸可なり。出血すること一二滴。又口吻を刺す。黒血出す。是に於いて大勢稍(やや)退く。因って其の脈を切するに，散乱名状すべからず。曰く，暴痧なり。桃仁挙気湯三貼を与え(貼童六銭)少頃有り。来たりて安放を報ぐ。

㉖巻下 13 丁表 1~裏 4

○西洞院花屋街の南，里村甚右衛門，来たりて師を見て曰く，拙荊鼓脹を患うる者二年。余医を更(かえ)て代(かわるが)わる治しむ。温補殆んど尽くす。而れども疾愈(いよいよ)篤し。前日痰喘咽喉に衝き倏忽(しゅくこつ)として瞑す。挙家大いに驚きて遽に衆医を延く。皆曰く，為すべからずと。辞して去り，余永訣の情に堪ず。親其の少腹を按ずに陽気，猶微かに隠隠として掌に応ず。尚或いは活るべきが如し。請い来たりて之を視よ。師曰く，時を移し且治すべからず。況んや日を踰(こえ)る者おや。固辞す。復来たりて曰く，死者猶余陽有り，人情豈(あに)忍びて之を斂(のぞ)まんや。願わくば君之を一診せよ。師往きて則ち脈影響無く，其の腹上を視るに青筋縦横綱の如し。謂(かたり)て曰く，此れ瘀血の症なり。月水滞る者必ず久しからん。主人曰く然り曰く，吁(ああ)医治既に誤る。復活すべからず。実に悲しむべきなり。余唯試に其の瘀血を示さん。即ち膏肓を刺して之を角吸す。黒血三四滴を見る。呼吸僅かに復す。沈吟の声聞くが若し。因って臍灸を行うこと(臍灸の法,方函に詳かなり)数十許り。人をして被て之を視せしめ，悪血裍(みごろ)を沾(うるお)し膿血交(こもごも)下る。一坐之を奇すと。且薬を請い与えずして去る。遂に死す。

㉗巻下 20 丁表 3~5

○一男子年五十余，他病無し。然れども目眩卒倒する者月に一二。六年を歴(へ)て愈(いよいよ)重し。毎日数(しばしば)発す。先生之を診して曰く，痧なり。口吻を刺して，黒血を取ること合可りにして乃ち已ゆ。

㉘巻下 22 丁裏 4~5

○小児五歳，耳輪煩熱大痛し，色紫棠(しとう)の如し。廼ち耳垂を刺し，死血を出す。立(たちどころ)に瘉ゆ。

㉙巻下 23 丁裏 4~5

○一男子，常に眩暈を病む。百薬中(あた)らず。先生に請う。乃ち膏肓の辺を視るに痧筋羅の如し。刺して黒血を去ること二三合にして瘉ゆ。

㉚巻下 23 丁裏 6~9

○一男子，左膝大いに腫れ屈して伸びず，時時煩疼すること積年。所謂鶴膝風なり。先生之を視るに痧筋紫紅交(こもごも)文を為す。因って刺して血を放つこと毎日一度，桂枝加附子湯を与え，玄玄散を兼ねて月を踰ずして全く差ゆ。又某の母も亦，此の疾有り。前方を以て之を治す。

㉛巻下 24 丁裏 4~25 丁表 3

○塩屋喜兵衛なる者，年弱冠背七椎の傍瘡を発し根盤七寸許り。疾痛むこと割るが如し。寒熱往来，口渇，大便不利し，精神厭厭として無聊(むりょう)す。来たりて治を請う。其の脈洪数，即ち浮萍湯を与え，龍門丸一銭を酒下せしむ。四日にして来たりて報しめて曰く，暴瀉十数回。是れに由って神気稍(やや)清豁(かつ)なりと雖も，瘡更に益(ますます)痛む。即ち門人を遣わし関大巌を代えて之を省せしむ。還って告げて曰く，患上焮灼(きんしゃく)殆ど靨に類す。先生曰く，丕(もと)痧毒已(のみ)。日ならずして膿当に成るべし。仍(なお)前方を与え居すること五日，復之を省せしむ。膿果して成れり。之を割すこと寸許り刺して入ること五分。膿血溢れ出て痛楚頓に忘る。因って之を外医に託す。数日を出でずして自ら来たりて謝す。諸症全く退く。唯患処余膿滴る耳(のみ)。

㉜巻下 26 丁表 9~27 丁裏 4

○近江伊吹の人，麩屋街万屋久兵衛の家に寓す。春秋未だ三十ならず。初め患うる所無し。一日夙(つと)に起き頓に発熱し，左足煩疼することを覚える者半時可り。已にして其の五指紫赤を生ず。此れより黒気浸漫し幾んと膝下に及ぶ。潑湯熱火，其の疼当たるのみならず，大いに駭(おどろ)きて遽(にわか)に来たりて先生を迎えしむ。往きて之を診しむ。其の左足五指頭已に皆煮棗の如し。且臭気有り。謂(かたり)て曰く，脱疽なり。若し此の毒をして延散せしむれば，則ち皮肉筋骨悉く皆腐爛して死す。其の変の速やかならんこと迺ち瞬息に存り。是れに由って命を隕(おと)す者幾千人なるを知らず。兇(きょう・おそれる)毒此の如し。余薬すべからず。古来唯一方有り。黒色の処を涯て，而して之を刀斬する耳(のみ)。其の他の方剤以て此の疾に当たる。譬えば蛍火の須彌(すみ)を焼くが，猶又何の益か之有り。客曰く，吾老親の在有り。一旦忽爾として此の疾に亡す。孰(いずれ)か復能く耕家して，以て其の余年を養う者有らんや。不幸の罪，焉(これ)より大なかば莫し。苟(いやしく)も死を免れることを得ば，何の治か憚(はばか)るべけん。抆切の惨，恐るるに足らず。即ち其の左足を伸ばして，以て治を請う。神色自若あり。先生曰く，果たしてなるかな胆烈此の如くんば，則ち何の法か以て施すべからず。余今茲(ここ)に一法有り。庶幾(こいねがわく)ば尓(なんじ)をして蹇跛(けんひ)の患い無し。即ち腓針を以て膝上より跗に至りて縦横に乱刺し，朱殷掬(しゅあんまろか)すべし。其の人暈倒すれば，則ち冷水を飲ましむ。乃ち蘇す。是れより三十余日，針刺日に一(いちど)。万余仍(なお)浮萍加大黄湯を与え，兼て龍門丸を以てす。初め腓針を行うや。猶踝骨上を除き後，将に腐らんとする処視ること有らん。則ち刺さざる所無くして毒気十に七八を減ず。約するに血を取ること七升余。之を行うこと凡そ三月にして始めて差ゆ。寓居すること日久しく，頗(すこぶ)る帰歟(きよ)の嘆有り。乃ち前方数剤を与えて而して去らしむ。明年来たりて謝して云う。爾来負担尚恙(わずら)い無し。然れども足跗指頭，猶黒色有り。復刺して血を取ること一合可り。毒象回春す。

㉝巻下 28 丁表 7~裏 3

○農清衛門の母，行年六十有余。疾輿して来て曰く，腹肚板痛，毎日午より未に至りて其の痛苦尤も甚し。遂に両脚攣急して歩くこと能わざる者三年。雑療験あらず。公の神方を頼仰する而已(のみ)。先生之を診しむ。六脈緊弦，心下動，便ち両腿湾を閲するに則ち紫絡有りて羅紋を為す。之を差す。血泝(さかのぼ)ること三四合。導水湯を与えて即ち日に癒ゆ。帰路轎(かご)を得ずして去る。前方を与えること凡そ百余貼。

㉞巻下 28 丁裏 4~8

〇大津米牙儀兵衛なる者，年三十。其の両脚下内廉隆然として腫有り。引いて痛み全脚に及ぶ。先生に見せて謂(かたり)て曰く，商賈(もとがい)唯利を遂に利の存る所，東西南北奔走せざること無し。今疾此の如し。生産将に廃すべし。衣食供する所無し。苟(いやしく)も速治せずんば雄療劇剤難しからざる所なり。即ち其の腫処を刺すこと数十次。紫血を取ること約するに二升可りにして，乃ち瘉ゆ。

4.『温疫論国字弁』琴渓口授，中神右門著，1805 刊(『中神琴渓全集』オリエント出版，1998，所収本)

①第 1 冊 383 頁 4[停薬]

…家大人曰く，若し此の症に遇うに期門を刺して，而して後に薬を投ずるときは行るなり。

②第 1 冊 419 頁 4~6[脈厥]

…譬ば腹満譫語するは，胃実の症にして大挙気を投ずべき筈なれども，脈が浮にして緊なれば，大挙気を止めて期門を刺す也。…

③第 1 冊 422 頁 3~8[脈証不応]

…(郭氏は脈症応ぜざるものは，みな痧として絡を刺し…)。

家大人曰く，此の章の言，古人の脈法の規則に拘りて脈に泥(なず)む。医の弊風(へいふう)を患うるより出でたる実意の語なり。医たる者深く思いし焦して慮(おもんばか)るべき也。又脈症応ぜざるものは多くは痧病にて，鈹針を用いし血を取りて癒ゆるもの十中に八九余りなり。よくよく鬱を探りて出血すべきなり。其の効の速やかなることは薬の及ぶ所にあらず。(カッコは割注)

④第 1 冊 457 頁 5~7[似此誤人甚衆]

腹満譫語脈浮緊の者へは，脈が浮緊なるゆえ挙気を投ぜずして，期門を刺すべしと…。

⑤第 1 冊 520 頁 9~10[四損不可正治]

余嘗て数(しばしば)卒死したるものに，その鬱を刺して救う。刺して血出るものは多く生きる也。刺して血出ざるものは，皆生を回ずして死す。是れ陰血凝りて化せざる也。

⑥第 1 冊 533 頁 5~10[婦人時疫]

当に期門を刺す。

5.『生々堂傷寒約言』中神琴系口授，安芸良平(あきりょうへい)筆，大塚硯庵(けんあん)校正，1820 刊(『中神琴渓全集』オリエント出版，1998，所収本)

22 丁裏 2~24 丁裏 5[刺法]

太陽病，初め計桂枝湯を服し反って煩して解せざる者は，先ず風池・風府を刺す。却って桂枝湯を与うれば則ち癒ゆ。此れ誤治に非ざれども，風池・風府に鬱有りて薬力が達せざるなり。故に其の鬱を刺して之を達し，而して后(のち)薬を与えれば即ち癒ゆるなり。譬えば鬱は戸に枢(くるる)の有るが如し。戸を開かんと欲する者，枢の有るを知らざれば，何程力を用いても開けぬなり。風池・風府に枢の有るを知りて，先ず是を挙げて後に戸を開くときは，何の苦も無く開けると理は同じことなり。

扨(さて)傷寒論に毫針を用いるときは針の字，鈹針を以て放血する所は必ず刺の字なり。鬱は其の所在を知るを難しとすれども，大抵太陽病には風池・風府，少陽病には大椎第一間・肺兪・肝兪・陽明病には期門なり。論曰く，太陽病，初め桂枝湯を服して反って煩し解せざる者は，先ず風池・風府を刺す。却って桂枝湯を与うれば則ち癒ゆ。

○太陽と少陽の平併病，頭項強痛或は眩冒時に結胸の如し，心下秘痞鞕する者，当に大椎第一間，肺の兪を，肝の兪を刺すべし。慎みて汗を発すべからず。

○太陽少陽の併病，心下鞕，頸項強ばりて眩する者，当に大椎・肺兪を刺すべし。

○傷寒腹満譫語，寸口脈浮にして緊。此れ肝，脾に乗ずるなり。名づけて縦と曰う。期門を刺す。

○傷寒発熱嗇々悪寒大喝，水を飲むことを欲する者は，其の腹必ず満，自汗出で小便利し，其の病解さんと欲す。此れ肝，肺に乗ずるなり。名づけて横と曰う。期門を刺すべし。

○誤りて其の汗を発し，譫語脈弦後五六日，譫語止まざる者，当に期門を刺すべし。

○陽明病譫語する者，此れ熱，血室に入ると為し，但頭汗出る者，期門を刺し其の実に随いて之を瀉す。濈然(そうぜん)として汗出れば則ち癒ゆ。

○婦人中風発熱悪寒，経水適(たまたま)来たりて之を得て七八日，熱除にして脈遅，身涼胸脇下満，結胸状の如く譫語擦る者，此れ熱，血室に入ると為す。当に期門を刺すべし。其の実に随いて之を瀉すと。

凡そ鬱所三陽に存りては知れ易し。三陰に存りては知れ難し。故に少陰病，下利便膿血する者，刺すべしと計り有りて何れの穴と謂わざるは，本より鬱所は定まらざるもの故，医者の手にて探り知って其の邪の実したる所を刺すなり。期門を刺して其の実に随いて，是を瀉すとあると以て見れば，期門の穴の辺にて，其の邪の実したる所を見付けて刺すと云うの意を知り，予心を用いて此れを工夫し，素霊等の刺法をも考え加えて此れを諸病に試るに，卒中風などが其の鬱を知りて刺すときは，忽ち蘇すること有るなり。或は半身不随，或は痿癖の類，刺法に効あり。別して急卒に発する者，多くは鬱所有るものなり。其の治術，刺法より速やかなるはなし。

彼の紅毛流の尺沢・委中より放血を為す類と事替わりて，予が行う処委中・尺沢などより放血するは一人も無きなり。如何となれば委中・尺沢は血の大経なれば，病むも病まざるも，若きも老いたるも，女も男も，多血も少血も，陰症も陽症も刺しさえすれば何時にても，幾度も血は出るなり。予は其の鬱所を見定めて放血を為す。故に病癒えて後，再び其の所を刺せば血は一滴も出ること無し。

扨(さて)其の鬱所は前にも云う如く定まらざる者にて，譬えばここに眼病あらんに，其の患うる所は同じく疼痛忍ぶべからざる者なり。然るを眼胞（ほう)にて放血して治するもあり。或は神庭・上星・或は二行の五処，或は肩背，或は手足の指にてよきもあり。其の他の諸病も又然り。斯(かく)言えば其の術，初めの望洋として放し難きに似たれども，心を用いて求むるときは，之を知ること難きに非ず。

予が門人の鬱を刺して，積年の廃人を起しむる者あり。此等を見て察すべし。先ず大抵眩冒・頭眩等の証ある病人は，必ず鬱処ありと知るべし。

6. 『**生生堂傷寒論**』琴渓述，写年未詳(『中神琴渓全集』オリエント出版，1998，所収本)

①第 1 冊 9 頁 4~6[序]

其の他，鈹針・飲水・焼針などの術に至るまでを尽く用い，右の規則を離れて活用をして見せたる書也。

②第 1 冊 37 頁 10~38 頁 2[弁太陽病脈証并治法上]

いかんとなれば吐下・灌水・鈹針等の術は，施せば忽ち巧拙の見ゆる者故に，庸医の難ずる処也。

③第 1 冊 40 頁 6~8[弁太陽病脈証并治法上]

況んや吐下・鈹針・灌水等の術に於ては，口鼻耳目の其の用を異にすると同じことにて，代え用いること能わざるところ也。

④第 1 冊 44 頁 2~7[弁太陽病脈証并治法上]

刺法は医術の欠くべからざるもの也。扁鵲虢の太子を起こしたるをも，但是の術也。此の術を知らざるの医は，沈痾痼疾は勿論，或は小児の驚風，或は卒倒等の症に至りては，神闕・湧泉などに灸するより外の術なくして，手を束ねて死を得るのみ。刺法の闕すべからざること，桂枝湯の軽症において尚且然り。

⑤第 1 冊 71 頁 10~72 頁 4[弁太陽病脈証并治法中]

発汗後，水薬口に入るを得ずして逆を為す。若し更に汗を発すれば，必ず吐下止まず。此の症の如きは，世医皆手を束ねて死を待つ也。吾門は然らず。夫れ病として鬱あらざることなし。之を見て鈹針を施すを刺し，血を出す。此の如くすれば忽ち逆止んで，復薬を服すべき也。

⑥第 1 冊 98 頁 10~100 頁 2[弁太陽病脈証并治法下]

○太陽と少陽の併病，頭項強痛或は眩冒時に結胸の如く，心下痞鞕する者，当に大椎第一間，肺兪，肝兪を刺すべし。慎みて汗を発すべからず。汗を発すれば則ち譫語す。脈弦にして譫語止まざれば，当に期門を刺すべし。

亦曰う，太陽少陽の併病，心下鞕，頸項強ばりて眩する者，当に大椎・肺兪を刺すべし。慎みて之を下すこと勿れ，と云う。此れを以て見れば，この章の如きは刺法に非ざれば病癒えず。若し誤りて薬すれば反って譫語を発す。故に慎みて汗を発すべからず，慎みて此を下すこと勿れ，と云う。此れを以て見れば，刺すは此れを救い，薬すれば反って死ぬなり。死生の挙此に存り。故に仲景此に章に於いて，皆慎しむの字を加えて深く之を戒めるなり。刺法闕すべからざる者，此の如し。然るに今の世の医，傷寒論よみの傷寒論知らずにて，反って予が刺法を行うを訾(そし)るは何ぞや。此れ全く学んで思わざるの誤りなり。

⑦第 1 冊 100 頁 3~9[弁太陽病脈証并治法下]

○婦人中風発熱悪寒，経適(たまたま)来たりて之を得て七八日，熱除にして脈遅，身涼胸脇下満，結胸状の如く譫語する者，熱，に入ると為す。当に期門を刺すべし。其の実に随い之を瀉すと。

此の章も亦刺法を云う。其の実に随い之を瀉すの六字，なり。是れ期門の穴を必ずとせず，の辺にて鬱の実するの所に随いて之を瀉すなり。仲景の意は此の如し。広く之を言う。

⑧第1冊117頁3~6[弁太陽病脈証并治法下]

此れ其の源は大医先生の教えの罪なり。予は造次顛沛にも心を医事に用いて，毀誉栄辱(きよえいじょく)の情を棄て之を行い，径(ただち)に汗吐下・刺絡・灌水・焼等の所を得たり。

⑨第1冊136頁2~7[弁陽明病脈証并治]

○陽明病，下血譫語する者，此れ熱，血室に入ると為し，大柴胡湯之を主る。但頭汗出る者，期門を刺し其の実に随いて之を瀉す。濈然(そうぜん)として汗出れば則ち癒ゆ。

下血して頭汗出る者は，刺法に非ざれば則ち癒ゆること能わざる也。期門と云う者は大体を去るなり。其の実に随いて之を瀉すと謂う者は，其の鬱処を視て之を刺す也。期門の穴必ずとするに非ざるの謂也。

⑩第1冊156頁1~5[弁少陰病脈証并治]

○少陰病，下利便膿血する者，刺すべし。唯刺すべしと書きて穴を言わざるは，真に刺法を知る者の言なり。凡そ病の鬱処一身の中，何れの処に有ると云うこと定め難し。医たる者，其の鬱を見て之を刺すべし。一処鬱を達すれば百骸皆利の言，信にして徴有り。

7.『**生生堂塾経**』中神琴渓著，淡島柏木刊，山本政書折本，1806 年刊(『中神琴渓全集』オリエント出版，1998，所収本)

本書は生々堂の塾生が毎朝読誦していた経文を，普及の目的で刊本としたもので，14 箇所に刺絡関連記述がみられる。

8.『**生々堂先生腹診口訣**』中神琴渓口訣，筆録者・成立年不詳(『中神琴渓全集』オリエント出版，1998，所収本)

①第3冊167頁8~9

唇腫るる者，痧也，脈証合わざる者，又痧也。鬱する所を見て血を放つべし。

②第3冊168頁6~8

或は少腹の傍，股の付根の辺に鬱有りて麻することも有り。宜しく血を放つべし。或は心下痞するは脚気の兆しと知るべし。

③第3冊173頁1~2，2~3

小児の丹毒丹疹の類，其の変速かなり。早く左右の腕の内絡を刺して回生することあり。急驚反張の類，肩背は気を付くべし。鈹針にて奇功有ることあり。

④第3冊178頁6~184頁6[卒倒者効有鈹針]

本項には『生生堂医譚』の「鈹針」部と同文が一部省略されて記されている。

9. 『**生生堂方鑑**』著者・成立年不詳(『中神琴渓全集』オリエント出版, 1998, 第 3 冊所収)

以下に示す病門に「鈹針」の指示がある。

瘰癧・中風・小便・頭痛・眼目・頑癬・小児(小児丹毒・小児頭瘡)・咽喉・失血(衂血)・雑病(白禿・鵞掌風・肩背痛・犬毒)以上, 計 10 病門・14 疾患。

おわりに

以上のごとく重複する条文もあるが, 大量の刺絡関連記載を見い出すことができた。

これより琴渓は湯液医家でありながら, 刺絡にも精通していたことが知られる。琴渓は西洋流の瀉血を否定し, 我国における刺絡の端緒を開いたのは郭右陶の『痧脹玉衡』に尽きるという。治験例の記述法もそれに近似しているものが多い。しかし一方, 条文には「右陶は…脈症対せぬを以て痧病とすれども…吾門は先ず血色を見て定む。青筋には却て毒血は少なし…薄く青みの見ゆるが痧なり」と記し, 痧病の診断法や刺絡すべき血管(痧・痧筋・青筋)の選択法など, 琴渓は右陶と異なる見解を有し, その術や理論には独自のものが認められた。

因みに「細絡」という言葉は『生々堂医譚』(1795)にある「吾門ハ先ツ血色ヲ見テ其レト定メ次ニ委中尺沢ノ細絡ヲ見テ定ムルナリ」(20 丁表 3~4)の記述が初出と考えられる。丸山昌朗は石坂宗哲の『広狭針具集』(1819)にあるというが見い出せなかった。

東朔との相違点に関しては, 東朔が万病に刺絡を用いたのに対して, 琴渓は痧病・癩風・頑癬・鶴膝風・瘡・脱疽など限定した疾患に行っている。刺絡部位は両者ともに委中と尺沢を頻用しているが, 東朔は肩背部を重視し吸角を常用する一方, 琴渓は口吻部位を頻用し, 吸角の使用は膏肓の刺絡のみであった。また両者とも刺絡と薬物を併用するが, 東朔は難病に対して薬を併用する一方, 琴渓は難病に対して刺絡を併用するという相反した用い方をしていることが明らかになった。以上の相違点に対して, 東朔は琴渓の刺絡に異議を唱えたものと考えられる。

第6章

三輪東朔と工藤訓正の刺絡

1. 三輪東朔の刺絡

はじめに

三輪東朔は日中伝統医学の悠久なる歴史において，唯一刺絡を専門とした医家である。そして東朔の没後，約100年の時を経て工藤訓正が現れる。両氏の刺絡は理論と治療法が極めて似ており，現代においてもその利用価値は頗る高い。東朔は江戸期にありながら，すでに現代の解剖・生理の知識を認識していたかのような理論を打ち立てた，類まれなる臨床眼を有した医家である。もし両氏の刺絡が普及すれば必ずや多くの疾病の発症を減ずることができよう。また大半の疾病治療に際しても，刺絡と薬物を併用すれば治療成績が上がることは明白であろう。

そこで工藤の刺絡については別の機会に譲るとして，ここでは東朔の刺絡について紹介しよう。東朔に関する著述には，三輪愿(東朔)著『大和医語』(1811)，弟子の伊藤大助によって著された『刺絡聞見録』(1817)，三輪東朔著『三輪氏家蔵方妙薬集』(伊藤大助1817年写，以後『妙薬集』と略記する)の3書があり，これらを抜粋しながら述べていく。

東朔の経歴

名は東朔，字は望卿(？)あるいは望郷(？)，号は学古または浅草庵(？)，大神匡明・三輪弾・三輪愿・三輪試(東朔の嫡男，能明か，佐藤方定か？)・三輪東貞(能明か方定か？)などと称した。延享4年(1747)に山城(京都)で生まれ，没年は未詳(1819以降，73歳以上)。三輪明神の末裔にして，父は上田佐渡(高宮主水の一族)，東朔はその嫡男で，子には嫡男の大神能明がある。はじめは銚子にて業をなし，1800年頃(東朔54歳前後)に江戸の浅草北馬道に移り開業する。刺絡の術には30歳頃より専心し，はじめは荻野元凱に学び後，天橋将監の難病を療したことで東朔流刺絡術を開眼したという。東朔は和方を信奉し自身の流派を「好古大和流」と称し一門をなしていた。東朔は73歳(1819)で没したか，生存していたとしても一線を退いたか，その後10年を経ずして三輪一門は断絶したものと考えられる。

江戸期における刺絡の背景

江戸期における刺絡に対する背景は，いかなるものであったのか。医者や患者はどう思っていたのか。それに関しては『大和医語』のはじめに，まず「発語惑解」と題する序文がある。これは「はじめに(刺絡に対する)疑惑を解く」の意味であり，当時は刺絡に対してかなり誹謗中傷が強かったことが知られる。自分の行う刺絡は一般の刺絡とは異なり極めて優れた治療法であることを滔々と述べている。『刺絡聞見録』の伊藤大助序には「…若亦，事(刺絡)ヲ解スベキ病家アラバ，此書ヲ読シメトキキカサシメバ血ヲ見ルトモ忌嫌ベキコトナク恐怖ノ心モ生ゼザラシメン…」とあり，刺絡が嫌われた第一の要因は血を採られることへの恐怖であることがわかる。大助は医者だけでなく患者に対しても東朔の刺絡がいかに効果のある治療法であるかを知らしめるために本書を著したとある。

『刺絡聞見録』の大田錦城序文では，東朔を刺絡専門医家として高く評価しているものの，「汗吐下ハ皆是瀉也，刺絡ハ則チ瀉術ノ最モ明顕ナル者也」(原漢文)と述べ，江戸中期以降，古方派の勢力が強く瀉術が横行していることを強烈に憂いている。『内経』における瀉血は補瀉以前に行うべき療法であると位置付けてあるが，やはり一般には圧倒的に瀉法との見解が強いようである。錦城は大儒で医学にも精通し，考証学派として江戸医学館の礎を築いた人物である。刺絡に対しては必ずしも好意的ではないが，本序文が付されたおかげで『刺絡聞見録』はかろうじて現代に伝わり得たものと考えられる。恐らく東朔自身もその辺を見越して，錦城には理解されなくとも世間に普及することを優先したのであろう。

東朔と和方

『大和医語』の開巻首冒頭には「学古」の印影模刻がある。また本文中でも「吾国神代ヨリ伝リタル医療ノ方有，中古イカガシテ棄レリ，当今漢土ノ医流ノミ代ニ盛ニ行レテ神流ハ絶タリ，我三輪明神ノ遠裔ニシテ漢土ノ行ヲ致シ居ルハ先祖ヘ対シテ不幸トヤ云ハン，如何ニモシテ神流ヲ再ヒ興サント心ヲ砕ニ…」など，書名や号をみてもかなり和方を信奉し漢方薬一辺倒による治療の現状を強く批判している。

和方家として知られる佐藤方定はその著『奇魂』(1831)の中で，東朔の医術を高く評価し，また東朔から刺絡を学んだ旨を記している。

刺絡専門医家としての三輪東朔

藤浪剛一編『医家先哲肖像画集』に収録される東朔の肖像画賛には「万病瀉血中興」と記されている。すなわちすべての疾患に刺絡を用い，中興とあるから久しく途絶えていた治療法であることがわかる。

『刺絡聞見録』の錦城序文に「越前の縣道策，近江の中神右内の輩は皆此術(刺絡)に長ず，然りと雖も此れに専らなる者に非る也，其れ此の術を専らにして屡神効を奏する者は三輪東朔に若くは莫し」(原漢文)とあり，刺絡を専門としていたことや東朔の刺絡に比肩し得る者はいないと絶賛している。

白土雙儀編『江戸近世医家人名録』初編(1819 序刊)には東朔の項に「絡」とあり，同者編『近世医家人名録』(1820 校正)には「瀉血」とある。これより内科や外科ではなく(刺)絡科あるいは瀉血科と称されていたことがわかる。

刺絡の普及は慎重に

『刺絡聞見録』に「凡ソ事ヲナサントスルニ，先ズ其ノスル所ノ大体ヲ詳審ニ知ラザレバ，識定マラズ，識定マラザレバ其ノスル所ノ術拙シ，術拙ケレバ人信ゼズ，人信ゼザレバ其術ヲ天下ニ弘メ広ク其説ヲ施シ，コレヲナサシムルコトアタワズ」とある。まず，刺絡を普及するためには，刺絡の理論や効果や予後や患者への説明などそのすべてを熟知していなければならない。刺絡の手技自体は一見簡単で誰にでもできるところが良さであり，悪さである。患者との信頼関係がないままに行えば様々なトラブルが発生する可能性は高い。

現在，針灸学校で刺絡の教育をしているところはほとんどみられないため，個々の針灸師がどのような刺絡をしているのかは把握できない。安易に行えば普及どころかかえって規制が厳しくなる恐れがある。一見簡単にみえる手技も患者に自信を持ってできるようになるにはかなりの経験を要する。あくまでも地味に地道に普及していくことが肝要である。

東朔と荻野元凱

『刺絡聞見録』や他の資料によれば，東朔は刺絡をはじめ荻野元凱から習ったとある。しかし『刺絡聞見録』と『大和医語』に元凱の刺絡の様子については一切触れられていない。また『奇魂』に「荻野氏は，紅毛の説と，内経の法とを以て撰ばれて文は高く聞こゆれども，術は拙かりけん」とあることから，あまり得るものはなかったのかも知れない。ただ，元凱の著『刺絡編』(1771)には吸角法や縛緊法が詳説されている。東朔はこの両方に詳しいので，もしかすると元凱から学んだのかも知れない。ただ，何といっても元凱の最大の功績は「刺絡」という名称を一般に普及し，正式な医学用語として定着させたことにある。その意味では元凱の存在は極めて大きい。

東朔と中神琴渓

東朔とほぼ同世代に活躍した著名な医家に中神琴渓がある。『大和医語』に「中神生々堂著述ノ書ハ実事妙意ヲ顕タル書也，当今ノ医，心ヲ留メテ熟読スベシ，彼書ノ真意ヲ知レバ一切諸芸共ニ大ニ益アルコトナリ，…家流ハ口授面命ヲ実学トシテ文学ヲ好マズ，…中神生々堂ハ…刺絡ノ術二ハ少シク足ラザル所有，若シ彼人ノ医工ニ刺絡ノ術，徹底スル者ナラバ真ニ古今稀ナル名医ノ部タラン，惜ムベシ我イマダ其ノ人ニ一度モ面見セザルヲ遺憾トスル也…刺絡ノ術治ノミ見識ハ中神氏ノ皮肉二分入リ施術ハ予(東朔)ヲ学ビテ一切ノ死物ヲ活物ニ用ル事コソ専ラナリ」とある。

東朔は琴渓の教えを非常に高く評価している。琴渓は「口授面命」という言葉をよく使う。これは師から治療を学ぶための方法で，常に師のそばに寄り添って師のするところ言うところを直に見て聞いて学ぶというような意味である。また琴渓は「医術難言書何以能伝(医術は言い難し書は何を以てか能く伝えん)」という書を残し，医術は決して本から得た知識では修得できないということを強調している。少々逆説になるが，治療の心得があるからこそ本の内容の良し悪しやすばらしさが理解できるのである。その意味では『刺絡聞見録』の貴さをわかるにはかなりの年月を要する。

東朔の主張

東朔は「万病唯一血」の家言を立て，「刺絡こそは天下第一義の術たり」という。また刺絡を主とし湯液を客となし，刺絡は湯液の及ばざるところを治すという。東朔の「万病唯一血」は吉益東洞の「万病唯一毒」を踏襲するものであるが，東洞の「毒」に対して東朔は「毒は循環を障害する毒血なり」と具体的に示している。また「刺絡こそは天下第一義の術たり」とは，湯液をはじめとする種々の治療法がある中で，刺絡こそが主体をなし最優先されるべきものであると解釈することができよう。

東朔と薬物治療

東朔は『刺絡聞見録』で「刺絡ニテ十ニ八九ヲ去リ其ノ一二ヲバ湯薬ヲ以テ補翼トナス」また「湯薬ヲバ主トセズ，又主トセザルト云タリトテコレヲ捨ルニハアラズ」とあり薬物の必要性も説いている。東朔の未刊の書に『妙薬集』がある。本書については『刺絡聞見録』『大和医語』の両書に奇法や妙薬については別に他日刊行するという表現で示されている。『妙薬集』にはおよそ300種に及ぶ妙法や妙薬が収録される中，大半が薬物(民間薬的な)療法によるものである。『刺絡聞見録』には100数種に及ぶ疾病に対する治験例や治療法が述べられているが，薬物との併用は僅かしかみられない。しかい実際のところはかなり薬物も併用し薬物の運用にも長けていたものと考えられる。

一方『大和医語』には「医薬ハ其ノ民ノ病敵ヲ伐ノ兵ニシテ無病ノ人ニ益ナシ，常ニ薬ヲ服スルハイラヌ者カ」また「長生キヲ求ルノ良薬アルコトヲ聞カズ，平日補薬トシテ服スルハイラヌ者カ」などと記し，安易に薬を飲むべきではないことや予防薬などというものはないということを何度も強調している。これは現代にも十分共通することであろう。江戸期には既に薬物がかなり氾濫していたことが窺われる。

東朔の病因論と刺絡理論

『刺絡聞見録』の錦城序文に「東朔の言に曰く，百病は鬱滞に生じ，鬱滞は気血の擁塞を生ず，絡を刺して瘀濁の血を祛い邪結の気を通ずれば，則ち擁塞する者は開き，鬱滞する者は散り，生気は宣達して真血流通し諸患，是に於いてか頓に瘥ゆ，是，刺絡の効也」(原漢文)。また『刺絡聞見録』の大助序文に「瘀濁ノ悪血ヲサリ渋滞ノ血ヲシテ運動活発ノ用ヲナサシムルノ術タリ」。あるいは『刺絡聞見録』の凡例に「刺絡ノ主タル所ハ一身ニ循環スルコトアタワズ留滞シテ害ヲナス毒血ヲトルノ術タリ，故ニ其要ヲカタレバ其ノ毒血ヲトルト云ノ一言ニ尽セリ，然レドモ其ノコレヲトルヤ一所ニアラズ，又其ノ毒血ハ一タレドモ其ノ病状ハ千万タリ」とある。すなわち，あらゆる病気の根本原因は血液の循環障害であると考え，刺絡はその循環障害の原因となる悪血(瘀血)を取り除くことが目的であるという。

生命を維持するための根本的な活動は言うまでもなく血液循環である以上，この考えは至って当たり前のことであり，さらに言えば血液循環の改善なくして真の治療はあり得なかろう。さらに東朔は循環障害となる悪血の所在について『刺絡聞見録』に「瘀濁スレバ必ズ凝血ス，凝血スレバ其ノ証ヲ発ス，発スル前ニハ必ズ肩背ニ凝ル，其ノ凝ルモノヲ我ハ主トス，スベテ瘀濁ノ血ハ肩背ニ凝ル者ナリ」や「実ニ肩背ニ凝結スルノ毒血ホド害ヲナスモノハナシ」と記す。

東朔の極めて鋭い臨床眼はここにある。すなわち大半の病気の根源は肩背の毒血が原因であることを長年の臨床経験から修得したのである。一般の治療は発症した症状に対してアプローチする。歴史上，行われている刺絡をみても圧倒的に患部が多い。発症した症状自体は枝葉であり，その本幹たる原因を治療しなければ，もとの黙阿弥かトカゲの尻尾切りにしか過ぎない。東朔の言に「本を治せば末は治さずとも治す」とある。これこそが治療の本質であろう。本幹を知らなければ結局は病気の発症を俟つしかなく，病気に振り回される結果となる。

東洋医学は未病医学とか予防医学といわれるが，具体的な教示がみられないなか，東朔の考えはかなり真正面から応えられているものといえよう。決していきなり癌や脳卒中や心臓病などの大病をするわけではないはずである。要は血液の循環障害を長年放置しておくうちに，やがて大病へと発展していくのであろう。よってそれを防ぐためには，日頃から(元気なうちから)肩背部の刺絡を定期的に行っておくことが必要となる。いざ発症してから

では 現代医学を以てしてもなかなか難しい疾患は少なくなく，薬漬けの日々を送ることになり，結局その副作用で苦しむことになる。患者は苦痛症状さえとれればよいと思っているので，上述のことを初診時によくよく話して定期的に行うことの重要性を伝えることが大切である。

『大和医語』に「此法(刺絡)ハ老少肥痩ヲ論ゼズ，就中(ナカンズク)老人無病ナルモ四旬以後ハ平日，此術(刺絡)ヲ行ワザレバ幸血，還ル血ノ道路ニ粘血結痼シテ清血，是ガ為メニ運行スル事能ハズ，依テ行住坐臥，心ニ随ハズ，変ジテ諸病トナリ百歳ノ命モ中路ニ絶ス，毎ニ此術(刺絡)ヲ行ヘバ，汚血ヲ除キ活血ヲ導キ影容美ク壮健ナリ」とある。この文章は極めて分かりやすく，このまま患者に話をしてあげればよい。とても現代医学的な説明であり，日頃から刺絡をしておくことの重要性を十分に伝えられることと思う。

東朔の刺絡術と吸角

東朔の刺絡が日中伝統医学における歴代の医家と絶対的に相違する点は，吸角を頻用するところにある。これまで調査してきた文献上，刺絡と吸角の併用はまったくと言っていいほど確認できなかった。湯液家でありながら最も刺絡を頻用した中神琴渓も，膏肓の刺絡の際に用いているに過ぎない。この理由について『刺絡聞見録』をふと見てみると，答えが記されていた。それは下巻の最終頁に「スベテ先哲ノスル処ハ刺ス処ヲ定メ絡血(静脈)ノ見(アラワ)ルベキモノヲ刺ス，先生ハ見ルモノハ素ヨリ論ナク見レザルモノ(毛細血管)ヲ刺シテ奇効ヲ奏シ玉ウコト挙テ数エガタシ，先生ハ実ニ此ノ道ノ極ヲ究メ毒血ノ所在ヲ詳審ニ知リテ刺シ玉ウ故ニ，癒エガタキ沈痾痼疾ヲ癒シ起死回生ノ功モ亦少カラズ」とある。要するに先哲のする刺絡は皆，目に見える静脈を的としていたため，わざわざ吸角を使用せずとも出血させられたのであり，一般にその出血量はかなり多かったものに相違ない。一方，東朔の刺絡は現代でいうところの皮膚刺絡に相当する。筆者は工藤より刺絡を習い当たり前のようにスプリング三稜針でごく浅く切り吸角をかけて少量の採血をしている。しかしながら東朔にも工藤にも刺絡の師はおらず自ら考え出したものである。当然，民間療法としては同様な方法が伝わっていたであろうが。工藤は現代医学を修めた医師であるから微小循環あるいは毛細血管に注目したことはさほど不思議ではないが，東朔の時代にそこに毒血の所在を求めたことは，正に卓見の極みとしかいえなかろう。

東朔の常用刺絡部位

『刺絡聞見録』に「実ニ人身ノ疾病ハ瘀濁ノ血ヲ去リ治スルモノ十ニ八九ナリ，其ノ八九ノ用ヲナスノ治ヲ措イテ他術ヲ主張スルコトヲ得ンヤ，又，瘀濁ノ血ヤ留滞シテ凝結スルモノ肩背及ビ脊骨ヲ挟ミテツクモノ多シ，肩井・膏肓・大椎ノ両房・七・九・十一・十四ノ椎ノ辺リヲ刺シテ血ヲトレバ其ノトコロニ凝結スルモノノミナラズ腹中ノ堅塊，血積ト称スルモノモ消散ス，実ニ其術ヲ用ウコト多年ノ中ニハ奇ノ奇ナルト驚ク者多シ」とある。

以上の記述に対して，私は次のように考えてみた。東朔は病気の原因を血液循環障害のもととなる瘀濁の悪血だとし，肩背部に凝結する悪血こそが病の根源であるとした。通常，他の治療は肩背腰の症状に対し，筋肉や骨や神経の異常と考え症状の緩和や凝りを緩めていく。それだけなら，わざわざ刺絡を使わずとも賄えることが多い。では肩背腰にわざわざ刺絡をしていく意味は何か。それは脳をはじめとする全ての臓腑や器官に必要量の酸素を送り込むことで恒常性の維持回復を計り自然治癒力を向上させるためである。大椎の両房の刺絡は脳循環障害を改善し，肩胛間部の刺絡は肺，心臓，気管支，食道などに対し，背腰部の刺絡は腹部内臓と骨盤内臓器に対していずれも血行障害を改善し正常に機能させることが可能になるものと考える。

刺絡治療は常に臓腑を念頭に置いて行う必要があり，それこそが刺絡の真骨頂に他ならない。昔は，脳卒中の際に救急療法として頸肩の刺絡で難を逃れていた経緯がある。ここで重要なことは，体表を出血させることで内部にある脳の血液循環を変えられることである。換言すれば，各臓腑や器官に対して直接アプローチする必要はなく，体表の循環障害を刺絡により改善することで内臓をよくしていけるということを証明するもといえよう。しかし，脳卒中もいざ発症したものを救う事は当然ながら難しく，常日頃から刺絡により循環障害を改善しておくことが大切なことは言うまでもない。

自ら刺絡を受けることの大切さ

『大和医語』に「夫レ医者仁術也，シカルニ人ヲ草紙ニ試ミ我ガ口ヲ糊シ妻子ヲ養ウハ天誅ヲ恐ザランヤ，是道ニ闕タルコトナリ，今，予(異翁)ガ伝エル医事ハ己ガ体ニアテ行イ試ミテ病ノ所在ヲ知ル術ナレバ，己ガ身体ニ施シテ一切ヲ知リシカル後ニ他人ヘ施ス故ニ少シモ不仁ヲナサズ，是，神国ノ正道ニシテ必ズ正直ヲ以テ根本ト致シ黎民ヘ施スベシ」とある。要約すれば「自分自身が刺絡の治療効果を体験せずに患者に行うことは，あってはならない。まず自分が受けて効果を確認してから患者に施さなければならない」となる。これは極めて大切なことである。自分自身が効果を実感することで，はじめて自信と確信を持って治療ができるのである。患者から信頼を得るためには不可欠なことである。

東朔と『内経』刺絡の相違

『内経』では，鬱滞を除くという指示が頻繁にみられる。東朔の刺絡は鬱滞そのものを除くのではなく，鬱滞の原因となる悪血を除くというものである。よって『内経』刺絡では鬱滞している血液自体を除くという考えから大量採血となる。東朔のそれは鬱滞の原因となる悪血のみを採血することから少量の採血ですむ。この相違は治療効果と安全性において極めて大きい。そもそも中国医学理論では多いもの，あるいは余っているものを減らすという考えのもとに行われている(西洋における刺絡も同様)が，実際は余っているのではなく，ある箇所に鬱滞している分，他へ送り込む分が不足することになる。血液循環はもともと借金制で賄われており，必要なところに必要なだけの血液を送り込める状態が正常な生命維持活動である。とすれば，東朔の刺絡理論は非常に現代生理学的なものであり，当時は医者も患者も血液は採ると減ってしまう程度の認識しかなかった時代に，血液循環の改善を第一と考えていたことは驚くべき臨床眼といえよう。

百事はすべて慣れると慣れざるによる

『刺絡聞見録』には繰り返し「百事はすべて慣れると慣れざるによる」という文言がみ

られる。これの意味するところは，一つは患者が血を採られる治療に慣れているかいないか。一つは医家が刺絡治療に慣れているかいないかということである。後者については，治療家として最も重要なことで，刺絡治療をする上での最低必要条件といえよう。具体的に示せば，患者への対応，治療の説明(なぜ刺絡が必要なのか，何の目的でどこに刺絡をするのか等)，治療間隔，治療後の説明(一時的に倦怠感や苦痛症状の増悪がみられること等)をしっかりと話す。技術的には三稜針の取り扱い，ポンプと吸角の使用法，血液の拭き取り方など全てに熟練し慣れていなくてはならない。以上のことがみなクリアーできて，はじめて患者の信頼を得られるようになる。もしできなければ，患者は不安を抱き治療に対して不信感を覚えることになる。こうなると何でもない事でも悪意にとられ様々なトラブルの原因となり，治療が継続できなくなったり訴えられたりする可能性が高くなる。さらに最悪のケースは刺絡禁止となることも十分に考えられる。そのようにならないためには，まず自らが刺絡を受け効果を実感し，刺絡治療を行う上での全てに熟練し慣れていなければならないのである。

東朔の考える終局的な治療目的

『刺絡聞見録』に「天下ノ蒼生(万民)ヲシテ寿域ニ遊バシメントス」とあり，意釈すれば「全ての人々を元気に天寿が全うできる身体にすること」と解せよう。これが東朔の考える刺絡の終局的な目的に他ならない。確かに何もしなくても元気で長生きをする人もいるが，本当に良い状態で長生きをする人はごくわずかであろう。50 代〜60 代で亡くなる人も少なくはない。現代では病気の発症が早まっている(低年齢化)傾向もみられる。東朔の真骨頂は，何といっても常日頃から刺絡を行っていることで真の元気な身体をつくり上げるところにある。『大和医語』では，常日頃から刺絡しておくことの重要性を強調している。もしそれが実行できれば，生まれつき身体の弱い人や，何らかの病を抱えている人でも寿域に遊ばしめることができるに違いない。一にも二にも「常日頃から」が基本である。

おわりに

著名な生理学者，真島英信はその著『生理学』に「病気は生命を維持するための恒常性を維持できなくなった状態である。生理学は生体恒常性の機序を理解することを目的とし，臨床医学は生体恒常性(自然治癒力)を前提とし出発点としているということができよう」と述べている。すなわち「治療とは，生体恒常性の維持回復と自然治癒力の向上を目的とすることが基本である」ということである。東朔の医方と医論は，この真島の要求に対してかなり満足のいくものと確信する。

以上，東朔の刺絡について述べてきたが，残念ながら私の表現力では東朔のすばらしさの十分の一も伝えることはできなかった。もし最後に掲げた刺絡の終局的な目的に示した如く，単に苦痛を和らげるのではなく，元気な身体で天寿を全うさせ，かつ楽に気持ちよく死ぬことのできる身体にすることを目的に治療をしたいと思う諸氏は，是非繰り返し『刺絡聞見録』と『大和医語』をお読みいただきたい。刺絡治療を基本に 10 年, 20 年, 30 年と臨床経験を積み上げていけば，必ずや東朔の「真のすごさ」を実感していただけるに違いない。

2. 工藤訓正の刺絡

はじめに

日中伝統医学における歴代の医家で，刺絡治療を専門としたのは工藤訓正と三輪東朔の両者のみである。そして両氏の刺絡は方と論においても極めて似ている。二人の大きな特徴は，東西の両医学に偏ることなく，独自の医論を確立していることである。それは非常にシンプルかつ明瞭で，さらに具体的であり，治療の基本とは何たるかを実に明確に示してくれている。これが後学の臨床家にとっては非常に役に立ち，現代医学においても，その利用価値は頗る高いものと考える。そこで，工藤先生の没後 20 年を記念して，工藤流刺絡と東朔の刺絡を紹介しながら少なからず私見も述べることにした。

工藤先生は何故刺絡の道へ

工藤先生が刺絡の道を選んだことはとても不思議なことである。何故なら矢数道明先生に教えを受けたのだから，当然ながら湯液家になって然るべきであろう。ところが湯液はほとんど行わず，刺絡一筋に生涯をかけることになったのである。先生が刺絡に興味をもつようになった大きな理由の一つに，軍医として南方仏印へ行かれたときに薬物も不足するなか，マラリアに感染した際の悪寒戦慄に対して井穴刺絡が極めて有効だったという経験が挙げられよう。また，湯液はほとんど用いず刺絡を専門としたことは，大塚敬節先生より「二兎を追うものは一兎を得ずだよ」といわれたことが，そうさせたのかも知れない。また，先生は時々「湯液は薬が治しているんだよね。刺絡は自分が治しているという実感があって楽しいね」とか「僕は三輪東朔の生まれ変わりじゃないかな」などと微笑みながら話されていたことも思い出す。ところで工藤，三輪の両氏には刺絡治療の師は存在せず，独自の治療理論と治療法を確立しているにもかかわらず酷似していることは本当に不思議なことであり，確かに生まれ変わりなのかもしれない。

工藤流刺絡の真髄

工藤流刺絡の真髄は，単に苦痛症状を取り除くものではなく「真の健康管理」「真の疾病予防」に貢献できる非常に優れた療法である。それは一般の治療が種々の症状緩和を目的とすることに対して，工藤流は生体を正常かつ活発に活動させることを主眼とするからである。よって，大半の疾病に対して先行して行うべき最も基本となる治療法とすることができよう。それにより「病気にならない身体」「再発しない身体」あるいは「各種疾病に対して十分に対抗できる身体」にすることが十分可能になるものと考える。

工藤流刺絡の真骨頂

工藤流刺絡の真骨頂は健康管理に極めて貢献できる療法と考える。現代においては「予防」や「早期発見」という言葉が盛んに叫ばれるが，何一つ有効で具体的な指示は聞こえてこない。一方，漢方においても養生思想を根底とはするものの，やはり全時代を通して病体を対象としているように思われる。しかし最先端の医療が最高の責任を負わされる以上，予防よりも疾病治療に重点がおかれることは当然のことである。そして確かに人はめったなことでは死ななくなり，病気や怪我から救われることも増えたのは事実である。ただ，死にはしないが中々よくならない病気が増えているのも事実であり，一旦発症した病気は根治することが難しいのも事実である。要は「早期発見」では遅く「いかにしたら病気にならないか」という真の「健康管理」が何よりも重要となる。この「健康管理」に一石を投じられるのが工藤流刺絡であると考える。なぜなら上記のごとく症状の緩和を目的とするのではなく生体を正常に活動させる，すなわち恒常性の維持回復を目的とするからである。

工藤流では「病気の根本となる原因は血液の循環障害であり，循環障害は末端と関節でおこりやすく，関節では頸，末端では手足の指先が重要である」と治療部位を明言する。また，「血行障害は決して大血管ではなく抹消血管からはじまる」という。刺絡はこの末梢血管の循環障害を改善できる非常に安全かつ著効のある療法である。薬物や毫針などの他の療法では末梢血管の改善は難しいものと考えられる。また，どんなに食事や運動や睡眠などに気をつけても，ある年齢(個人差はあるが 30 歳ころ)より，だんだん自力では当部位の血行障害を改善することはできなくなる。すなわち「老化」とは具体的にいえば，末梢循環障害が進行した状態とすることができよう。そして末梢の循環障害を放置しておくことで徐々に身体の機能は低下し，やがて病気へと発展していくものと考える。よって「健康管理」や「予防」を一言であらわせば「常に末梢の循環障害を改善しておくこと」とすることができよう。

工藤流刺絡における病因とは

血液が汚れる原因は，主に冷えや凝りや老化などにより血流速度が低下することによるものと考えられる。現代医学ではコレステロールや高脂血症や動脈硬化などを循環障害の原因としているようであるが，それは逆であり循環障害というものが先にあり，そのためにコレステロール値などが上がってくると考えた方が妥当ではないかと思う。また，血流は川の流れと一緒で本流の流れの強いところ(大動脈，動脈)や川幅の広いとこ(大静脈，静脈)では滞ることはなく，支流(毛細血管)こそが最大の難所であり，そこを改善することではじめて全身の循環を良好にできるものと考えられる。これより病の根源は「毛細血管に生じた瘀血」とすることができよう。そして臓器の中でも体表に存在する皮膚は末端に属し最も寒冷の影響を受けることから一番循環障害を起こしやすい臓器といえよう。よって刺絡により皮膚表層に存在する毛細血管に生じた瘀血を排除することで，全身の血液循環が良好となり生体を正常に機能させることが可能になるものと考えられる。

刺絡は皮膚表層に停滞した瘀血に対して直接アプローチができる，まことに合理的な療法といえよう。また病気は身体の体表よりはじまり，悪化するに従い徐々に深部(内臓)を侵していくものと考えられる。よって日頃から刺絡により体表の血行障害を改善しておくことが，最も堅実かつ確実な予防法とすることができよう。

工藤流刺絡の目的と効果

大半の疾病における主因は血液循環障害とすることができよう。循環障害は血管の性質上，決して動脈からはじまるものではなく末梢の最も細い毛細血管からおこる。よって刺絡の目的は，皮膚および末端部位における末梢の血行障害を改善し，全身の血液循環を良好にすることにある。それにより次の効果をもたらす。

①心臓の負担が軽減される。

②血圧および血液配分の異常が調整される。

③体温調節の失調状態が調整される。

④呼吸が正常に行われる。

以上の効果により，体は正常かつ活発に運営され各種の疾病に対する治癒的な機能が高まることとなる(工藤訓正著『図説刺絡治療』44 頁)。

工藤流刺絡は虚証こそ不可欠な治療法

一般に刺絡は実証の人，あるいは実している部位に行うべき療法であり瀉法との認識が強い。しかし工藤流はまったく逆であり，実証はもとより虚証の人こそ欠くべからざる治療法といえよう。冷えや凝りなど種々の原因によって生じた瘀血は末梢血管に偏在し血液の循環障害がはじまる。虚証は実証に比べて，この瘀血がより大きな障害となる。極論すれば実証は力があり瘀血があっても循環可能であるが，虚証は力がなく循環不可能となる。ただそこが実証の落とし穴でもあり，自覚症が少ないために大病へとつながる危険性が高くなるものと考えられる。

よって，虚証であろうが実証であろうが循環を障害する瘀血を日頃から刺絡により排除することで心臓の負担を常に軽くしておくことが，非常に大事なことであると考える。治療間隔は虚実ともに 2~3 週間に 1 度のペースで継続してやることが大切である。また治療のドーゼはあくまでも軽め軽めが鉄則である。

工藤流刺絡に補瀉の概念は不要

刺絡は中国伝統医学の原典『素問』において補瀉以前に行うべき療法と位置づけている。この観点からすると中国において『内経』以降唯一の瀉血専門書『痧腫玉衡』は刺絡後に薬を服用して治すという，これこそが『内経』流とすることができよう。しかし一般には刺絡イコール瀉法との認識が強いようである。『刺絡聞見録』に序をよせた大田錦城でさえ，刺絡は瀉法の最たるものと述べている。また針灸師のなかにも瀉法と認識している人が少なくないようである。確かに，歴代の種々の文献をみる限りでは瀉法ととられても致し方ない面もあろう。それは目に見える太い静脈(青筋)を対象とし，比較的大量の採血が行われていたことから実証タイプの人とか，実っしているところから採るなど限定されたものになってしまうからである。しかし工藤流はまったくそれとは相違して皮膚表層に分布する毛細血管を対象とする。血行障害は明らかに太い血管からではなく，皮膚のごく表層にある細い血管からはじまるに違いない。工藤先生曰く「太い血管は勢いがあるのでほっといてかまいません。ごく浅く切ることが大切です」と。すなわち工藤流刺絡の目的は，末梢の血行障害の改善により全身の循環を良好にすることで恒常性を回復維持し自然治癒力を高めることにある。この目的を達成するためには大量の採血は必要とせず，瀉的な要素は一切存在しないことから虚実を考慮する必要もない。これに関しては『大和医語』にも「東朔流刺絡は一般刺絡と異なり老若肥痩を選ばず誰にでも施せる療法」とある。

そもそも，補瀉の概念は中国伝統医学における「虚すれば補い，実すれば瀉す」という絶対的治療原則に他ならないため，いやおうなしに補瀉に大別して治療を行うことになってしまうのであろう。しかし治療において最も重要なことは，言うまでもなく治療効果をあげることである。理論は効果をあげるために利用するものであり束縛されてはならない。工藤先生曰く「東西医学の融合を目標にする。医の道は一つと考えて，いずれにも偏しないことが大切である」と。

優れた臨床家になるための条件

工藤先生には多くのことを教わった。手技は勿論，治療の基本や考え方，治療家としての心構え，患者さんへの心くばりなど。その存在は亡くなって 20 年が過ぎた今でも燦然と輝き続けている。そんな先生からの教えの中で最も心に残っているのは「自分がしてもらいたい治療を人にしてあげなさい」という言葉である。これは「臨床家自身も治療を受けることが何にも増して大切である」ということでしょう。すなわち，自らが治療を受け効果を実感することで，はじめて自信と確信をもって治療や話ができるようになるのである。東朔も『刺絡聞見録』で「刺絡の術の奇なるや妙なるや言語に述べがたく，これを受けて知り，これをなして知るにあらざれば其の事語りたりとて人信ぜず」と述べ，また『大和医語』に「今，余が(異人が東朔に)伝える医事(刺絡の術)は，己が身体に施して一切を知り，しかる後に他人へ施す故に少しも不仁をなさず」と記している。

優れた臨床家になるための第 1 条件は良き師と出会えること。そして第 2 は信頼のおける良きパートナーをもち互いに治療しあい切磋琢磨すること。この二つに尽きるであろう。

工藤流と東朔の共通点

1)両者ともに刺絡中興の祖

両者ともに刺絡の師はなく，自らが創始者となり確固とした独自の医論と医方を確立した。工藤先生の師は矢数道明先生でありながら何故，湯液家の道には進まず刺絡を専門とするようになったのか。また何か手本とするものがあったのか，いずれも不明である。

一方，東朔については色々と調査をしたが，やはり師は見当たらない。『刺絡聞見録』には，はじめ荻野元凱に学び，のちに異人と出会いその難病を療したことで東朔流刺絡を開眼できたことから異人を師とするとある。しかし『刺絡聞見録』中に元凱の教えはみられない。また異人は「我が身の死生は東朔に預ける」といい実験台になったに過ぎない。藤浪剛一の『医家先哲肖像集』に収録される東朔の肖像画賛には「万病瀉血中興の祖」と記されている。また白土双儀の『近世医家人名録』(1820 刊)には「家に瀉血伝法有り。和漢紅毛の諸家の法に拠らず自ら一家を為す。諸病衆医の難ずるところ必ず善く之を治すと言う。亦，奇術也」とある。これより東朔の刺絡は中国流でも和蘭流でもなく，自らが創意工夫を重ねて確立したものであることがわかる。また東朔が一門を成していたことも知られる。

2)両者とも一門を成す

東朔が一門を成していたことは先述したが，その著『大和医語』には「我が家流を好古大和流と称す」とある。一方，工藤流では大貫進先生が昭和 52 年に刺絡研究会を発足して以来，工藤先生が平成元年に亡くなられた後も現在まで綿々と継続している。これは驚くべきことである。因みに東朔の一門は東朔が隠棲後(あるいは没後), 10 年を待たずして消滅したものと考えられる。

3)両者の医論と医方

工藤先生曰く「刺絡はあらゆる治療の基本となるものであり，まず刺絡をしてから針灸なり薬を与えるべきである」という。一方,東朔曰く「刺絡こそは天下第一義の術たり」また「刺絡にて病の八，九割を治し残りを薬で治せ」という。要するに両者とも刺絡は疾病に対して，まずはじめに行うべき治療法であることを主張しているのである。また，工藤先生曰く「病気の主となる原因は血液の循環障害であり，その障害は末端と関節からはじまる。末端では手足の指先，関節では頸が重要である。よって治療あるいは予防において手足の井穴と頸肩の刺絡が基本となる」と。

一方，東朔曰く「刺絡の主たる所は一身に循環することあたわず留滞して害をなす毒血をとるの術たり。故に其の要をかたれば其の毒血をとると云うの一言に尽せり」。また曰く「瘀濁すれば必ず凝結す。凝結すれば其の証を発す。発する前には必ず肩背に凝る。其の凝るものを我は主とす。すべて瘀濁の血は肩背に凝る者なり」と。すなわち両者ともに病気の根本原因は血液の循環障害であり，頸から肩背部における部位の瘀血が病の根源であると見極めた。これこそが両者の真骨頂であり，特に予防においてはこれを知らずしてなしえないであろう。はたして歴代の医家に病気の根源をきちっと具体的に言ったものはいるのだろうか。

刺絡と吸角

上記以外に工藤流と東朔の共通点として見逃せないのは，両氏ともに吸角を常用することである。日中伝統医学において『素問』『霊枢』をはじめとする歴代の医書に瀉血の条文は散見するものの，吸角についてはほとんど使用が認められない。一方，西洋医学の瀉血療法を紹介した杉田梅里の『済生三方』(1849)には，吸角が毛細血管から採血するための器具であると，その目的を明記している。また東西の瀉血療法を紹介した荻野元凱の『刺絡編』(1771)にも西洋式の刺絡とともに「角法」が詳説されている。富士川游の『日本医学史』においても角法は西洋瀉血の普及により一般的になったものであろうとある。

ところで吸角の使用の有無は何を意味するかといえば，刺絡が対象とする血管の相違にある。東洋における刺絡に吸角の使用がみられないことは，かなり太目の静脈を対象としたものと考えられる。これは歴代の医書で頻用される刺絡部位が尺沢と委中であることからもうなずけよう。一般には吸角を使用すると大量に採血するイメージがあり否定的な意見も聞かれるが，それは逆であり安全に効果をあげるための必需品なのである。

工藤流と東朔の相違点

両者の大きな相違は，工藤流が末端の循環障害を重視して井穴刺絡を常用するのに対して，東朔は一切井穴の刺絡を行っていない。これは工藤先生が現代医学の知識を有していたことに由来するものであろう。そもそも先生が刺絡に興味を持つきっかけとなったのは，マラリアに罹患した際の激しい悪寒戦慄に対して井穴刺絡が著効したことにある。身体でまずはじめに循環障害を起こす部位は心臓から最も離れた手足の指先と頭であるというのが工藤流の一番基本的な考え方である。

一方，東朔は歴代の医家と同様に尺沢と委中の刺絡を少なからず用いているが，工藤流では尺沢・委中の刺絡は一切行わない。この両者の相違を考えてみると，東朔の時代には重篤な疾病に対しても刺絡を行っている。そのためにはリスクを冒してでも委中，尺沢からの大量採血が必要であったのかもしれない。またそれなりの効果もあったのかもしれない。しかし現在では刺絡治療において絶対にリスクを負うことは許されない。安全であることが大前提であり，工藤流の最大の利点もそこにある。

刺絡と灸頭針

工藤流の特徴として忘れてはならないことは，刺絡の後に灸頭針をすることである。これが実に絶妙な組み合わせであり，刺絡だけで終わるのと灸頭針をやるのでは体感的にも効果的にも天と地ほど異なる。刺絡後に凝りを調べてみると，かなり緩和されているが，その後に灸頭針をやると身体が非常に温まり，さらに凝りがとれていることを実感する。これは瘀血を除いた後に温めることで血管が拡張し，新鮮な血液がより一層流れ込みやすくなり循環がさらに促進されるためであろう。

工藤先生が何故，刺絡後に灸頭針をやるようになったのかは，生前に聞きくことを忘れたため残念ながら不明である。ただ先生曰く「刺絡は粗削りな治療法であるから，それだけでやめては駄目ですよ。刺絡後に針灸をするとか，按摩をするとかね」と。また常々「病気の原因は冷えです」と。これらのことを考えると，当に刺絡と灸頭針はベストマッチといえよう。

刺絡と薬物の併用

工藤先生は，ほとんど薬物を使わずに刺絡一本で治療を行っていた。また薬は薬の専門家に任すべきとのスタンスをとっていた。一方，東朔も『刺絡聞見録』をみるかぎりでは，ほとんど薬を用いていない。だが『刺絡聞見録』には「すべて疾病瀉血にて十の八，九を去る。故に(薬を)主とせず客となす。客と云たりとて客を排するにはあらず」とあり，薬の必要性も述べている。また近年発見された『大和医語』や『妙薬集』により，かなり薬も使用していたことが窺われる。

適応症について

一般に刺絡の適応症ということでは，疾病を選択し体質や治療部位における虚実を選別して，ごく限られた疾患や症状にだけ用いられる。しかし『素問』では刺絡が他の療法に先行して行うべき治療法であると位置づけ，『済生三方』では「人の生は血にあり」とし血液の問題を第一に掲げている。私的には「刺絡診断学」と称して刺絡の適応を選別するよりは，やはりあらゆる治療の基本になるものとして行うべき療法と考えたい。そして工藤流は『大和医語』に記されるごとく「老若肥痩を撰ばず」誰にでも行える安全な治療法である。

ただ残念ながら唯一できない人は「刺絡を嫌がる人」である。

おわりに

『刺絡聞見録』に「老子曰く，信言，美ならずと。故に余(東朔)は華をすて実を主とし，その言を巧みにせずして述ぶ」との言葉に勇気をもらい，20 数年にわたり思い描いていたことを記させていただいた。工藤先生はまぎれもなく名実ともに昭和の三輪東朔である。私も平成の東朔を目指し，いや，もっと欲をいえば平成の工藤訓正になりたいと夙に思う。そしていつの日にか両異人に肩を並べたい。

3. 刺絡と瀉血の相違と現代刺絡療法

現在行われている刺絡学会が推奨する刺絡と，歴史上行われていた刺絡(瀉血)とは大きく異なる。その相違点をあげれば，伝統医学における刺絡は東洋西洋にかかわらず，目に見える比較的太い静脈をターゲットとし大量採血により効果をあげようとするものである。具体的には尺沢（肘静脈）と委中（膝窩静脈）からの刺絡(瀉血)が圧倒的に多い。一方，学会が推奨する刺絡は皮膚の微小循環（毛細血管）をターゲットとし少量の採血で著効をあげるものである。では，現在行われている刺絡の源流は何かといえば，まぎれもなく昭和期に刺絡を再興した丸山昌朗と工藤訓正の両医師に他ならない。両氏は東西の医学を融合したうえで，確固とした方と論を構築し，極めて安全かつ著効のある現代刺絡療法を確立したものといえよう。学会主催の講習会においても工藤の術を模範としている。

ところで，上記でも刺絡と瀉血を混在して用いているが，「刺絡」と「瀉血」の違いについては度々問われるところである。そこで両者の相違について考察を加え明らかにすることにした。

現在では刺絡といえば中国伝統医学の治療理論のもと，刺絡部位を選択して，わずかな出血量で治療効果を出すもの。一方，瀉血は西洋医学で行われる比較的太い静脈から大量に採血して効果を出すもの。おおむね以上のような認識が浸透しているものと考えられる。

さて，著者はこれまでに日中伝統医学における(一部西洋の)刺絡の歴史について調査し，日本医史学会と日本東洋医学会に報告してきた。中国では『内経』以降，明代まで，日本は主に江戸期の主要文献を調査した。その結果を総括すると「日中伝統医学の歴史において刺絡は極めて稀な治療法であり薬物治療では効果のないもの，あるいは薬物治療の補助としてごく限られた疾患にのみ行われ，刺絡部位は患部が圧倒的に多く，次いで委中・尺沢の頻度が高く，経絡や補瀉などの中国伝統医学理論はみられず，採血量はかなり多い」などのことが判明した。

ところで「刺絡」という名称は日本独自の呼称であり，荻野元凱の『刺絡編』（1771 刊）以降，一般的に用いられるようになる。しかし本書以降の文献を見る限り「刺絡」は特別東洋のものを指しているわけではない。たとえば西洋の瀉血療法を記す杉田梅里著『済生三方』(1849 刊)や，漢蘭折衷医家の三谷僕が東西両医学における解剖学の統合を図った著『解体発蒙』(1813 刊)でも「刺絡」の語を用いている。以上のことから，歴史上は東西の刺絡とも委中・尺沢を頻用し採血量はかなり多く，また「刺絡」という名称は特に東洋に限ったものではないとすることができる。

それでは現在の認識はいつごろどこから始まったものか。筆者は丸山昌朗・工藤訓正共著『新版刺絡療法』(1976 刊，績文堂)に「…瀉血療法は,古代より現在まで行われ来たった治療法の一つであるが…一般瀉血と刺絡療法の最大相違点は施術部位と放血量の問題である…現今の瀉血では採血部位を考慮することなく，最も採取しやすい肘窩の静脈から放血するが，刺絡療法は疾病の種類その他の条件によって採血部位を選定するものである…内経刺絡は疾病と関連があると思われる部位に鬱血があればまずそこから極めて少量(数滴ないし 20cc 程度)の血を採る療法である」と記されている文言ではないかと考えている。

丸山，工藤は医師でありながら東洋医学にも精通し「瀉血」という言葉はいかにも大量採血を連想させるため，あえて「瀉血」と「刺絡」を区別し特に中国伝統医学古典に詳しい丸山が古典との融合を図り現在の認識が定着したものと考えられる。そしてはじめに記したごとく「刺絡は中国伝統医学の理論にのっとり少量の採血で効果をあげるもの。瀉血は西洋医学で行われている大量採血で効果をあげるもの」という新たな定義をつくりあげ，それが定説となったのであろう。また工藤の刺絡術の最大の利点は毫針や灸や按摩よりも安全な点にある。

これより両氏の再興した刺絡を「現代刺絡療法」と称したい。それは現代医学の解剖生理を基本とし東西の伝統医学の長所を融合させ，針灸師の知識と技能で十分安全に効果をあげられる治療法，とすることができよう。あえて言えば，針灸・マッサージのしっかりした技術がなければ正しい刺絡はできない。当然ながら，その教育は極めて重要になることは言うまでもなく，日本刺絡学会では定期的に刺絡講習会を開催している。

東朔は『刺絡聞見録』『大和医語』の中で執筆理由と目的を「湯液医家の刺絡に対する誤った既成概念を払拭し，自己の刺絡は一般刺絡と異なり医療においては絶対不可欠な極めて優れた治療であることを世に広めるため」としており，当時も刺絡に対して激しい誹謗中傷がなされていたことがわかる。丸山・工藤により再興された「現代刺絡療法」は極めて安全かつ有効な療法ではあるが，その普及には最善の注意をはらい慎重かつ地味に敵をつくらないようにすることが重要である。工藤から直伝を受け東朔にふれた私としては，単に刺絡自体ではなく両氏の刺絡に対する思いと考えを世に広めたいと夙に思う。ただ症状の緩和を目的とするのであれば真の刺絡の醍醐味を味わうことはできない。

第7章

刺絡講義録

はじめに

時の流れは実に早いもので，工藤訓正先生から刺絡治療を教わりその方と論と人間そのものにぞっこん惚れ込み臨床を続けること早，30 年が過ぎました。その教えは今も全く薄れることなく，一層その言葉の真意が実感できるようになりました。例えば「治療は単なる痛み止めであってはならない」。これは，ただ苦痛症状の緩和を図っているたけでは病気を減らすことも病気自体をよくすることもできないということです。また「治療は少なめ少なめがよい。腹は 8 分目，治療は 6 分目でよい」など，正にその通りなのです。

ところで，小生は小曽戸洋先生のご配慮により平成 8 年より数箇所の針灸学校等で講義をする機会を与えていただきました。また刺絡学会や学会の主催する講習会でも話をしてきました。そこで臨床 30 年を機に，これまで話してきたことや今現在思う刺絡観などを「刺絡講義録」と題して文章にまとめてみることにしました。

1. 刺絡の歴史の概要

それでは初めに刺絡の歴史についてお話します。日本の医学の歴史は中国医学の歴史と言ってもいいかと思います。中国伝統医学の歴史は約 3000 年，日本はその半分の約 1500 年の歴史があります。5 世紀ころより中国医学を導入して以来，19 世紀半ばまでは中国医学を模範としてきました。一方，1543 年に南蛮医学が，1609 年には和蘭医学が伝来し 1800 年ころより徐々に西洋医学が勢力を増し，明治維新以降は西洋医学しか正式な医学として認められなくなります。以上が最も大まかな歴史の流れです。

さて，中国では後漢(0～200 年)の時代に中国医学の基礎となる，いわゆる漢方の三大古典がすでに成立していたと考えられています。その三大古典とは『神農本草経』(薬物学の書)と『黄帝内経』と『傷寒論』(薬物治療の書)の 3 書です。このうち針灸に関係するのは『黄帝内経』で現在に伝わるテキストとしては『素問』と『霊枢』に相当すると考えられています。『素問』は中国医学の原典ともいうべき医学総合理論の書で，治療法としては瀉血が多く用いられています。『霊枢』は古くは『針経』と呼ばれ針治療の教科書ともいうべき書で，治療法としては微針による運用が主体となっています。

それでは三大古典成立後，綿々と瀉血や針が盛んに行われて来たかというと，それはないわけです。中国医学の歴史はあくまでも薬物治療の歴史といえるでしょう。それは，薬物学や薬物治療に関する膨大な資料(古典籍)が存在するのに比べて針灸関連書の数は極わずかといわざるを得ないからです。日本ではじめて著された医書に丹波康頼(たんばのやすより)の『医心方』30 巻(984 刊)がありますが，このうちの巻 2 に針灸篇が収められています。すなわち針灸に関しては 30 巻のうちわずか 1 巻のみということです(ただ，その内容はきわめて貴重なものである)。

ところで，薬物治療が主体となった一つの理由として，周(前 1100～前 770 年)の時代の役人の制度を記した『周礼(しゅらい)』という書があります。そこには医事に関する記載もあり，医者は国家公務員であり当時すでに食医・疾医・瘍医・獣医という専門の科が設けられていたことが記されています。ここで大事なことは食医→疾医→瘍医→獣医という順番は医者のランクをあらわすものだということです。食医は中国医学の根本である養生思想を反映したものであり，獣医は対象が動物なので，この2科は除外するとして残る疾医と瘍医が重要です。疾医は現代でいうところの内科に，瘍医は外科に相当します。この両者の格差が非常に大きかったものと考えられます。よって内科に相当する薬物治療は重視され発展を遂げる中，外科に相当する瀉血や針治療はあまり発展しなかったものと考えられます。また唐代に著された王燾の『外台秘要方』(752刊)には灸は安全であるが針は非常に危険であるとの記述があり，ますます衰退していったものと考えられます。

もうひとつの理由としては，もともと医療を受けられるのは王様をはじめとする特権階級の人々であり，それらに対してメスで瀉血をするとか，針を刺すとかということはなかなか難しいことだと思います。さらには現代に置き換えても，やはり疾病治療においては薬物治療が不可欠なものであることはいうまでもありません。その点では中国医学は極めて早い段階で，薬物治療が発達していた優秀な国であったといえます。

一方，西洋では薬物治療はほとんど発展せず，どの時代も瀉血が主たる治療法であったようです。したがって，ごく大まかにいえば日中伝統医学の歴史は薬物治療の歴史で，西洋医学の歴史は瀉血の歴史とすることができます。

もう一点，中国に関していえば，後漢に成立したとされる『素問』では瀉血の記述が多くみられるというお話をしましたが，1971年に前漢時代(前200～0年)の前193年に王侯となった利蒼という人のお墓が馬王堆(まおうたい)で見つかりました。そこには副葬品として医書(馬王堆医書)も収められていましたが，その内容をみるとすでに薬物治療が主体となっています。

以上のことを含めて今一度歴史を概観してみますと，中国では前漢時代にはすでに薬物治療が発展しており 5 世紀ころより中国医学を導入した日本においても薬物治療を主体とする歴史とすることができるでしょう。

しかしながら，日本においては16世紀ころより西洋医学が伝わり徐々に伝統医学より優位にたつなか，1780年頃～1850年頃にかけて瀉血の効果に注目する医家たちがあらわれます。工藤訓正著『刺絡名家』(丸山昌朗・工藤訓正共著『新版刺絡療法』1976刊，績文堂，186頁～208頁)はそれらの人々ならびに書籍について紹介したものです。

そのうち荻野元凱の『刺絡編』(1771 刊)は「刺絡」という呼称を一般に普及させた書です。そもそも血を採る治療法を「刺絡」と呼ぶのは日本独自のものです。私の調査では，この『刺絡編』以前の書には「刺絡」という固有名詞としての言葉はみられません。『刺絡編』以降は「刺絡」という言葉が一般的になり正式な医学用語として用いられるようになりました。ちなみに中国では「刺血療法」あるいは「放血療法」などと呼んでいましたが，現在では「刺絡」という言葉を用いているようです。また最近教えていただいたのですが，後藤艮山(1659~1733)の門人によって著された『師説筆記』に「古今医統ニ尺沢ヨリ血ヲトルヲ打寒ト云リ本傷寒ニ此穴ヨリ血ヲトルコトヲ善トス痘熱ナルニモヨシ」とあります。『古今医統大全』は明代の徐春甫の著であり，当時は傷寒や痘瘡などの熱性伝染病に対し尺沢からの瀉血を行い，それを「打寒」と称していたことが知られます。

ところで，『刺絡名家』には 14 名の医家が紹介されていますが，なかでも一際燦然と輝く刺絡を専門とする医家に三輪東朔という人がいます。東朔については後ほど詳しくお話します。

話を少し戻しまして，日本では西洋医学の影響を受けて多少なりとも瀉血のブームがおこりました。一方，中国においても 16 世紀に西洋医学が伝わった記録はあるものの，瀉血に注目する医家はほとんどいなかったようです。しかし唯一，瀉血治療を大量に記す書に郭右陶(かくゆうとう)の『痧腫玉衡(さちょうぎょくこう)』(1675 刊)という書があります。本書では痧病(鬱血を主因とする重篤な病気の総称)に対する 200 数治験が収録されています。それをみると大半が委中と尺沢からの瀉血をしたあとで薬物を処方し治癒させています。本書で注目すべきは内容というより，むしろ日本への渡来回数 3 回と和刻 4 回という回数の多さです。これは日本における瀉血ブームに際して非常にニーズが高かったものと考えられます。

終わりに刺絡の歴史を総括しますと次のようになるでしょう。

中国伝統医学の原典たる『素問』(後漢に成立)では瀉血が主たる治療法であったにもかかわらず，前漢時代にはすでに薬物治療が主体となっていた。その後，中国においては瀉血が顧みられることはなかったが，唯一，瀉血と薬物を併用した治療を記す郭右陶著『痧腫玉衡』が 1675 年に刊行され，少なからず日本の瀉血ブームに影響を与えた。一方，日本においては，西洋医学の影響を受け，1780 年頃～1850 年頃にかけて瀉血の効果に注目する医家が現れた。荻野元凱著『刺絡編』(1771 刊)以降，刺絡という日本独自の呼称が一般化し正式な医学用語として用いられるようになる。明治以降は再び顧みられなくなり昭和を迎え，工藤訓正・丸山昌朗により刺絡が再興されることとなる。そして工藤・丸山の両者により，東洋医学的な瀉血が刺絡であると定義づけられ，現代刺絡療法の基礎となる。現在では日中ともに刺絡の学会が存する。

2. 刺絡の歴史の研究

私は平成元年から現在に至るまで北里大学東洋医学総合研究所・医史学研究部に所属して，小曽戸洋先生と真柳誠先生の指導のもと日中伝統医学における刺絡の歴史に関する調査を行い日本東洋医学会や日本医史学会などに報告してきました。中国では『内経』以降明代までと，日本では主に江戸期の主要文献を調査した結果，だいたい次のような結論が得られました。

①刺絡の使用頻度

日中ともに調査した全時代を通じて刺絡は極めて希な治療法であった。これは針についても同様であったが少ないながらも灸に関する記述はどの時代にもみることができた。これは『外台秘要』の影響が少なからずあったものと考えられる。

②刺絡の適応疾患

刺絡の適応疾患をみると一番多いのは癰とか疔などの化膿性疾患であり，次いで多いのは癲風や霍乱などの熱性疾患や腰痛などの疼痛性疾患であった。その他に咽喉・口舌・眼の疾患などに比較的多く用いられていた。

③刺絡部位

刺絡部位に関しては圧倒的に多いのは患部で，次いで委中・尺沢であった。その他に比較的顔面も多く用いられていた。経絡を意識しての刺絡部位の選択はほとんどみられなかった。

④刺絡時の採血量

採血量に関しては「血をとること数椀」とか「血流れること注ぐがごとし」などとあり，また委中や尺沢などの刺絡部位から推すに，目に見える比較的太い静脈からかなり大量に採っていたものと考えられる。換言すれば，安全に大量採血をできる部位が選択されている。すなわち歴史上の刺絡の目的は循環障害の改善ではなく，血液量を減少させることで効果を生む療法と考えられよう。

上記の事柄を総括しますと，「日中伝統医学の歴史において刺絡は非常に稀な治療法であり薬物治療では効果のないものか，あるいは薬物治療の補助として極めて限定された疾患にのみ行われ，刺絡部位としては患部が圧倒的に多く次いで委中と尺沢の頻度が高く，経絡は意識しておらず採血量はかなり多かった」ということです。

私はこれまでの学会発表や抄録において，尺沢・委中の刺絡イコール西洋医学の影響と安易に結論付けてきました。しかし以上の総括結果をみれば，東西両医学においてともに尺沢・委中の刺絡が主流であり，簡単に結論付けることはできないことに気付きました。そもそも医療の根本は効果こそがすべてであり，それを追い求めた結果が同部位の刺絡であったことは決して不思議なことではないものと思われます。

以上で歴史の話は終わります。

3. 血液循環について（本稿末尾 128 頁に血液循環図を付す）

それでは続いて血液循環の話しをします。これはあくまでも個人的な考えですが，刺絡という目にみえる血液を扱う治療法においては，経絡というある意味仮想のルートではなく，実際の血液循環システムの詳細を知ることが最も重要ではないかと思います。

そもそも薬物治療を主体としていた中国伝統医学の理論にあまり縛られてしまうと，刺絡本来の効果が半減してしまうものと思います。先に「刺絡の歴史の研究」で述べたように，歴史的にみても刺絡に関しては中国医学理論を用いていないというのが実態です。ただ江戸期の湯液家は刺絡を瀉法と考えていたようです。それは中国伝統医学理論を整理，構築した後世派の影響によるものではなかろうかと思います。いろいろと異論もあることとは思いますが。

そこで，私はこのような血液循環図を作成してみました。この図は武見太郎等監修『微小循環』(1979 刊，中山書店)に記されていることをもとに作製したものです。

我々の行う刺絡は毛細血管をターゲットとするわけですが，一般の生理学の本ではその一番知りたい毛細血管に関する記述が極めて少なく非常に困ります。そこにあらわれた救世主が『微小循環』です。本書は今から 30 数年前に著されたものですが，いまだにその利用価値は少しも衰えてはいないものと考えます。

今，現在においても毛細血管における生理は不明な点が多いものと思われます。生理学の書に毛細血管の記述が少ないことは，それを物語っているのではないでしょうか。最近，毛細血管の動画撮影に成功したというので，その動画をみましたが，確かに赤血球が変形して血管内を流れている様子が映し出されていました。しかしながら残念なことに一番肝心なガス交換の様子は一切わかりませんでした。とにかく刺絡治療をする上で本書の利用価値はすこぶる高く何度も何度も繰り返し読むべき本だと思います。

その一端を紹介しますと「微小循環とは，組織間を中心にした体液の流れのことで…古くは毛細血管床といわれ…身体の全血管の 90％をしめ，血液を細胞組織に間断なく配分し，細胞組織の代謝を円滑にし，代謝産物を清浄化するという運搬役のほかに，血液の貯蔵庫としても有意義な役割を演じている…」とあります。

通常，血液循環を考えるときは，ある程度太い動静脈を想像しますが，実際は絵に書けるような太い動静脈はわずか 10％に満たないということです。さらに細胞組織とのガス交換を行っているのは微小循環領域であり，それ以外の血管は単なる通路の役割をしているに過ぎないということです。要するに微小循環こそが生体を正常に活動させるための鍵となっているわけです。刺絡はこの微小循環の改善に直接アプローチできる，最も安全で確実な方法ではないかと思います。

さらに図の左下の黄色地に記したように，真島英信著『生理学』(1956 刊，文光堂)に「疾病とは一定の原因によって生じた生体恒常状態の異常である」とあり，『微小循環』には「血液循環の目的は生体内部環境の恒常性の維持であり，この目的は微小循環領域での物質交換によって達成される」「生命のホメオスタシス維持を考える場合，局所局所の微小循環こそキーポイントである」「血液が流れる目的は終局的には毛細血管での物質交換にある」などとあることからも，微小循環障害の改善を目的とする刺絡は欠かせない治療法であるということが言えると思います。まさに『微小循環』は刺絡治療のために書かれた本と言っても過言ではないと思います。

(1) 各血管における血液量・内径・血圧・血流速度について

それでは，この図に記されていることを順番に説明していきます。まず図の右下に「刺絡を行う上で，血液循環・血液配分，また各血管領域における血流速度・血液量・血圧・血管の内径などの知識が必要な為，この図を作製す」(平成 22 年 9 月 29 日，訓和堂主人友部和弘)と，本図をあらわした理由を記しました。

まず各血管領域における含有血液量をみますと，注目すべきは大動脈と動脈と細動脈を合わせた動脈血量が全血液量のわずか 14％に過ぎないということです。その動脈は心臓のポンプを有し血管自体も弾力性に富み一番循環障害を起こしにくい血管であると考えられます。よって，循環障害を改善するということは，一言で言えば動脈血量以外の86%に相当する毛細血管と静脈における血流をどれだけ円滑に循環させられるかということだと思います。特に物質交換が行われる毛細血管の循環こそが生命線になるということです。たとえば動脈を介して作用する薬や食事も毛細血管の循環障害があれば有効には作用しないということです。もう少しいうと薬や食事で循環をよくするという考え方には矛盾があり，循環がわるければ薬効ならびに栄養を物質交換する場所まで届けることができないと考えた方が妥当ではないかと思います。要するに，何をするにしても先ずは血液循環障害の改善が第一であると考えるべきでしょう。このことに関しては後でまたお話します。

それでは次に体循環における各血管の内径と血圧と血流速度をみていきます。

a)内径：大動脈2.5ｃｍ→動脈0.4ｃｍ→細動脈30ミクロン→毛細血管8ミクロン→細静脈20ミクロン→静脈0.5ｃｍ→大静脈3ｃｍとなっています。ここで注目すべきは毛細血管の内径と細静脈の内径のところです。最も循環障害をおこしやすいのは毛細血管であることは一目瞭然ですが，何とかそこを通過して細静脈にたどり着ければ20ミクロンに拡張して，それ以降はどんどん内径も太くなり筋肉ポンプなどで心臓へ戻すことができるものと考えられます。

b)血圧：大動脈(仮に120/80mmHgとする)→動脈120/80mmHg→細動脈60/40mmHｇ→毛細血管入口35mmHg→毛細血管30～15mmHg→毛細血管出口15mmHg→細静脈15～10mmHg→静脈10～5mmHg→大静脈5mmHgとなっています。ここで注目すべきは，まず動脈から細動脈への移行部で，一気に血圧が半減しています。そして最も注目すべきは毛細血管の出口付近です。内径が最も細くさらに血圧も非常に低くなっています。次いで細静脈においても内径は20ミクロンに拡張するものの血圧は低いままですから問題はおこりやすいものと考えられます。それ以降の静脈から大静脈にかけても血圧自体は同様に低いのですが内径がかなり大きいため，やはり筋肉ポンプなどにより還流させられるものと思います。この筋肉ポンプの話は，日常の健康管理をする上で動かすことがいかに重要であるかを患者さんに納得してもらうために非常に役立つものと思います。その一方，毛細血管から細静脈の範囲は筋肉ポンプがほとんど作用しない部分ではないかと考えられます。

c)血流速度：大動脈50ｃｍ/秒→動脈20～50ｃｍ/秒→細動脈5mm/秒→毛細血管1mm/秒→細静脈2.5mm/秒→静脈15～20ｃｍ/秒→大静脈11～16ｃｍ/秒となっています。ここで注目すべきは最も血流速度の遅い毛細血管と細静脈の速度です。血流速度の観点からすると何とか毛細血管を無事に通過できれば，あとはそれなりの速度をもっているので還流させられるものと考えられます。

ここでもう一点，極めて重要なことは毛細血管での循環障害を放置すれば，やがて細動脈のトラブルにつながるということです。この細動脈はいくら動脈とは言え血管の内径と血圧と血流速度をみれば，非常にトラブルをおこしやすい血管であることに相違ありません。たとえば，くも膜下出血における動脈瘤の成因も毛細血管における循環障害が大きな原因の一つではないかと考えられます。要するに毛細血管の循環障害により細動脈から毛細血管内に流れ込むルートが渋滞すれば動脈血は食い止められることになり，細動脈内の血流量が増大することで血管が膨張して瘤が出来上がるのではないかということです。

以上のことから，くも膜下出血をはじめとする種々の脳血管障害を予防するためには，毛細血管の循環ならびに静脈血の還流をよくしておくことが第一ではないかと思います。そしてまた，さらに毛細血管での循環障害を放置しておけば細動脈に留まらず動脈→大動脈→心臓へとトラブルの範囲は拡大していくことが予想されます。結局は「循環障害の端緒は毛細血管なり」とすることが出来ると思います。

ところで，現在では「疏通経絡」という言葉をよく耳にしますが，日中伝統医学の古典に記されている刺絡がターゲットとしている血管は微小循環ではなく静脈であり，上記のことを考えればその部位からの刺絡では循環障害の改善にはさほどならないものと思います。血液の全体量を減らすことで間接的に改善されるということはあると思いますが。ただ大量に採血することは，新しい赤血球をつくりだすという意味では大いに意味があることだと思います。現に西洋医学の文献には「予防刺絡」というかたちで1回に 300cc ぐらいの瀉血を1年に3回ぐらい行っていると，心臓病をはじめとする様々な病気の予防になる旨が記されています。とは言え静脈からの刺絡では，一番の問題点である毛細血管の循環障害を改善することは難しいものと思われます。

そもそも微小循環については図の右上に示したように「A. krogh：微小循環研究の開幕 1852～1922」とあり，また「ガス交換」については図の左下の黄色地に示したように「ガス交換の初出：マグヌス氏 1873 年，末梢循環において酸素と二酸化炭素が入れ替わる」とあり，これらの研究は近代になってからようやく始まるものです。よって古典に記されている刺絡の時代においては当然ながら微小循環の改善とか恒常性の回復などという認識はありえないわけです（現在も余りないような気もしますが)。

ただ，以上の話しは現代からの一方的な考えであり,古典に記されている刺絡は何も循環障害の改善を目的としているわけではなく，あくまでも経験的に特定の症状に対して効果があったものを記しているに過ぎないものと思います。また，そもそも経絡と血液循環を混同すること自体がナンセンスなことではないかとも思いますが。

少々話が横道にそれましたが以上を総括しますと，血液循環障害をおこしやすい部位は明らかに微小循環(細動脈～毛細血管～細静脈)の範囲といえます。さらに細かくいえば「毛細血管の出口付近」とすることができます。血液循環について非常に長々と述べてきましたが，要はこの「血液循環障害を最もおこしやすい場所は毛細血管の出口付近である」という一言を言わんがためです。何故その一言を言わんとしたかは，まさに刺絡の標的とする血管が毛細血管の出口付近ではないかと考えられるからであります。その理由は刺絡により採取される血液の色調が暗赤色ないし暗紫色を呈していることから，すでにガス交換が終了しているものと考えられるからです。以上のことは一番言いたいところなので少々言い回しが古臭くなりましたが，他の治療法では実現できない刺絡の真骨頂とはここにあるものと考えます。また『微小循環』によれば毛細血管の動脈側で酸素と水を放出し静脈側で二酸化炭素と水を再吸収するとあります。よって刺絡をすることにより二酸化炭素と水の再吸収率が向上し，さらに血液の環流を促進できるものと思われます。刺絡をする上で大事なことは循環のよいところや綺麗な血液は一切採る必要がないということです。そして循環障害をおこしやすい順番は毛細血管→細静脈→細動脈→静脈→大静脈→動脈→大動脈と考えるのがよいのではないかと思います。

(2) 赤血球の変形能について

図の右上には「微小循環と内径」として，さらに詳細な微小循環領域における各々の血管の内径を示しています。ここで注目すべきは，当然ながら真性毛細血管部位で約 5～8 ミクロンとあります。正常な赤血球の直径は約 8 ミクロン程度とされていますから，真性毛細血管内へ入っていくためには「微小循環と内径」の右下に示したように，パラシュート状に折れ曲がってくれなければなりません。これを赤血球の変形能と呼びます。新鮮な赤血球は変形能が正常であり，古くなるか，あるいは血糖値やコレステロール値などの異常があれば変形能は低下することになり，結果としてその異常な赤血球が毛細血管につまることで循環障害がはじまるものと考えられます。よって，現代医学では薬物・食事・運動などで血糖値やコレステロール値をコントロールすることで循環障害の改善をはかろうとしているようです。しかしそれだけでは循環障害の改善にはならないのではないでしょうか。循環障害の原因は血液自体の異常以外に，疲労や老化に伴い循環機能が低下すること，降圧剤により必要以上に血圧が低下してしまうこと，冷えや凝りにより末梢血管が収縮することなどが挙げられます。老化は避けられないとしても，それ以外の原因は刺絡・マッサージ・針灸で十分に対応できます。また，循環機能の低下に対しても，刺絡により末梢血管内の障害物を排除してあげれば循環は良好になります（末梢の循環障害の改善は薬・食事・運動では難しいのではないか)。私が常々思うことは，現代医学的には循環障害や動脈硬化などの原因を血管内に流れている血液自体の異常や高血圧などと考えているようです。しかし循環障害をおこす原因は，むしろ先述した疲労や老化による循環機能の低下と冷えや凝りによる血管の収縮ではないかと考えます。すなわち老化・疲労・冷え・凝りにより循環障害が発生し，その結果として動脈硬化や血圧の上昇がおこるのではないかと思います。さらに循環障害があるために（老廃物の処理と排泄機能が低下するため）血糖値やコレステロール値が異常値を示すようになるのではないか（実際に健康診断の数値が異常値を示すようになるのは老化現象が現れる 40 歳以降が多いようです)。そして動脈に限らず血管が硬化する原因も同様ではないかと思います。要するに，まず初めに老化や冷えや凝りにより毛細血管が硬化・収縮して血管内腔が狭まることで血流の渋滞が始まり，そこに正常異常に限らず赤血球や微細な血栓などが詰まるのではないかと思います。また逆に血流の渋滞が血栓をつくる原因にもなるのではないでしょうか。特に冷えの問題に関しては，冷えた手足の井穴刺絡をすると，ほとんど出血しないことからも循環障害の主因ではないかと思います。以上のことから，どんなに健康的な食事をしようとも薬を飲もうとも，末梢循環障害の改善なしに問題は解決しないものと考えられます。

ところで工藤先生は血圧に関して次のような話をされていました。「昨今では高齢者の多くが降圧剤を服用しているようである。低ければ安全という風潮が蔓延しているような気がする。果たしてそうであろうか。血圧上昇の多くの要因は高齢に伴う末梢循環障害を改善するためと考えられる。すなわち老化に伴う自然防衛機能と考えるべきではなかろうか。よって，むやみに血圧を下げることは非常に危険なものと思われる。血圧の低下により身体に備わるすべての機能が低下してしまうことは十分に考えられる。その結果，免疫機能も低下して種々の病気が発症しやすくなるのではなかろうか。痴呆とも無関係ではあるまい。刺絡の目的は末梢循環障害を改善することで恒常性を維持回復することにある。単に薬物で血圧を下げるのではなく，末梢循環障害が改善された結果として血圧が下がってくるようにすべきであろう。ただ，極端に高い血圧の人や，普段低めの人が急激に上昇してくるようなときは，要注意であり薬物治療など，しかるべき対応が必要であることは言うまでもない」。非常に理に適ったお話だと思います。

⑶ 血液配分について

生命活動の根本は血液から酸素をもらって営まれています。よって病気とは血液の循環障害によって，血液の配分異常が生じた状態とすることができると思います。要するに酸欠になったところに病気は発症するものと考えられます。

そこで図の左上に示した「安静時の血液配分図」をご覧ください。ここで肺循環は別として，上から脳 15%，心臓冠状血管 5%，肝臓 26%，腎臓 25%，骨格筋 17%，皮膚・骨・その他 12%となっています。当然ながら活動時には変動があるわけですが，常に変わらず大量の酸素を必要とするところが脳であります。

先に各血管における血流速度について大動脈では 50ｃm/秒とお話しましたが，詳しくは上行大動脈では 60ｃm/ 秒，下行大動脈は 30ｃm/ 秒ぐらいとなっています。どれだけ脳に酸素を送りたいのかということがよくわかります。そこで図の中央真上に示した「脳について」をみますと「脳は生体のすべての機能を統括し，規制しているから，脳循環の異常は脳自体ばかりでなく，全身の各種機能に重大な影響を及ぼす。脳全体の血流量は毎分 840cc で，心臓から１分間に拍出される血液量のほぼ 15.5%に相当する。すべての臓器中，最大の酸素消費者である。体酸素消費量の 20%～30%に相当する酸素を消費する」とあります。これより脳は酸素を供給する上で最も優先順位が高く最も酸素を必要とする臓器であるということがわかります。

また図の左隅に縦書きで「自動調節」とありますが「主要臓器は全身血圧あるいは還流圧が変化しても，自らの血流量を一定に保つためのきわめて巧妙な機構を有す」とあり，脳ほどではないにせよ肝臓や腎臓などの主要臓器においても，やはり酸欠は起こりにくいシステムがしっかりとできています。では，どこがもっとも酸欠になりやすいかといえば，残るは骨格筋・および皮膚・骨・その他ということになりますが，なかでも皮膚に分布する血管はきわめて循環障害をおこしやすい構造となっています。さらに皮膚には「自動調節」

もなく身体の最も末端(外側)にあることから寒冷の影響を直に受けるところです。すなわち最も循環障害を起こしやすい臓器は皮膚となるわけです。よって循環を良好にするということは，具体的にいえば体表にある皮膚の循環をよくするということになるのです。決して深いところをいじる必要はないわけです。

さらに図の左下の黄色地に「皮膚について：皮膚の血管は，肝臓とともに血液の二大貯溜所で，皮膚末梢の血管運動の障害は，ただちに全身の血液分布に多大の影響をもたらすものである」とあることから，皮膚の循環障害イコール内臓の循環障害と考えてよいものと思います。そしてこれは大変重要なことです。要するに内臓疾患の治療と予防に関しては内臓自体にアプローチするのではなく，皮膚の循環をよくすることで必要量の酸素を内臓に送り込めるようにすると考えるべきだと思います。いきなり内臓疾患を起こすわけではなく，体表の循環障害を長年放置していたために内臓まで侵されると考えるべきでしょう(決していきなり大病をするとは考えられない)。よく身体の中から良くするといいますが，この考えは養生(健康管理)においては食べ物が重要と考えていた(食べることにより生命は維持していることから，身体は食べ物でできていると考えていた。あるいは漢方薬自体も食べ物の一種であると考えていたから)中国伝統医学の思想に由来するものだと思います(現代でもこの思想は強い)。しかし生命維持の根本は血液循環による酸素の供給であり，その酸素により細胞は活動しています。すなわち， 食事(栄養)は二の次で，まず血液循環を良好にし，胃腸をはじめとする各臓器・器官などに必要量の酸素が供給されて，はじめて食事(栄養)を消化吸収することができるものと考えられます。以上のことから，最も循環障害を起こしやすい臓器である皮膚(外)から内臓(中)を良くしていくと考えなければ理屈に合わないわけです。

また図の右端中央下に示しましたが，「血管は自律神経の交感神経のみの支配下にあり，その支配領域は100ミクロンの小動脈までで20～30ミクロン以下の細動脈は支配不明」とあることから，自律神経への働きかけでは毛細血管どころか細動脈すら改善はできないものと考えられます。

(4) まとめ

血液循環において1番，循環障害を起こしやすいところは，皮膚という臓器に分布する毛細血管の細静脈寄りと結論づけることができます。そして刺絡は，その1番，循環障害を起こしやすいところに直接アプローチができることで，最も安全に循環障害の改善が図れる，きわめて優秀な治療法ではないかと思います。

4. 三輪東朔と工藤訓正の刺絡

それではこれで血液循環の話は終わりまして，続いて三輪東朔と工藤先生の刺絡についてお話します。一般的には刺絡を用いる場合，適応症や体質などを考えて行われています。歴史的にもかなり限定された疾患，もう少し言うと薬物治療では対応できない疾患に用いられています。そんななか刺絡を専門とし，あらゆる疾患に用いた医家に江戸時代の三輪東朔と昭和の工藤訓正がいます。両者の方と論は 100 年近い年代のひらきがあるにもかかわらず，非常によく似ています。工藤は現代医学を修めた医者ですから，当然ながら解剖・生理の知識を有しているわけですが，驚くことは東朔が江戸時代にありながら，すでに血液循環を主眼に置き日常の臨床から相当に詳しい知識をもっていたということです。一言で言えば両者とも微小循環を極めて重要視していたということです。両者の卓越した臨床眼は疾病の根本原因を明らかにし，その治療法と治療部位を具体的に示した点にあります。さらに両者の打ち立てた治療理論は決して難解なものではなく，きわめてシンプルかつオーソドックスなものであり，一言で言えば恒常性の維持と回復を目的とするものであります。

一般的には発症した症状に対して治療を行うわけですが，症状自体は疾病により恒常性が失われた(このように「疾病により恒常性が失われた」と記す書がありますが，これは逆さまで「恒常性が維持できなくなって病気になる」と考えた方が妥当ではないか)結果の一現象に過ぎないと思います。ですから本来の治療のあるべき姿とは，単に症状の緩和を図るのではなく，やはり根本原因である恒常性の維持と回復を目的とすべきではないかと思います。また，そう考えなければ病気の発症を減らすことは一つもできないはずです。

刺絡を行う上で大事なことは，技術的なことはいうまでもありませんが，それ以上に刺絡がなぜ必要なのか，どのような考えで何を目的に，どこに刺絡をするのかを初診時にできるだけわかりやすく患者に伝えることです。刺絡をしました，「はい楽になりました」ではだめです。それでは三輪東朔と工藤訓正の刺絡を紹介していきましょう。

(1) 三輪東朔の刺絡

東朔は『刺絡聞見録』(三輪東朔口述伊藤大助筆記, 1817 刊)に「病の根源を研究すれば汚濁の毒血より外なし，刺絡の目的は一身に循環することあたわず留滞して害をなす毒血をとるの術たり。故に其の要をかたれば，その毒血をとるというの一言に尽せり。或いは一身に循環し栄養すべき真血を渋滞せしむる瘀濁の毒血を去り運動活発の用をなさしむることを主とす。毒血の所在を語れば，瘀濁すれば必ず凝結す，凝結すれば其の証を発す。発する前には必ず肩背に凝る，其の凝るものを我は主とす。すべて瘀濁の血は肩背に凝る者なり。刺絡部位を語れば瘀濁の血や留滞して凝結するもの肩背及び脊骨を挟みてつくもの多し。肩井・膏肓・大椎の両房・七・九・十一・十四の椎の辺なり。…刺絡こそは天下第一義の術たり」とあります。

要約しますと，病の根源は血液循環を障害する毒血であり，その毒血を排除し循環を改善し生体を正常に活動させることが刺絡の目的であるということです。また循環を障害する悪血は身体の色々な場所に存在するわけですが，肩背に凝る悪血こそが病の根源であるとして，そこに刺絡部位を定めています。そして終わりにある「刺絡こそ天下第一義の術たり」は『刺絡聞見録』のなかで度々見られる記述です。それは種々の疾病治療に際して刺絡こそが最優先されるべき治療法であるとの意味です。東朔は刺絡を主とし薬を客となし，病の 7〜9 割を刺絡で治し残りの 3〜1 割を薬で治すべきであると主張しています。

ここで注目すべきは「循環」という言葉を用いていることです。江戸時代において血液循環に着目した医者は多分いなかったのではないかと思います。また『内経』をはじめとする一般の刺絡は血液の鬱滞そのものを排除するという考えに対して，東朔は鬱滞そのものではなく鬱滞の原因となっている毒血を除くとしたところが甚だ卓見であると思います。

ところで『刺絡聞見録』に「すべて先哲のする処は刺処を定め絡血の現(あらわ)るべきものを刺す。先生（東朔）は現るものは素より論なく現れざるものを刺して奇効を奏し玉うこと挙げて数えがたし…」という記述があります。要するに先哲の(一般に行われていた)刺絡は委中や尺沢などの目に見える比較的太い静脈を的としたのに対し，東朔は「現れざるものを刺して」とあることから明らかに毛細血管を的とし，そこに問題があることを認識していたものと思います。

一方，『大和医語』(三輪東朔著, 1811 刊)には「…医薬は其の民の病敵を伐（うつ）の兵（つわもの）にて無病の人に益なし。常に薬を服するは，いらぬものか。只此の刺絡術のみ常に用いて其の益有ることは挙げて数えがたし。それ気血結滞して鬱となり毛穴より発出せず。此の鬱を開散するは刺絡の術なり…」とあります。

少々長く引用しましたが，ひとつは無病の人には薬は不要であるというのが東朔の強い主張であり，当時もかなり薬が氾濫していたものと考えられます。もうひとつが「毛穴」という言葉です。これはおそらく「毛細血管」を意味したものだと思います。当時はまだ「毛細血管」という言葉はない時代です。さらに『大和医語』には「…刺絡をもって鬱瘀を通ぜざれば粘血次第に増益して皮裏一面に充ち塞がりて又毛穴より発し出ることあたわず。之に於いて刺絡の術を以て病敵を退除する第一の兵（つわもの）とする…」とあります。要するに刺絡をしなければ鬱血が増大し，その鬱血は皮裏(皮膚表層)の毛穴(毛細血管)に生じるということが記されています。これは血液循環のところでお話ししたように最も循環障害をおこしやすいのは体表の毛細血管であるということと驚くことに見事一致するわけです。まだ血液循環などということにはほとんど関心も認識もなかった時代に，なぜ東朔はこのようなことを知り得たのか不思議でなりません。

さて，私がこれまでに日中伝統医学における刺絡を調査した中で，刺絡の際に吸角を常用しているのは東朔だけでした（中神琴渓も唯一，膏肓の刺絡にのみ吸角を用いている）。これに関しては西洋の瀉血を紹介した杉田梅里著『済生三方』(1849 刊)に，吸角を使用する目的は毛細管から採血するためのものであると記されています。よって比較的太い静脈を的とする刺絡では勝手に出血するわけですから，わざわざ吸角を使用する必要はなかったものと考えられます。普通は吸角を使うと大量に採るイメージがありますが，実はその逆でごく浅いところにある毛細血管から少量の採血をするための器具なのです。

また一般の刺絡は症状を追うため，患部ないしは特定の部位を選択して行いますが，東朔は長年の刺絡の臨床経験から病の本源が肩背の毒血による循環障害であることを発見し，肩背部の刺絡を常用しています。『刺絡聞見録』に「本を治せば末は治せずとも治す」とあります。症状自体は枝葉であり，症状だけを追っているようでは単なるトカゲのしっぽ切と言わざるを得ないでしょう。

ところで「肩背に凝る，其の凝るものを我は主とす」という記述がありますが，この中の「凝る」という字には「固まる」や「滞る」あるいは「一箇所に停滞する」などの意味があります。通常は筋肉が硬くなった状態の「固まる」を連想すると思いますが，ここでは「滞る」あるいは「一箇所に停滞する」と捉えるべきだと思います。日常，刺絡をしていますと吸角をかけた際に循環の悪い箇所は溢血班（あざ）が濃く付きますが，それは「筋肉が硬くなった状態の凝り」の有無にはあまり関係しないことが長く臨床を続ける中でわかってきました。従って凝っていようがいまいが(筋肉が硬かろうが柔らかろうが)日頃から刺絡をすることで溢血班のつかない身体，もしくは溢血班がすぐ消える身体にしておくことが恒常性を維持するうえで重要なポイントだと思います。当然，筋肉の硬いのも柔らかくしていくことは言うまでもありません。ただ近頃は凝る力もないような，頼りない身体の人が増えているような気がします。疲れてくれば凝ってくる(固くなる)方が正常な生理ではないかと思います。凝る力もないようでは困ります。そしてそのような身体も根気よく治療を重ねて行くと力のあるたくましい体に変わることを経験します。

東朔の『大和医語』には常日頃から刺絡をしていれば病気をすることなく健康で若々しい身体でいられると書かれています。常日頃からという言葉を強調しています。もっと具体的にいえば常に2週間〜3週間に1回のペースで肩背部の刺絡をしておきなさいということでしょうか。

⑵ 工藤訓正の刺絡

はじめに工藤先生といっても現在ではご存知の方はほとんどいらっしゃらないと思いますので，簡単に略歴を紹介しておきましょう。

工藤訓正（くどうくにまさ)。大正7年(1918)2月19日生，平成元年(1989)2月4日没，享年70歳。神奈川県山北町に生まれる。昭和16年，東京医専卒業。医専在学中より東洋医学に興味を持ち，矢数道明(やかずどうめい)に師事し漢方を学ぶ。昭和17年より4年間，軍医として南方に従軍する。昭和25年，八王子市万町35に和揚堂工藤医院を開設する。刺絡治療を研究し，日本東洋医学会誌，その他に刺絡治療の論文及び臨床例を多数発表する。旧日本東洋医学会評議員。著書には『刺絡治療法』(丸山昌朗と共著 1957刊)，『刺絡法』(1963刊)，『新版刺絡療法』(丸山昌朗と共著 1976刊)，『図説刺絡治療』(1980刊)，『刺絡聞見録』復刻出版(1985刊)がある。

それでは工藤先生の刺絡についてお話します。工藤先生の刺絡理論はとてもわかりやすいものです。それは「病の主たる原因は血液の循環障害である。循環障害をおこしやすい場所は末端と関節である。末端では手先と足先，関節では頸が大事である。刺絡の目的は皮膚および末端部位における末梢血行障害を排除または改善し全身の血液循環を良好にし心臓の負担を軽減するとともに，血圧および血液配分の異常ならびに体温調節の失調状態などを調整することによって，各種の疾病に対する治癒的な機能を高めることにある。刺絡を現代医学用語で表せば，局所少量瀉血・観血的血液誘導法・血液配分異常調整法などとすることができよう。…刺絡はあらゆる治療の基本となるものである」ということです。

1)井穴刺絡

それでは，はじめに最も循環障害をおこしやすい末端についてお話します。工藤先生が刺絡に興味をもった理由のひとつに，軍医として戦地におもむいた際にマラリアに罹患する兵隊が多く，また自分自身も罹ったそうです。マラリアに罹患すると激しい悪寒戦慄に襲われるそうですが，そのときに手の井穴刺絡をするとマラリアが治るというわけではないのですが非常に悪寒戦慄が楽になるという経験をしたそうです。そのことから末端は体温調節に重要な役割を果たしていることがわかり，刺絡の効果にとても興味をもつようになったと聞いています。

先ほど血管では循環障害を最もおこしやすいのは皮膚の毛細血管であるというお話をしましたが，身体全体として考えた場合にはどこが最も循環障害をおこしやすいかといえば，手先と足先ということになります。第一の理由は心臓から一番遠いところに位置するということです。第二は血液を送り込む優先順位として，直接生命に関わらない手先足先は後回しになるということです。ところが生命には直接影響はしないものの，末端の循環障害は全身にかなりの悪影響を与えるところなのです。まず手についてですが，ひとつは手と脳の関係が非常に深いということです。脳で考えたことを一番忠実に実行してくれるのが手です。もし脳に異常がおこれば手は細かな動きができなくなります。よって手の動きが悪くなれば脳の働きも悪くなるものと考えられます。ですから井穴刺絡後に手のこわばりがとれてとても手指の動きがスムーズになることは，単に手だけではなく脳に対してもかなり好影響を与えているのではないかと思います。またひとつは，先ほどマラリアの話をしましたが，指先は体温調節と深い関わりがあるということです。一般の生理学の本にはあまり書かれていませんが，書名は忘れましたが何かの本に指先は環境温度を察知するセンサーの役割を果たしていて，そこで感じ取った温度を間脳に伝えることで一定の体温を維持しているのだとあります。この記述の真偽のほどは別として臨床上，発熱の際に井穴刺絡が有効なことはしばしば経験するところです。恒常性を維持する上で体温調節機能が正常であるということは極めて重要な条件のひとつです。そこがうまくいかなければ一気に抵抗力が落ちて風邪をひくなど色々な疾病が発症する原因となるわけです。この重要な役割を果たしている部位が最も循環障害をおこしやすい末端にあるということは誠に大きな問題となるわけです。また，井穴刺絡は心臓の負担を軽減するということです。血液の循環障害は決して中枢の太い血管でおこるわけではなく，あくまでも体表の毛細血管，さらに心臓から最も遠いところからはじまるので，末端部位の循環障害が改善されることで心臓の負担は軽くなるものと思われます。特に血液循環を考えるうえで足の末端こそが人体最大の難所といえるでしょう。手よりもさらに心臓から遠く，横になっているとき以外は常に重力に逆らって心臓までもどさなければなりません。また手に比べて足の指は動かすことが少なく筋肉ポンプも働きづらいところです。老化の顕著な特徴は何といっても下肢の力が落ちてくることです。また，糖尿病を悪化させると足の壊死がおこることをみても一番循環の悪いところであることがわかります。

以上のことを整理しますと，手足の井穴刺絡の目的は①生体のすべての機能を統括し規制している脳への好影響②恒常性を維持する上での絶対条件である体温調節機能の正常化③生命の源である心臓の負担軽減，とすることができると思います。さらに実際の臨床において，手足の井穴刺絡をすると腹部の膨満感や圧痛が軽減し呼吸も楽になり眼の見え方までもよくなることを経験します。ここで呼吸に関しては生命維持活動の根本ですから，井穴刺絡の目的として④呼吸の正常化というのも加えたいと思います。これより恒常性の維持回復という目的において，手足の井穴刺絡は不可欠であり常用部位となるわけです。

井穴刺絡は刺切時に少々痛みが強いところではありますが，患者さんには上記のことをわかりやすく説明してあげて，きわめて重要な部位であることを知ってもらう必要があります。古典に「一箇所，鬱滞すれば百害を為す」とありますが，この「一箇所」とは井穴（末端部位）のことではないかと思います。身体のどこから循環障害がはじまるかといえば明らかに末端であり，言い変えれば末端までよい身体が本当に正常に機能している身体といえるわけです。もう少し具体的にいえば手足の爪の色，特に足の爪の色までよければ本物です。大半の病気の根本原因は「井穴(末端)の血液循環障害」といっても過言ではないでしょう。

2）頸肩の刺絡

まず頸の重要性についてですが，ひとつは身体の構造上，最大の急所であり弱点であるということでしょう。頸以外の急所というのは比較的身体内部にあり筋肉や骨などでガードされていますが，頸だけは大量の血液を脳に送り込むための頸動脈が露出しているため大変危険なところです。動物などが獲物を狙うときに頸に食いつくのをみても一番簡単に確実に殺せるところだということがわかります。しかしながらその重要な頸は服装においても常に露出していることが多いため非常に寒冷の影響を受けやすく，またとても重い頭を支えていることから筋肉疲労や血管の硬化をおこしやすい部位です。そしてその頸は生体のすべての機能を統括している脳と躯幹を結びつけている部位であり，頸にトラブルがおこれば，そく全身のトラブルにつながるというわけです。ですから患者さんには頸の重要性をよく話してあげて，冷やさないようにすることや，ゆっくり頸を回すことなど具体的に指導してあげれば良いと思います。

工藤先生が頸肩凝りを臨床上もっとも重要視した一番の理由は，脳の循環障害の原因が頸肩こりにあるということです。工藤先生の時代は，死因のトップが癌ではなく脳卒中で主に脳出血でした。元気な人がある日突然に亡くなってしまうので非常に恐れられていたそうです。『刺絡聞見録』にも脳卒中に首肩の刺絡が記されています。また民間療法でも同じようなことが行われていたようです。工藤先生は脳出血の発症機序をどう考えたかと申しますと，脳は酸欠に極めて弱い臓器なために心臓からは最も優先的に大量の血液が送り込まれてきます。血液循環のところでお話したように，上行大動脈の血流速度は毎秒 60ｃｍという速さをみても脳がどれだけ酸素を必要としているかがわかります。そして問題はその大量に送り込まれた血液をどれだけスムーズに心臓へ還せるかということです。送り込む方は心臓のポンプの圧力で送り込めますが，心臓に還す方にはポンプがなく圧力が低いために大半を筋肉ポンプに頼るしかなく，さらに頸肩の凝りにより血管が圧迫されたり冷えにより血管が収縮すれば，非常に心臓へ還すことは難しくなります。そしてこの状態を放置しておけば脳は鬱血→充血→出血という道をたどることになります。要するに10送ったものが8しか帰れない。しかし酸欠に弱い脳にはまた10送らざるを得ない。血液が充満している脳に送り込むためには血圧を上げざるを得ないというのが血圧上昇の大きな要因になるということです。循環障害を改善しないまま単に血圧を下げてしまえば脳が酸欠になるか，あるいは出血を起こさない代わりに梗塞を起こしやすくなる危険性が高くなるものと考えられます。現に現在では脳梗塞が増えているようです。とても簡単な考え方ですが多分，大筋で大きな間違えはないと思います。

話は少々横道にそれますが，この物事を簡単に考えるということは非常に重要なことです。ただ，簡単に考えるということは，実は非常に難しいことではあるわけですが。たとえば現代医学は最先端の研究を駆使して生命活動の複雑なメカニズムを解明し，最先端の手術や薬物で治療をしていきます。それとは逆に生体を極めて単純に捉えて血液循環をよくして温めて凝りを緩めていくなどの治療法も同等の価値を有するということです。特に健康管理や疾病予防においては後者の方が優位に立つものと考えます。さらに後者は術前の体調管理や術後の快復増進や再発予防，また薬物治療との併用により現代医療の場に極めて大きく貢献できる欠くべからざるものだと強く思います。ただ普及することはなかなか難しいことが甚だ残念です。

少々長くなりましたが話しをもとにもどしまして，以上のことから脳卒中の根本的な解決策は，頸肩凝りを改善し脳へ 10 送られたものを 10 心臓に還すことだということです。そしてここで大切なことは脳の問題は決して脳卒中だけのことではなく，脳が生体のすべての機能を統括し規制している点にあります。よって生体を正常に機能させるためには脳循環障害の改善が第一となるわけです。だからこそ工藤先生は頸肩凝りに最も重きをおいたのです。一般によく聞かれる自律神経の話も，それとて脳の視床下部に由来しているとあるから副交感を高めるというような枝葉の治療ではなく，脳が正常に機能することで自律神経も正常に作用するようにしていくと考えるべきではなかろうかと思います。

ここで今一度，頸肩凝りの「凝り」についてお話ししますが，工藤先生の時代と現代ではかなり身体が変化してきているように思います。頸肩についても硬く凝っている人は少なく逆に何だかふにゃっとして力のない人が増えているような気がします。そして先に述べたように循環障害はあまり凝り(固くなる)の有無に関係しないことから頸肩の刺絡も常用部位とすべきところだといえます。

3）刺絡は血液配分異常調整法

工藤先生は刺絡を現代医学用語で言えば血液配分異常調整法としています。生体は各部位に必要量の酸素を供給できているうちは正常に機能しています。ですから病気は血液の配分異常により酸素量が不足しているところに発症するものと考えられます。

ではどのように配分異常が起こるのかといえば，動脈血は心臓のポンプで送り込むのに対して静脈血はポンプがないため，どうしても送りっぱなしで還りがわるくなるということです。具体的にいえば身体の末端にある頭と手先と足先に偏在することになると考えられます。その状態を放置しておくと，いくら自動調節機能が働いているとはいえ徐々に腹部内蔵に送り込む酸素量が減少するため各臓器の機能が低下し恒常性を維持できなくなるものと考えられます。要するに血液循環のところでお話した各臓腑に対して必要量の酸素が供給できない状態となるわけです。よって，それを解決するためには頸肩と手足の井穴の刺絡により末端部の偏在を改善し，血液の還流を促進することで腹部内蔵に必要量の酸素を送り込めるようにしてあげればよいということになります。現に手足の井穴刺絡だけでも腹部の膨満感や圧痛が改善されることはしばしば経験するところです。また背中の体表部の血液循環と臓腑の関係も密接であるため，大椎の両傍・隔兪・脾兪・胃兪・腎兪の刺絡により，さらに内臓へ酸素を送り込んであげれば，各臓腑は正常に機能するものと考えられます。

4）刺絡は血液誘導法

一般的な刺絡は実証体質の人，あるいは実しているところに行われるようです。しかし工藤先生の刺絡は，実証はもとより虚証の人こそ日頃から行うべき治療法といえます。なぜなら刺絡の目的はひたすら末梢循環障害の改善ですから，循環機能の低い虚証の人にとっては非常に助かるということです。また虚している場所に対しても根気よく刺絡をして血液を誘導してあげると充実した良い状態になります。この「血液誘導法」という考え方は誠に言い得て妙だと思います。単に「瘀血を除き循環をよくする」という話だけでは具体性に欠けます。刺絡の目的は「瘀血を除くことで新鮮な動脈血を導くこと」とすれば，より理解しやすいものと思われます。東朔も『刺絡聞見録』の中で「汚濁の悪血を除き真血をめぐらすの方」と述べています。

そもそも，古典に記されているような古い時代の刺絡は，比較的太い静脈をターゲットにし出血量も多いため，身体に対するダメージがかなり大きかったものと思います。よって現在，私たちが行っている毛細血管からの刺絡とはまったく別のものと考えるべきではないかと思います。『大和医語』にも「刺絡は補法であり老若肥痩を選ばず」とあります。一般の湯液医家にとっては非常に理解しにくい言葉だと思いますが，日常，刺絡を専門とした臨床を行っていると誠に頷ける話です。ですからあまり中国医学理論にとらわれる必要はなく，却ってとらわれ過ぎるとせっかくの刺絡のよさを無くしてしまうと思います。言うまでもなく，治療において大切なことはいかに効果を上げるかであり，古方か後世かとか東洋医学か西洋医学かとか，伝統医学か現代医学かなどの区別や優劣は一切必要ないものと思います。効果こそがすべてでありますから，臨機応変に考えるべきではないかと思います。

5）刺絡は治療の基本

三輪東朔は「刺絡こそは天下第一義の術たり」といい，工藤訓正は「刺絡はあらゆる治療法の基本たるべし」といっています。一見，強引な言葉ともとれますが極めてオーソドックスな考え方にほかなりません。なぜなら先の「血液循環について」のところで述べたように『真島生理学』では「疾病とは一定の原因によって生じた生体恒常状態の異常である」とし『微小循環』には「血液循環の目的は生体内部環境の恒常性の維持であり，この目的は微小循環領域での物質交換によって達成される」とあるからです。また杉田梅里著『済生三方』(1849)には「…人の生はその血に在りと。その血は猶，母のごとし。造成化育の力，此れ(血)に含し，身中凡そ百の生器これ(血)より生ず。流体なければ生なし。生ある所の者は必ず流体より成る。初生より死に至るまで。唯，流体造成化育の功のみ。血なければ神経以て生活せず。脳髄また以て生活せず。而して神経なしと雖も心臓血液よく独り生活することを得るなり。…」とあります。要するに生命活動におけるすべてのはじまりは血液循環であるということです。よって生命を維持するうえで第 1 に考えるべきは血液循環であり，さらに微小循環こそがもっとも重要であるということです。ですから第 1 に行うべきは血液循環障害の改善となり，このことは治療においても予防においても避けては通れない道なのであります。

6) 刺絡と灸頭針とマッサージ

工藤先生の治療において忘れてはならないのが刺絡後の灸頭針です。循環障害の一番の原因は冷えであるという話をしましたが，治療の目的は結局，血液循環をよくして温めていくことだと思います。そして身体を温める方法として灸頭針は非常に優れた方法です。ここで大事なことは刺絡後に行うということです。温めて循環をよくするという考え方もありますが，やはりまずは毛細血管のルートを塞いでいる障害物をどけなければそこから先へは温かい血液を送り込むことはできないわけです。要するに循環の悪い身体では表面的には温められても，全体(内臓)まで温めることができません。刺絡の後に灸頭針をやれば体表で温められた血液が四方八方に流れて行き身体の芯まで温めることができるわけです。

一方，マッサージは刺絡や針で身体にかなりのダメージを与えているので(本能的に切られたり刺されたりすることは怖いわけで)，それをなだめてあげることにより，さらに大きな治療効果をあげることができる欠かすことのできない治療です。そして治療家にとって大事なことはマッサージ，イコール触診であり身体がどのように変化したかを常に確かめて効果を確認しておかなければならないということです(現代医学の最大の欠陥は，この触るという行為を捨ててしまったことではなかろうか)。ただ「楽になりました」だけで治療を終えてはだめで，必ず他覚的にも改善されたことを確認することが重要だと思います。今でも工藤先生が刺絡をする前後に丁寧な触診をしていた姿が目に浮かびます。

(3) まとめ

三輪東朔は日常の臨床経験の積み重ねにより，病の根源は肩背の悪血が根本原因であることを発見し種々の疾病に効果をあげました。一方，工藤先生は現代医学の解剖生理の知識と日常の臨床経験から頸肩と末端の重要性を説きました。そして両者の治療目的は恒常性の維持回復にあります。この考え方や理論がなければ，結局は病気の発症を待つしかありません。しかし一旦発症した病気はいくら医学が進歩しようとも，なかなか根治は難しいものです。病気を減らす鍵はただ一つ，いかに常日頃から両者の考えた理論のもとに刺絡治療をしておけるかだと思います。

5. 工藤訓正と三輪東朔から学んだこと

私は工藤訓正と三輪東朔の背中をひたすら追い続けて，30年にわたる月日が流れました。そこで両氏から学んだ刺絡を私なりにどう理解しているかを整理してみました。

(1)生命維持の根本

生命維持の根本は血液から酸素をもらって活動しているにすぎない。これは『微小循環』にある記述ですが，この言葉により微小循環の改善を目的とする刺絡がいかに重要な治療であるかを知ることができます。またこのことを知らなければ治療も予防もできずに，ただただ病気に振り回されることになると思います。

(2) 皮膚表層の毛細血管

もっとも循環障害をおこしやすいのは皮膚表層の毛細血管であるということです。そしてそこに直接アプローチできる治療こそが刺絡なのです。決していきなり深部にある内臓から循環障害をおこすものではなく，体表の循環障害を放置していることから最終的に内臓まで犯されてしまうものと考えられます。ですから内臓を正常に機能させるためには内臓自体にアプローチをしても無駄で，まず頸肩と手足の井穴刺絡により身体全身の血液配分異常を改善したうえで，背腰部の刺絡をすれば各内臓に必要な酸素量を送り込めるようになるというわけです。

(3) 閉鎖循環回路

これは，なぜ刺絡をする必要があるのかを説明するうえで非常に役立つ言葉です。血液循環は閉鎖循環回路のため一旦，毛細血管内に生じた障害物はどかさない限りそのルートを開通させることはできないわけです。毛細血管は網の目状に張り巡らされていますから，一つのルートが塞がれたところで特に問題は起こりませんが，冷えや凝りやその他の原因により多くのルートが塞がれてしまえば，やがて大きな病気に発展していく可能性が高くなります。というよりは病気の根本原因を探っていけば毛細血管のルートを塞いでいる障害物ということになると考えられます。決して，いきなり癌や脳卒中や心臓病などの大病をするわけではなく，末梢の循環障害を長年放置していることにより種々の厄介な病気へと発展していくものと思われます。ただ閉鎖循環回路とはいえ何とか毛細血管さえ通過できれば筋肉ポンプも働き肝臓や腎臓で濾過し排泄することができるので，古典にあるような目に見える太い静脈はいじる必要がないということになります。

(4) 脳と内臓

刺絡の第一の目的は決して凝りをとることではなく，あくまでも血液循環障害の改善です。そして循環障害を改善することで二次的に凝りもとれるということです。再三述べるように凝りと循環障害はイコールではありません。ですから頸肩から背腰部の刺絡は凝りをとるとか疼痛を軽減することが第一の目的ではなく，脳と内臓に対して必要な酸素量を供給できるようにすることが真の目的です。

刺絡治療は常に内臓を意識して行うことが大切です。ただ凝りをとるとか疼痛を軽減するだけなら刺絡でなくてもかまわないわけです。しかし，ただ症状の緩解だけを目的に治療していては病気に対抗することはできないし，予防や健康管理もできないものと思います。

工藤先生曰く「治療は痛み止めであってはならない」「(病気に)なったものは(治すことは)難しいぞ」。この言葉は私の胸に深く刻まれています。痛みをはじめとする種々の苦痛症状は身体を守るための重要な防衛機能であり，恒常性が維持できなくなったサインと考えるべきであり，単にそのサインを消すだけの治療をしていればやがて厄介な病気へと進行していくものと考えられます。ですから症状を緩解するだけで終わらずに，必ず以後も治療を継続することで恒常性を維持し元気な一生を送れるようにしてあげることが刺絡の最大の目的ではないかと思っています。

(5) 刺絡は治療イコール診断

刺絡の利点は実際に血液の性状をみられるところにあります。血液の色調や出血状態や止血状態は身体の状態を客観的に把握する上で非常に役に立ちます。一見，皮膚の色もよく温かい身体をしていても血液の性状がよくないこともあります(見かけ倒れ)。その逆はほとんどありませんが。また刺絡後に吸角をかけた際の溢血班のつき方も身体の善し悪しを知るうえで，かなり客観的な診断になると思います。悪い身体は溢血班が非常に濃く付き，良くなるに従って薄くなり跡の消えるのもはやくなります。溢血班の鑑別法をもう少し詳しくいいますと，良い順番にいえば①薄くピンク色がつく→②赤くつく→③紫色につく→④まったくつかない。④の，まったくつかないというのは非常に良くない感じがします。何といいますか，体表まで血管あるいは血液が来ていないみたいな感じがします。そういう人は吸角の陰圧を徐々に上げていっても一向に皮膚が赤みをおびてきません。しかし，そういう人も根気よく治療を重ねていくと改善されてきます。かなりの年月がかかりますが。

ところで一般的にはしっかりとした診断のもと治療を行わなくてはならないといわれます。確かに手術をするときとか生命に関わるような急性疾患や感染症や怪我に対しては，迅速かつ的確な診断が必要です。しかしそれ以外のいわゆる慢性疾患や不定愁訴などと呼ばれる多くの病気は，根本原因がここにあると限定できるものはほとんどないと思います。それは現代医学においても多くは対症療法でまかなわれていることでもわかります。ただ，薬物療法においては何の薬を使うかという意味ではそれなりの診断が必要になりますが，針灸マッサージの治療においいては診断なり弁証なりをして特定部位に限定して治療をするというよりは，身体全体を良くしていくことを目的としたほうが好結果を得られるのではないかと考えます。もう少しいいますと，他の療法は手術も含めてすべて対症療法であり，身体をよくしていく療法としては刺絡，マッサージ，針灸に優るものはないものと思います。これはあくまでも私個人の意見ですが。そして身体全体を良くしていくということは具体的にいえば，身体全身，頭の先から手の先から足の先まですべて血液を良好に循環させてあげるということです。あるいは身体に備わるすべてのパーツに必要とする酸素量を送り込めるようにしてあげるということです。どこに異常があろうとも身体全体でとらえていくということが重要です。そこが現代医学の最大の弱点であり，そこを補えるのが刺絡，マッサージ，針灸ではないかと思います。現代医学風な考えで特定部への治療で苦痛症状を緩和しているだけでは，実に物足りないものと思います。皆さんは，どうお考えでしょうか。

(6) 良い身体と悪い身体の鑑別法

身体を良くしていくというお話をしましたが，良い身体あるいは正常に機能している身体か否かを鑑別するうえで，私は「皮膚」の状態を一番重視しています。以前は「凝り(固まる)」の方を重視していましたが，循環障害は凝りの有無に関係しないことを知ってからは皮膚の状態を極めて重視するようになりました。良い皮膚というのは温かくて柔らかくて色艶が良くて触り心地が良いものです。また皮膚と同様に手足の爪の色も重要です。もっとも末端に位置する爪の色が良いということは，身体全体が正常に機能しているという大きな目安になると思います。現に，私自身が一週間に一度のペースで治療をしてもらい4～5年余りで足の爪の色がとても良くなった頃から，明らかに丈夫になったことを実感しています。本当の意味で良い身体にするにはかなり時間がかかるのも事実です。しかし日頃から治療をしていれば年齢は5つ歳をとったわけですが，5年前より良い身体あるいは若々しい身体になるところが刺絡本来の醍醐味です。放っておくからやがて病気になるわけで，日頃から手をかけてあげれば良いからだを維持できるはずです。「皮膚」と「爪」と次に「凝り(固まる)」も重要です。凝り(固まる)に関しては運動やストレッチなど本人の努力と治療により，力があって柔らかい筋肉にしていけると良いと思います。

以上のことをまとめますと，良い身体とは一言でいえば「身体全身が温かくて，皮膚と爪の色艶が良くて，筋肉は力があって柔軟な身体」とすることができると思います。あとひとつの最も客観的な鑑別法は，どこを刺絡してもちゃんと出血する身体が良い体だと思います。なぜなら皮膚は最も乏血になりやすい臓器だからです。そして良い体は血液の出がよくて止まりが良くて色調は暗赤色より少し明るいくらいが良い気がします。出が良いということは鬱血しているということにもなりますが，そこまで血液が来ているわけで刺絡により障害物をどけてあげれば，後はスムーズに循環してくれるものと思われます。しかし逆に乏血はそこまで血液が来ていないため刺絡で障害物をどかしたところで循環障害はすぐには改善されないものと思います。ですから，やはり出の良い身体というものが，身体に力があり勢いがあって良い気がします。いずれにしましても身体の良し悪しを鑑別できるようになるためには，日々の臨床で身体全体をよく診てよくさわって，刺絡時の血液の色調や粘稠度や出血状態や止血状態をよくよく観察することが何よりも大切です。そうすれば自然とわかるようになります。このことも『刺絡聞見録』に詳しく書かれています。

(7) 刺絡と免疫力

刺絡は出血をさせるために毎回身体に傷をつけているわけですが，これが非常に免疫力を高めることに役立つものと考えられます。老化の顕著な特徴は明らかに傷の治りが悪くなることです。しかし定期的に刺絡をしている人は，傷の治りも早く，吸角を付けた際の溢血班が消えるのも早くなります。これは日頃から刺絡をしていることで全身の血液循環が良好であるため，損傷を受けた皮膚の修復再生が速やかに行われるものと考えられます。繰り返しになりますが，皮膚はもっとも循環障害をおこしやすい臓器ですから皮膚の修復再生能力が高いということは，内にある臓器に対しても何か問題が生じたときには十分修復再生能力が発揮されるものと考えられます。

現代のように安全とか快適空間とか抗菌などの考えがあまりに強すぎたり，すぐに薬に頼るなどして身体を余りにも過保護にしてしまうと，身体は怠けてしまい免疫力も低下して，ちょっとしたことで病気になってしまうのではないかと思います。この観点からすれば刺絡は治療と同時に身体を鍛えていることにもなるわけです。乾布摩擦もとても良い方法ですが，出血させるということは生体にとっては大きなダメージであり，それによって免疫機能が一気に活発になるのではないかと思います。

(8) 生体の機能を正常に活動させる療法

東朔は肩背部を，工藤は頸肩背と手足の井穴を刺絡の常用部位としています。世間ではこのように種々の症状に対して同部位に治療することを太極療法と呼んでいるようですが，三輪・工藤の治療はもともと種々の症状を追うものではないので太極療法ではなく「生体の機能を正常に活動させる療法」あるいは「恒常性を維持回復させる療法」と呼びたいと思います。なぜなら両者は種々の症状が生体の恒常性を失った結果としてあらわれた枝葉であり，病気の本体ではないと考えているからです。ですから第1に刺絡により病気の本体である恒常性の回復を行い，種々の症状である枝葉に関しては刺絡に限らず様々な治療法を利用すればよいということです。ただ症状の緩和だけに刺絡を用いるのでは真の刺絡の醍醐味を味わうことはできません。また「生体の機能を正常に活動させる療法」として，どこを治療すべきかということがわからなければ，結局は病気の発症をまたなければ治療はできないことになります。刺絡治療は種々の症状に対する各論的な治療は簡単です。基本的には患部を治療すればオーケーです。特に症状の緩和には患部周辺の細絡がきわめて有効です。ただ，炎症や疼痛の激しい場合，患部への皮膚刺絡は一時的に症状を増強させることがあるので避けたほうが無難でしょう(結果的には治癒が早まる気がするが，患者に悪いイメージを与えてしまうと治療を継続することができなくなる)。各論的な治療に対しての諸注意は以上のことぐらいであり，大事なことは生体の恒常性を維持回復させるために，どこを治療すればよいかという基本こそが，一番，修得に時間と経験を要すということです。具体的にいいますと背部兪穴のどこに刺絡をしていくかということです。また，患者さんにもきちっと説明ができるようにすることも非常に大切です。ただ症状を追って「つらいところはどこですか」と聞きながら治療しているようでは，身体をよくしていくことはできません。とにかく一旦発症させてしまったものは，この先いくら医療が発達したところで後手後手にまわり根治は難しいのです。先端医療の最大の弱点は予防法にあると思います。病気を減らすための最も堅実な方法は，常日頃から工藤・三輪の考えた刺絡を基本とした治療を継続して行うことではないかと思います。

(9) 我が身に受け而る後に他へ施せ

工藤先生は「自分にしてもらいたい治療を人にしてあげなさい」といい，東朔は「我が身に受け而る後に他へ施せ」といい，東朔の尊敬する同世代の医家，中神琴渓は「古人の陳言に眩せず薬物を己が腹に試み而る後に人に施し…」といっています。要するに人にやる前に，まず自分の身体で効果を確かめなさいということです。この教えは臨床家にとって欠かしてはならないものだと思います。私自身も50歳より定期的に治療をしてもらうようになり約7年になりますが，自覚他覚ともに明らかによい身体になりました。私自身が定期的に治療を受けていることで元気で若々しい姿をみせることが，患者さんに対しての何よりもの説得力になると思います。また自分が受けることではじめて自信と確信をもって患者さんに話や治療ができようになるのではないかと思います。

ところで東朔が琴渓を尊敬していた理由は，琴渓が門人教育において「道の道とすべきは常の道にあらず…規則を離れて…」と述べているところにあります。「道の道とすべきは常の道にあらず」とは，老子の言葉を引用しているわけですが「一般に常識とされていることが真実とは限らない」というような意味でしょうか。また，「規則を離れて」とは「一般常識にとらわれずに」ということです。要するに，ごく一般的に行われている常識的な湯液治療が決してベストな治療法ではなく，常に自分なりに試行錯誤を繰り返しながら治療効果を上げるための工夫をしなければ病気を治すことはできないということです。そのために，琴渓自身は湯液以外にも効果のある治療を積極的に取り入れて，刺絡にも精通していました。そして東朔はこの言葉を引用して湯液主体の治療は誤りだとして刺絡を主体とすべきことを主張しています。『大和医語』の内題には『薬真途異語』という奇妙なタイトルがつけられていますが，これもやはり「やまといご」と読みます。本タイトルの意味するところは「薬を主体とする治療は真実とは異なる医療である(刺絡を主体とする治療こそが真実の途である)ことを語る」という意味を含んだ隠語であると考えられます。『刺絡聞見録』と『大和医語』を見る限り，何しろ東朔の時代は刺絡に対して湯液医家からの誹謗中傷が極めて強く，そのために患者も刺絡を恐れていたことがわかります。そして東朔がこの両書を著した目的は，刺絡に対する世間一般の誤った既成概念を払拭し，自分の行う刺絡は通常の刺絡ではなく非常に優れた治療法であり，医療において絶対に欠かすことのできないものであることを伝えるためであると記されています。

(10) 医業は口授面命にて修得すべし

この「口授面命」という言葉は，中神琴渓が門人教育において一番重要と考えているものです。また「医術は言い難し，書は何を以てか能く伝えん」ともいっています。どういうことかと言えば，医術を修得するためには，簡単に言葉で伝えられるものではなく，ましてや医書から得た知識では一つも役には立たないということです。そして「口授面命」とは直伝という意味で「師のそばにひたすら寄り添って学びなさい」ということです。私自身はこの教えに関しては非常に恵まれた環境にあり，工藤先生には 3 年間,工藤先生の一番弟子の大貫先生には約 10 年間，ともに週一のペースで口授面命にて学ぶことができました。それが私の臨床家としての何にも代え難い財産であります。

（11） **身柱穴**

工藤・三輪の考えのもと長年にわり背部の刺絡を行ってきた結果，最も溢血班のつきやすい部位は身柱付近であることがわかりました。これは多分，人体の構造上の問題であると思います。「病，膏肓に入る」の例えもあるように肩甲間部は一番重要な部位であり，なおかつ一番循環障害をおこしやすい場所ではないかと考えられます。頸も同様に最重要部位ではありますが，冷やさないようにして,よく動かすなどの心がけ次第である程度は改善することが可能な場所です。しかし身柱周辺の肩甲間部は冷やさないようにすることはできても動かすことがなかなか困難な場所です。また構造上，起きているときは常に頭の重みや腕の重みがかかり極めて大きな負荷のかかる場所でもあります。身柱はまさに心臓の真裏であり，当部位の循環障害は心臓や肺や気管支に悪影響を及ぼすことが十分に考えられます。また後頭部に赤みをおびている人に対して肩甲間部に刺絡をすると，赤みがスーっと消えることを度々経験します。ということは脳からの血液還流に対しても極めて関係が深い部位であるということです。さらに肉体的な構造の問題のみならず，精神的なストレスにおいても結局は肩甲間部に反映されてしまうことを常々実感します。

以上のことから，身柱は生命を維持する上での最重要臓器である脳と心臓と肺と気管支などを正常に機能させるために，また精神的なストレスに対しても絶対に欠かすことのできない刺絡部位であり，身柱こそが東朔のいうところの病の根源ではないかと結論づけてみました。

（12） **生活指導**

健康管理・疾病予防・疾病治療を行う上で定期的な刺絡治療は最も基本となる有効な手段です。しかしこの刺絡治療を生かすためには日常の生活指導が不可欠です。指導をする上で大事なことは実行不可能なことはダメです。またなぜそれを行う必要があるのかをより具体的に話してあげなくてはいけません。よって以下に示すことを患者さんにわかりやすく治療のたびに話してあげることが大切です。一回やそこら話したところで話は一つも伝わりません。毎回話すことが重要です。そして初診時には月に 1~3 回のペースで定期的に通えるかどうかを必ず確認しておく必要があります(1 回で効果がないからといってやめてしまう患者さんが少なくありません。通えますといって来なくなる人もいますが)。

1） **呼吸の重要性**

一日中，常に呼吸を意識してもらう。我が刺絡治療はひたすら血液循環障害の改善を目的とし，その血液を循環させる最大の目的は酸素の供給と老廃物である二酸化炭素の放出であり，呼吸法こそが鍵となります(栄養のことはその次の話し)。せっかく循環を良くしたところで呼吸がうまくできていなければ，二酸化炭素を循環させているようなものであり，それでは身体は良くなろうはずがありません。無意識呼吸は全呼吸量の 1~2 割程度といわれています。換言すれば必要最低限の呼吸しかしていないといえるでしょう。また呼吸を止めていることは意外に多いもので，呼吸を止めて息張れば脳圧や胸内圧が増し脳血管障害や心臓疾患の引き金となる可能性が高まります。またギックリ腰等の筋肉のトラブルも増えます。

具体的な呼吸法は酸素が必要だからといって，いきなり吸い込んではいけません。ひたすら吐くこと(老廃物である二酸化炭素を放出する)が基本です。呼吸のシステムは満員電車と同じで，まず降りて(吐いて)もらわなければ乗れ(吸え)ないのです。その方法は下腹部を常に凹ましながらひたすら息を吐き，息を止めている時間がないように常に吐きながら行動するようにします。呼吸も練習が必要なのです。無意識呼吸は必要最低限の呼吸であり，それでは身体はよくなりません。呼吸法に関しては，木村弘昌著『丹田呼吸健康法』(創元社，1987刊)を推奨します。

2) 冷やさないこと

血液循環障害の一番の原因は「冷え」といってもいいでしょう。ここで大事なことは実際にさわって冷えているかどうかであり，自己の感覚では全然だめです。自覚症状はほとんどあてになりません(身体の悪い人ほど)。そして絶対に冷やしてはいけない部位は首と膝から下です。あとは常に全身を手で直接さわって冷えている所があれば，さするなどして温めてあげるといいです。腹部(とくに側腹部はほとんどの人が冷たい)や肩甲骨や臀部なども冷えていることが多い場所です。どこをさわっても温かい身体がよい身体です。

3) 横になること

疲労を回復する方法は唯一つ横になることです。一般的には睡眠で疲労をとると思っている人が多いのですが，実際は横になることで腹部内臓，特に肝臓に血液を送り込むことによって，はじめて疲労がとれる仕組みになっています。従って腰掛けたままうたた寝をしても疲労はとれません。眠らなくても横になれば疲労はとれるということです。疲労をとるために必要な横になっている時間は，1日24時間のうちの8時間ぐらいとされています。まとめて8時間とる必要はなくトータルで8時間に近づけてあげれば大丈夫です。最近，疲れがとれないな」と感じているときは(大病をする可能性が高くなる)要注意です。横になる時間を増やしてあげなければなりません。

4) 全身をさすってあげること

健康な身体の一番のバロメーターは皮膚の色艶です。呼吸法と合わせて暇があれば常に全身さわれるありとあらゆる所をさすってあげることが大切です。そうすればどんどん艶のある良い身体に変わっていくことが実感できます。身体を大事にするとは，具体的には「さすってあげること」と言えるでしょう。皮膚は最も循環障害を起こしやすい臓器である以上，皮膚をさする行為はきわめて大きな効果があります。体表の循環を良くすることではじめて内臓も良くしていくことができるのです。運動器疾患も同様です。

5) ストレッチ

疲労や加齢にともない筋肉は硬くなるので，何となく，いつも軽いストレッチを行っている習慣をつけることが大切です。特に肩甲骨周辺と股関節のストレッチを呼吸法とともにしょっちゅう行うことが大切です。よく筋肉をつけるという話を聞きますが，柔軟性を優先すべきであり，硬い筋肉はかえって害になります。

以上のことを実行していただければ確実に皮膚の色艶がよくなり，どんどん身体がよくなることを実感していただけると思います。

(13) 刺絡と呼吸とさすること

生活指導をする上で「冷え」と「横になることの重要性」に関しては徹底して話してきましたが，「呼吸」と「さすること」についてはあまり話してきませんでした。臨床をはじめてからそろそろ 30 年になりますが，ここへきて「刺絡と呼吸とさすること」の三拍子がそろって，はじめて最大の効果を発揮できることに，はたと気づいた次第です。治療から次回の治療までの間に何をしておいてもらうかで，治療効果は天と地ほど異なります。せっかく刺絡治療をしたところで何もしなければ，またすぐに血液は渋滞してしまいます。薬物治療であれば「1 日 3 回飲んでください」とか言えるわけですが，刺絡治療の場合には治療をしているとき以外は一切手を出せないわけです。よって，治療から治療までの間に何をしておいてもらうかが極めて重要になるわけです。すなわち「呼吸」と「さすること」の 2 点こそが刺絡の治療効果を最大限に生かす方法となるわけです。「呼吸」と「さすること」は心がけ次第で，いついかなる場所でも簡単で実行可能な行為であることが最大の利点です。

呼吸の重要性については，血液循環の最大目的が酸素の供給ですから，当然ながら呼吸のことを一番に考えなければならないわけです。また刺絡の効果を持続させるためには，さすることが一番役に立つ方法です。そこを長年見落としていました。古来より現代に至るまで健康管理においては非常に食べ物を重視してきたものと思われます。現在でもテレビ番組等では「癌にはあれがいい，これがいけない」あるいは健康食品やサプリメントなど，食品のことばかりが伝えられているようです。なぜ食品(食事)に健康をゆだねるかといえば「食事によって生きているのだから，身体は食事でできているようなものだ」という，非常に安易な考え方に基づくものであろうと思います。食べ物は必要な栄養素に変えて消化吸収され，その栄養は血液に乗せて運ばれていくことになるわけです。確かに中国系医学でも食養生については薬膳をはじめ色々と語られているようです。これは漢方薬自体が食べ物であるという発想が根底になっているものと思われます。しかし，ここからはあくまでも私見になりますが，この考えは錯覚と言おうか，大きな誤りではないかと思います。なぜなら生命維持の根本は酸素によって活動しているわけです。すなわち酸素によってまず身体が正常に機能して，はじめて食事(栄養)を消化吸収できるようになるわけです。壊れた車にいくら良いガソリンを入れても動きはしません。この観点からすれば薬とて，まず循環障害を改善し酸素が十分にいきわたった状態で服用すれば大きな効果を生むものと思います。また正常な身体になれば，薬はほとんど必要なくなります。さらに正常に機能している身体であれば必要な物は吸収し，有害な物は排泄してくれるので，ごく普通の食事で十分に事足りるものと考えられます。食べることは人生において大きな喜びの一つですから，好きなものを食べられる身体にしておけることが大切です。ただ，食べる量の問題は重要で，50 歳を過ぎれば腹8分ではなく腹6分ぐらいがよいでしょう。食べ過ぎは心臓をはじめ諸臓器への負担が増大し，呼吸もしづらくなります。呼吸について色々と述べてきましたが，今後は「刺絡と呼吸」を合言葉に治療していくことが，極めて重要なことだと思います。

あと1つ，「さすること」は刺絡の効果を持続させるうえで最も有効かつ簡単な方法であり，呼吸法とともに不可欠なものだと思います。身体に限らず物を大切にするとか手入れをするということは，大半がさする(磨く)という行為です。機械であればいつも磨いてさびないようにします。靴やグローブも使用後に磨いておけばよい状態で長持ちさせることができます。身体も同様です。また「さする」という行為は血液を流すだけでなく，血液を誘導し集めることもできるところも非常によいところです。健康管理をする上で歩くことや運動することもよいことですが，いずれもその後によくさすっておくことが大切です。物を長持ちさせる方法は，大事に使って，よく手入れ(さすること)をしておくことです。

以上より，恒常性の維持回復，すなわち根本治療においては「刺絡と呼吸とさすること」が三大基本治療になるものと考える次第です。刺絡とさすることは，人間が考え出した最も古い本能的医療行為だと思います。これが予防においても治療においても基本となることは，ごく当たり前のことであり本能的医療行為を棄ててしまったから病気は減らないのではないかと思います。

(14)最近思うこと

これまで刺絡の効果を説明するうえで「瘀血を除く」という表現を多く用いてきましたが，どうも的を得ていない気がするようになりました(三輪東朔は「汚濁の悪血を除く」と言っていますが)。それは全ての瘀血を取り除くことなど当然ながら不可能なわけです。血液自体を浄化してくれるのは肝臓や腎臓や脾臓の役割であり，そこへ円滑に送り込めるようにすることが解決策だと思います。よって瘀血というよりは単に「体表に最も近い末梢血管から放血する」とすべきではないかと思います。すなわち放血することでスペースができ血流の飽和状態が解消され，これまで動くことのできなかった血液が堰を切ったように一斉に流れ始めるものと考えられます。血管系は全てつながっていることから，一箇所放血しただけでも，かなり広範囲に影響を及ぼすことができるものと推測されます。そしてそれこそが皮膚刺絡，最大の効果ではないかと思います。工藤・丸山の論説をみると一切「瘀血をとる」という表現を使用していないことに，今更ながら気づいた次第です。

あと一点，これまで刺絡の目的・効果は末梢血管の循環障害を改善し全身の血液循環を良好にすることとしてきましたが，それと同時に出血させること自体が非常に防御機能を高めるのではないかということです。定期的に出血させるストレスを脳に与えていると，身体に異常事態が発生するとすぐさま反応し解決しようとする機能が極めて発達するのではないかと思います。これに関しても丸山の論説に同様のことが書かれていました。

おわりに

大田錦城は『刺絡聞見録』の序文で東朔の医術を賞賛し次のように述べています。「…越前の縣道策(あがたどうさく)，近江の中神右内(まかがみうない)の輩は皆，此の術(刺絡)に長ず。然りと雖も此れに専らなる者に非ざる也。其れ此の術(刺絡)を専らにして屢(しばしば)神効を奏する者は三輪東朔に若は莫し(しくはなし「比肩するものはいない」)。…夫れ其の術(刺絡)を専らにする者は必ずその妙(たえ，美しく優れた姿)に造(いた)り，妙にして止(や)まざれば必ず其の神に入る。東朔，専ら此の術を攻(おさ)め四十年一日の如し。今，年七旬を踰(こ)え其の術，殆ど神妙(人知では計り知れないほど優れている姿)に入り，其の奇効，偉験を獲て人の耳目を駭(おどろか)す」。以上の言葉は，そのまま工藤先生にも当てはまるものであります。それは患者さんに話すさま，触診をするさま，三稜針を扱うさま，吸角を扱うさま，ガーゼで血液をふき取るさま，灸頭針をするさま，そのすべてが格好良く，まさしく妙であり神妙であり，私の憧れであります。私も刺絡を専門とする治療を継続し，両者の域に達することが夢であり目標であります。

本稿では，私の 30 年にわたる臨床経験を自由気ままに書かせていただきましたが，『大和医語』の終わりには以下のことが書かれています。「…カク言バトテ浅陋(せんろう，身分が低いこと)素餐(そさん，才能がないこと)ノ吾ナレバ博哲ノ良医ヲ慙(はじ)，且，懼レ伏共，彼翁ノ教術ヲ疾患ノ人ニ施シ救ワンモ不仁ナラント医匠ノ誹モ省ミズ，唯，窮民ノ助事ヲ一途ニ思イ念(おも)ウ。余ガ志ヲ憐レミ文章ノ前後雑言ヲ毒サズ其ノ厚意(人情に厚い心)ヲ味ワイ給イテ其ノ足ラザルヲ保(おぎな)イ唯，窮民ノ一助タル事ノ示ヲ希(こいねがう)ウ而己(のみ)」と記され文章を終えています。私なりに解釈しますと「刺絡に関することを色々と述べてきたが，浅学ゆえに医学知識にたけた医家の前では，ついついしり込みをしてしまう。しかし三輪東朔，工藤訓正の掲げた刺絡術は，間違いなく薬物に依存する現代医療の弱点を補うことのできる，安全かつ極めて優れた不可欠な治療法である。文章は甚だお粗末であるが，重箱の隅を突くようなことはせずに，どうか私の思いを好意的に解釈していただきたい。本稿を著した目的は，ただただ病人を減らしたいという一途な思いに他ならないからである」ということです。本稿の読者諸氏にも同様のことを切にお願いしたいと思います。そして工藤訓正・三輪東朔が掲げる刺絡治療の真の目的は，「天下の蒼生(万民)をして寿域(長寿の境地)に遊ばしめんとす」(『刺絡聞見録』)ということに他なりません。

拙著により工藤訓正と三輪東朔の卓越した刺絡療法に一人でも共感し，その医論と医術を修得したいと思われる諸氏が現れれば，これにすぐる喜びはありません。それでは実技に移りましょう。

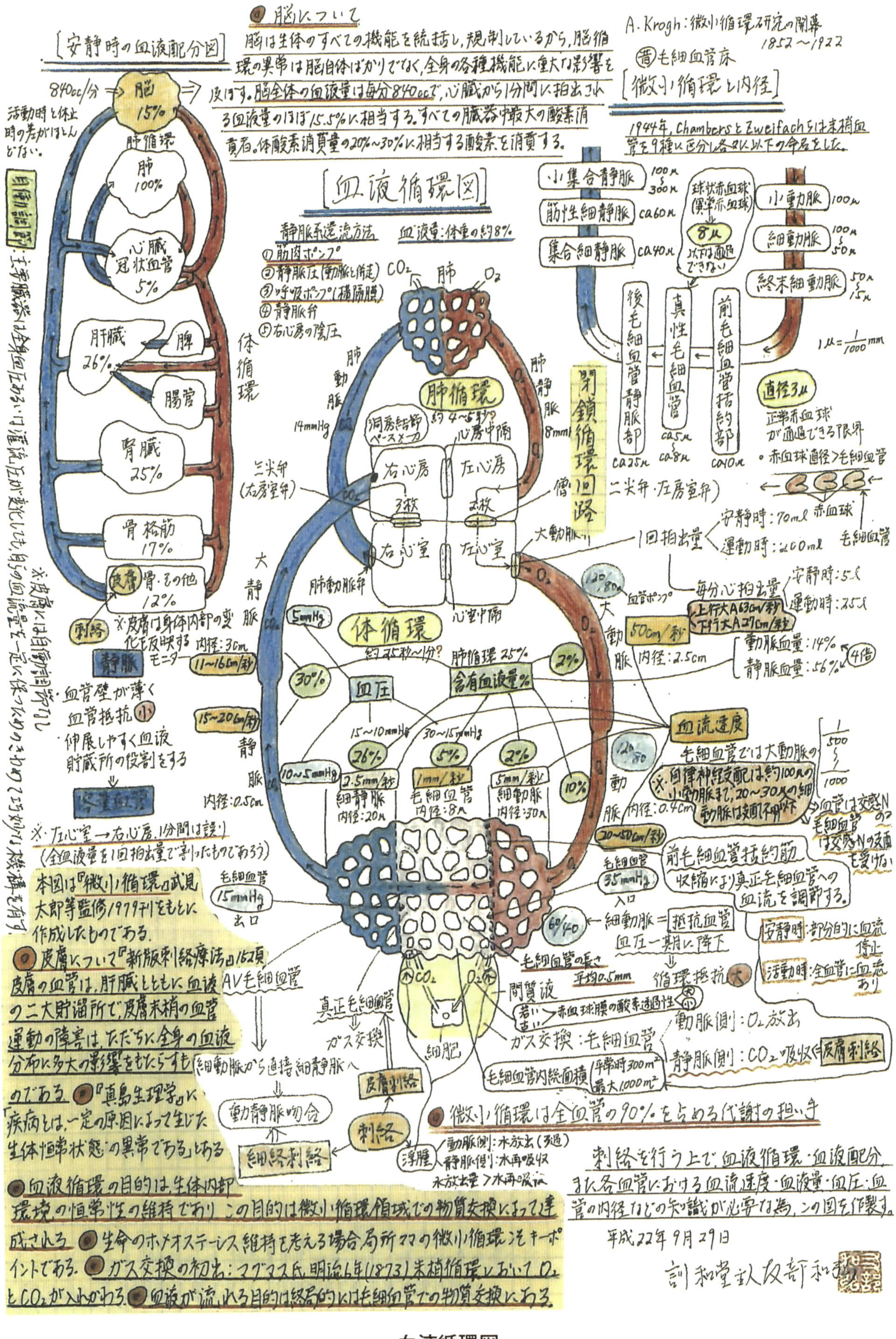

脳について
脳は生体のすべての機能を統括し、規制しているから、脳循環の異常は脳自体ばかりでなく、全身の各種機能に重大な影響を及ぼす。脳全体の血液量は毎分840ccで、心臓から1分間に拍出される血液量のほぼ15.5%に相当する。すべての臓器中最大の酸素消費者。体酸素消費量の20%~30%に相当する酸素を消費する。
[安静時の血液配分図]
840cc/分
脳 15%
活動時と休止時の差がほとんどない。
肺循環
肺 100%
心臓 冠状血管 5%
肝臓 26%
脾
腸管
腎臓 25%
骨格筋 17%
皮膚 骨・その他 12%
体循環
[血液循環図]
静脈系還流方法
血液量：体重の約8%
①筋肉ポンプ
④静脈弁
⑤右心房の陰圧
A. Krogh：微小循環研究の開幕 1852~1922
毛細血管床
[微小循環と内径]
小集合静脈
筋性細静脈
集合細静脈
小動脈
細動脈
終末細動脈
後毛細血管静脈部
真性毛細血管
前毛細血管括約部
肺
肺循環
右心房
左心房
右心室
左心室
二尖弁・左房室弁
大動脈
体循環
血圧
含有血液量%
血流速度
細静脈
毛細血管
細動脈
前毛細血管括約筋
収縮により真正毛細血管への血流を調節する。
抵抗血管
循環抵抗
間質液
ガス交換：毛細血管
動脈側：O_2放出
静脈側：CO_2吸収
皮膚刺絡
毛細血管内総面積
本図は『微小循環』武見太郎等監修1979刊をもとに作成したものである。
皮膚について『新版刺絡療法』162頁
皮膚の血管は、肝臓とともに血液の二大貯溜所で、皮膚末梢の血管運動の障害は、ただちに全身の血液分布に多大の影響をもたらすものである。
『真島生理学』に「疾病とは、一定の原因によって生じた生体恒常状態の異常である」とある
AV毛細血管
真正毛細血管
ガス交換
細胞
細動脈から直接細静脈へ
動静脈吻合
皮膚刺絡
刺絡
細絡刺絡
浮腫
動脈側：水放出（濾過）
静脈側：水再吸収
水放出量＞水再吸収
微小循環は全血管の90%を占める代謝の担い手
血液循環の目的は、生体内部環境の恒常性の維持であり この目的は微小循環領域での物質交換によって達成される
生命のホメオスターシス維持を考える場合局所ママの微小循環こそキーポイントである。
ガス交換の初出：マグヌス氏 明治6年（1873）末梢循環においてO_2とCO_2が入れかわる。
血液が流れる目的は終局的には毛細血管での物質交換にある。
刺絡を行う上で血液循環・血液配分、また各血管における血流速度・血液量・血圧・血管の内径などの知識が必要な為、この図を作製す。
平成22年9月29日

血液循環図

著者紹介

友部　和弘(ともべ　かずひろ)

1959年，東京生まれ。1984年，東海大学工学部経営工学科卒業。1989年，日本針灸理療専門学校卒業。あん摩，マッサージ，指圧師・はり師・きゅう師免許取得。1989年より，北里大学東洋医学総合研究所・医史学研究部に所属し，刺絡の歴史の研究，ならびに古医書の修復に従事。筑波大学理療科教員施設，筑波技術大学，東洋針灸専門学校，東京衛生学園専門学校専攻科にて非常勤講師を務める。2006 年，訓和堂針灸院を自宅にて開業する。

刺絡の道 ― 三輪東朔から工藤訓正 ―

2019年6月25日　第1刷発行
2022年2月23日　第2刷発行

著　者　友部 和弘

発行者　安井 喜久江

発行所　㈱たにぐち書店
〒171－0014　東京都豊島区池袋2－68－10
TEL. 03－3980－5536　FAX. 03－3590－3630
たにぐち書店.com

『薬真途異語』

發語惑解

粤爲施本《ト》窮民疾患之一助《ヲ》詆《ツシルニ》其主トシテ務《ツトムル》處者刺絡術ナリ是並俗之意言ニ畔《ソムケ》老若肥《ヒ》瘦《ソウ》ヲ不《ヱラ》撰《バズ》就中老人無病ナルモ四旬以後ハ平日刺絡術ヲ用ザレハ幸《ユク》血還《カヘル》血ノ道路ヱ粘《子レ》血《ケツ》《子ハリチ》自然ニ結痼シ清血是ガ爲ニ運行シ難シ依テ行住座臥心ニ不随毎《ツ子ニ》此術ヲ行《ヲコナユ》ハ活血ヲ導《キ》影容美《ウルハシ》ク其健《スコヤカ》成事壮年ニ等《シ》然《ル》ニ當今知《ル》人尠粗工ハ殊《コトニ》不知《ラ》唯誹拒《ソシリコハム》而已然《レ》共癈痼ニ對《メ》其治愈ヲ迷的ス余ハ其全治ヲ務《ツトムル》故ニ久患ノ人居ニ市ヲナスナレ共愚々ノ族《ヤカラ》多《ク》病者ヲ欺《アサムク》故惑《ハク》勞《ロウ》セシ事ヲ嘆《ナケク》

壹

異翁語述

昔日神代ヨリ國民《タミ》ヲ慈《ヌクミ》撫《フ》育《イク》仕給《フ》事今古異成叓ナシ医ハ又其民之疾厄退除之職《シヨク》多リ然《ル》ニ當今之医者書記而已ヲ的トシテ實術ニ昧《クラミ》是窮理膚《フ》淺《セン》之弊《ハイ》也今海ニ教ル術事ハ私意ニ非《ス》和漢共ニ治術ヲ施之人不尠《スクナカラズ》漢土ニ扁倉華郭右陶又吾國古之神医ハ仍論中今山脇東門荻元凱《カイ》中神生抔《モ》此術ヲ専《イタイテ》交《ヱ》行ヒ癈《ハイ》痼《コヨ》救《スクフ》並ニ鳴《ナル》何ソヤ拘凡庸之戈自已之試驗ヲ撰爲諸《モロ〳〵》者必竟医道之真日々ニ隠《シ》テ並ニ明《カ》ナラザル故ニ其事實ヲ具ニ發明セズ疾患之人ニ施《シ》テ最早医業已《ステニ》成《ナル》

二

ト意渇數多有ル奇術ヲモ解セザルハ是井之中《ウチ》ニ住蛙同前也其意識ヲ以愚俗同意ニ刺絡灌水之治術ヲ猥リニ誹《ヒ》謗《ハウ》スルハ己《ハカミ》之膚浅ヲ賣《バイ》物《フツ》ト致ス者ナリ此方法ハ即竅《セド》古之神聖窮民孜々汲《キウ》々之真滲《ハフ》也粗工ハ不知《シラザル》ヤ一雫モ血ヲ取事ハ殆危《ホトンドアヤウシ》ト疾患之人ヲ欺傳医ハ又却テ其病客ヲ曉《サトレ》進ヌテ此術ヲ行ハセ非命之者モ令起《ヨコサシム》今世間ニ医ヲ業《スギハイ》トナシテ寢食ヲ安居スル人ヲ見ルニ神聖之医籍《セキ》ヲ論スレ共其大意ヲ論セズ其席之即意ニ任セ又徒ニ經學ヲ教ルニモ其禮樂之大道ヲ不曉《サトサズ》已ハ酒宴擡興ニ心ヲ怡《ヨロコバ》セ書ハ

唯訓詁詩章之華《クワ》美《ビ》成ル處ヲ讃《ホメ》テ其事實ヲ説聞《イ》セル傳哲ヲ不見《ミズ》医術モ又和漢之書籍ニ神傳之深有事ヲ探《サグ》リ求メズ虚《ウカ》々業《スギハヒ》ト斗意渇ルハ亦彼蛙同魂也汝ハ其實意ヲ具ニ疾者之人ニ説《トキ》聞《キカ》セテ而后諸療ヲ可行僕貴《キ》豪《ゴウ》家《カ》ハ徒族多ク其術ヲ拒《コバミ》妨《サマタゲ》依テ能其向意ヲ察拒障《シヤウ》ヲ縛テ可施術スト具ニ言語セリ余熟《ツラ〳〵》考ルニ是ヲ爰ニ箸者ナラバ疾者モ迷晴シテ快《コヽロヨシ》毒邪ヲ令除《ノゾカレムル》事ヲト夙《ツト》ニ述之

文化八辛未孟春

皇都　隠醫　三輪愿撰

藥眞途異語

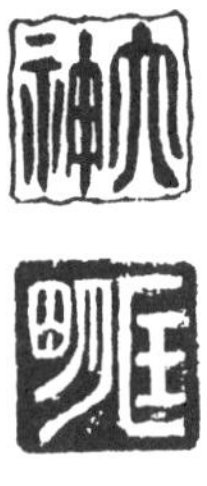

夫禮樂者穀肉果菜ニシテ神聖民ヲ治ルノ道也医薬ハ其民ノ病敵ヲ伐《ウツ》ノ兵《ツハモノ》ニシテ無病ノ人ニ益ナシ常ニ薬ヲ服スルハイラヌ者カ只此刺絡術ノミ常ニ用テ其益有コトハ挙テ難筭夫氣血結滞シテ鬱トナリ毛穴ヨリ發出セズ此鬱ヲ開散スルハ刺絡ノ術也爰ニ其窮理徹識ノ意ヲ挙テ其疑惑ヲ解ム譬ハ農民ノ春ニ向ヒ田畝ニ出テ汚濁ノ水ヲ流行スルハ是即田畑ノ刺絡也此汚水ヲ決シ去ラザレハ田畑ノ作物鬱シテ長ゼス人モ又其如ク穀肉果菜ヲ以テ天ヨリ壽ヲヤシナフ其穀肉果菜スラ湿毒ノ氣ニヲヽハレ萎ム是ヲ拂ハザレハ癈《スタル》者ト成況ヤ人ニ於テヲヤ刺絡ヲ以テ鬱癥ヲ通ゼザレハ粘血次第ニ増益シテ皮裏一面ニ充塞テ又毛穴ヨリ發出ルコトアタハズ於テ之刺絡ノ術ヲ以テ病敵ヲ退除スル第一ノ兵《ツハモノ》トス薬ハ又病城ヲ落スノ器《キ》也寒温ノ両品ハ水攻火攻ノ如ク落城猶敵伐ツノ後ハ寒温ノ両品無用ナル者カ補ト云ハ穀肉果菜ニシテ是天ヨリ與ル所ノ壽品ナリ外ニ長生ヲ求ルノ良薬アルコトヲ不聞平日補薬トシテ服スルハイラヌ者カ

五

自ラ補トスルハ心ヲ労動セズ思ヲ風雲ニ乗テ隙事ノ交ヲ遠クスルカ齢ヲ延ノ良法ナランカ爰ニ余壮年ノ時ヨリ思ヘルハ吾國神代ヨリ傳リタル医療ノ方有中古イカヽシテカ棄リ當今漢土ノ醫流ノミ代ニ盛ニ行レテ神流ハ絶タリ我三輪明神ノ遠裔ニシテ漢土ノ行ヲ致居ルハ先祖ヱ對シテ不孝トヤ云ハン如何ニモシテ神流ヲ再ヒ興サント心ヲ砕クニ或時凡ナラザル老異人風ト来テ我ガ相ヲ観テ曰予多ノ人ヲ相スレ共未余カ心ニ協フ人ヲ見ズヒトリ汝カ相ノミ我心ニ協ヘリ依テ今吾國ノ上古神医ノ傳ヲト懐中ヨリ小巻ヲ出テ是コソ諸行ノ的書ナリ今汝ニ授與セン得ト熟讀シテ一切ノコトニ目安トナシテ可為窮理必ス徒外ヱ擬リニ不可致他見他言慎テ信仰セヨ餘ハ口傳ニ教ント云フ○余兼テ願望スル所ナレハ敬ヲ致テ是ヲ聞ニ如姪成哉我カ思入ル意ニ少モコトナル事ナシ猶其書ヲ見ニ眞實神慮也難有敬拝シ又聞ニ○異人ノ曰ク外國ノ医術ヲ吾國ノ人ニ施行フハ此國ヱ對シテ不忠ナリ乍然信實ヲ以テ傳タル書籍ナラハ害ナカルベシナレ共数多齎《モタラセ》來ル書記モ浮説多シテ事實尠シ其書ヲ熟讀シテ人ニ施シ切磋琢磨ノ功ヲ積ザレハ全治ヲ得コト尠シ是甚

六

シキノ不仁ナラズヤ夫医者仁術也シカルニ人ヲ草紙ニ試《ミ》我《ガ》口ヲ糊シ妻子ヲ養《フ》ハ天誅ヲ恐ザランヤ是道ニ闕タルヿナリ今予カ傳《ル》医事ハ己《レ》カ體ニアテ行試《ミ》テ病ノ所在ヲ知《ル》術ナレハ己《レ》カ身躰ニ施シテ一切ヲ知《リ》而后ニ他人ヱ施故ニ少モ不仁ヲナサズ是神國ノ正道ニシテ必正直ヲ以テ根本ト致黎民ヱ可施中古大同類聚方ト云ヘル書ヲ撰國産藥ノミヲ以テ医療ヲ行給《フ》人有即時ノ典《テン》藥《ヤク》頭《ノカミ》ナリ其書奇劑數多《シ》雖有《ト》製方等ニ口傳多《ク》有ヿヲ知人ナシ今其製法口訣ヲ汝ニ教ニ能《ク》知覺シテ外術ヲ兼テ可行予カ今教所ハ誠ニ

七

奇術也是ヲ兼テ行《フ》時ハ百ニ一失ナク全快ス是上古神聖ノ醫術ナリ中古ノ時ヨリハ絶テ傳《ル》ヿ稀ナリ然《レ》共此術ノ今ニ残《リ》存スルハ牛馬ニノミ刺絡ノ術ヲ行《フ》テ其効アルヲ以テ發明スベシ此術ナラテハ全《ツ》諸病ノ愈ルト云ヿ尠シ古ノ神聖ト呼ハルヽ人者医ヲ業トセストイヱ共人ヲ安《ヤス》ンゼント欲ルノ道ハ心ニ懈《ヲコ》怠《タル》事ナキ故ニ医モ又自然ニクハシ當今ノ醫ハ商賈ノ簿書ニヒトシキ書記ノミヲ的ニスル故活生ノ術《ワザ》ニカヽリテハ大《キ》ニ過《チ》アルナリ人ヲ療ズルヿハ唯一通ノ心得ニテハ治《ス》ル叓ナシ先《ツ》天地ヲ量測《リヤウシヨク》シ古今ヲ

通達セザレハ妙ヲ得《ル》ヿ難シ人ノ精命ハ稟《ウクル》者ニ厚薄アリテ天ヨリ偶《テ》アル者ニアラズ其稟處ノ心ニ志ヲ向《ユ》テ用《ヒ》サル故エ妙ノ顯《ル》事ナシ是何ノ故ナレハ偽《ギ》書多シテ益アルノ書少キガ故也古ノ人ハ口授面命ヲ受テ我心意ニ徹識セザレバ人ニ施ズ當今ノ人ハ彼医書ノミヲ的トシテ心意ニ徹底《モ》セズ死物ノ医書ヲ以テ活物ノ病ト戰《フ》故ニ疾病退除セス却テ難治ノ症ト成ナリ死物ノ医書ヲ活物ニナシテ行《フ》時ハ病全《ク》愈《セ》ザルヿナキ也死物ヲ活生ニスルヿハ我《ガ》意識ニ有譬ハ鐘《カネ》ト鐘木《シユモク》トノ如《キ》意ヲ以テタヽケハ活シテ其音ヲ

八

出ス叩《カ》ザレバ死物也医書モ又其如《ク》人々ノ意ヲ以テ撰置シ書ヲ我《ガ》意トタクラベモセス其儘ニテ他ヱ施故ニ不治ノ症ノミ多《ク》シテ全快スル叓尠ト云ヘリ○余モ其神医ノ傳ヲ委《ツ》教示ヲ授恐慶無測又中神氏ノ医考ハ實事ナルヤト聞ニ○異翁答テ曰中神生々堂著述ノ書ハ實事妙意ヲ顯タル書也當今ノ医心ヲ留テ熟讀スベシ彼書ノ真意ヲ知《ル》ハ一切諸藝共ニ大《キ》ニ益アルヿナリ當今ノ医ハ古ノ医聖ヲ尊信スルノミニテ其医術ヲ己《レ》カ心ニ得《ル》ヿヲ知《ラ》ス唯貴《ム》斗彼中神氏ノ徒ニ示ニハ教ハ我《ガ》家僕トナシテノ遺ト云是尤ノ意

ナリサナキ時ハ活物ノ病ニ逢テ利ヲ得事ナシ粗工ハ死物ノ医書ヲ的トシテ貴ミ戰フ故ニ不治ノ症多シト云○余モ甚ダ感シ誠ナル哉道ノ道トスヘキハ常ノ道ニアラスト云ハ此コトナルカ規則ヲ離レテ又規則ト成ヿヲ能々味ヒ見ルニ離ハ交ルノ反對ナレハ心ヲ用窮理專可致事ナリ家流ハ口受面命ヲ實学トシテ文学ヲ不好唯病ニ効有ヿノミヲ願フ也文学ハ儒者ノ要トスル處医ハ病ノ愈ヲ以テ要トス聊《イサヽカ》モ詩章文字ノ華美ナルヲ不可好病ニ功ナキ事ハ医ヲ職《ツカサドル》者ハ恥ヅル所カ唯医事ヲ朝暮ニ工夫スベキヿ也自餘ノ事ハ吾門ニ於

九

テノ甚ダ禁ス予カ今施ス刺絡ハ剛ニシテ強ニアラズ汗下ノ二ツヲ兼テ補ヲ第一トスルハ鬱ヲ開ク力的ナレハナリ一鬱達シテ百骸凡テ開散ス是全躰ノ補ナラスヤ又清ノ郭右陶痧病ヲ刺ノ說ナトハ諭スルニタラス諸鬱ハ不及言一切ノ瘀物ヲ去叓奇也妙也刺絡ニアラザレハ凡テ沉痾痼疾ノ數十歲ヲヘタルハ不可治《ヂスベカラズ》刺絡ハ新古ヲ不厭《イトハズ》全治スマタ中神生々堂ハ医術ニ於テハ粉骨砕身シテ行レタレ共刺絡ノ術ニハ乏シク足ラサル所有若彼人ノ医工ニ刺絡ノ術徹底スル者ナラバ真ニ古今稀ナル名医ノ部タラシ惜ムベシ我イ

マタ其人ニ一度モ面見セサルヲ遺憾トスル也予外ニ門徒ニ示ス事ナシ中神氏ノ著述ノ意ヲ用ヒテ可也我別ニ述ルハ前ニ委ク如說國產ヲ以テ病ニ施其功ヲ漢土ノ產ニ等ク用ルト刺絡ノ術治ノミ見識ハ中神氏ノ皮肉ニ介入リ施術ハ予ヲ学テ一切ノ死物ヲ活物ニ用ル事コソ專ナリ活道ナキ時ハ一切ノ活物モ皆死物トナリ物ノ用ニ立ズ理ヲ盡テ理ヲ離レ規則ヲ建テ規則ヲ離レ又規則ヲ立テ理ヲ窮ルヲ徹底トス道ノ道トスベキハ常ノ道ニアラスト云ハ理ト規則ヲ離レテ又理ト規則ヲ建テ道ト成ノ意也予カ流ハ真理規道ノ

十

四ツヲ以テ意識ニ交エテ修行ス若違フヿ毫厘ナレハ過ツニ千里ヲ以テスロ授面命ヲ得テ又窮理スベキ叓也又彼異人ノ教示セシ医療本外ニ科者言ニ不及婦人小兒打撲接骨一切躰中ニ有ル所ノ諸病就中眼病ハ刺絡ナラテ即効歟シ凡テ一切難治ノ症ハ刺絡ニ不有《アラザレバ》ハ全愈ニ至ヿカタシト具ニ教タリ余モ心意ニ底シテ是即神聖救民ノ慈恵ナラシカト彼異人ヲ敬シ神恵ヲ尊ミ敬拜シテ胗脉ヲ詳《ツマビラカ》ニシ諸療ヲ施ス是全老翁ノ說《トキ》爲聞シ所也即異人ノ教示ノ如ク國產ヲ以テ療治ス依テ之ヲ家流ヲ号テ今好古大和流ト呼フカク云ヘハトテ上古

ヲ師トシテ中古ヲ雖モ不ト為ド師病ニ利有ヿハ野夫ノ言
タリ共必信用ス又遍歴中見聴シテ奇驗有ル湊方一二
ヲ爰ニ述ル予往年北總銚子浦ニ足ヲ止ル時漁人毒魚
ニ足ノ指ヲ刺レテ其痛堪《タエ》カタク其啼声雷ノ如シ傍ノ
人一少婦ヲトラヘテ陰毛ヲ二三本抜キ取其刺ロニ附
シカハ即時ニ痛ミ止ル土人曰針ヲ持テ人ヲ刺魚數多
有何《イツレ》ノ魚ニ刺レタルニモ陰毛ヲ附レハ忽チ痛ヲ止ル
傍ニ婦人ナキ時ハ其刺ロヨリ上ヲ縛テ家ニ皈ル是毒
ヲ遏ルタメ也若惣身ヱ行渡種々ノ怪病ヲ生スレハ遂ニ
癈人トナルト云フ余亦工夫シテ其毒ヲ刺絡ニテトリ

十

刺ロヱ髪灰ヲ附テ數人ヲ愈ス又壮年ノ時信刕善光
寺ノ邊リ丹波嶋ト云フ驛キニ止宿セシニ宿ノ小児地爐ニ
茶釜ノ掛リ有ヲトラヘントテアヤマリテ炉中ニ真俯
臥ニ倒レケルカ湯火一同ニ燃上リ一身手足悉クヤケタ
ヾレ驚悸シテ號泣ス予藥ヲ施ントスル内隣人年六
十歳斗成カ走リ來テ曰ク此療治ハ医人ニ托シテ痕ノツ
ク者也我療治セシト多ノ唾壷ヲ傾ケテ惣身ヱヌリ付
シニ忽チ痛モ止リ啼モ止テ失笑ス十日斗ノ内ニ全愈
シテ痕モツカズ元ノ如シ爰ニ於テ考フルニ元ヨリカク
邊鄙ニハ医モナク藥モナキ叓成レハ上古ノ神方傳リ有

ベシト夫ヨリ山中ヱ入ヒトツノ小村アレハ足ヲ止メ
テ其所ノ奇方妙藥ヲ探リ既ニ五十餘品ヲ得タリ別書
ニ記ス又京師ノ中神氏灌水ノ法ヲ行ハル是古ノ奇術
也予常刕ノ山中ニテ灌水ノ奇効アルヲ見タリ深山
幽谷ニハ狼ト云ル悪獸有若狂スル時ニハ其怒ルヿ
別雷《ワケイカヅチ》ノ如人家ニ入テ人馬ノ隔テナク齧《カミ》害ス老人有テ
其齧レタル處ヲ破針ニテ穿其疵ロヱ灌水スルヿ良ヤ
久シクシテ後藥ヲ附リ是ニテ再發ノ患決シテナシト云フ是
奇術也予其所ニ暫ク居テ其療意ヲ聞ニ灌水少キハ却テ
不宜至テ多キヲ宜ト云フ灌水シテ頻テ振寒発ルヲ度ト

十一

シテ杏仁ノ末ヲ酢ニテ調附置ト云其教ヲ謝シテ去
ヌ其後里犬ノ病ニ苦ミテ人ヲ喰タルヲ予彼術ヲ施試ム
ルニ其言ニ少シモ不違即効ヲ得タリ然リトイヘ共日數
過タルハ病犬ノ毒外ヱ散ル者ナリ是ヲ又工夫シ其毒
ヲ刺絡ヲ以テ取去テ全愈スルテ諸虫ノ刺毒病亂ニ
クハレタルモ此一術ニテ治スル事妙也又有海邊ニ止
宿セシ折其宿ノ婦人子ヲ産ス取アゲテ直サマ濵辺
ニ出テ初湯ノ替ト見ヱテ灌水ス又其産婦ニモ冷水
ヲ飲マシム余不審ニ思ヒテ其故ヲ聞クニ婦人産シテノ直ニ
冷水ヲ飲マシムレハ血ノ逆上スル患ヒナシ又小兒初湯

ノ代《カハリ》ニ灌水スレハ一生無病ニシテ驚風ノ患ナシト云ッ余凢《テ》灌水ノ術ヲ試《ミ》レハ病犬毒發狂瘧疾也此三患ハ我能々誠《ニ》テ書記シ置ナレハ決シテ疑事ナカレ今萬病ヲ治《ス》ルニ藥術共廣ク探《リ》求ルニ不及刺絡ノ一術ニテ治《セ》サルハ稀ナリ中神氏痨瘵ノ症ノ不治ナルヲ深歎《ク》意アリ予モ又痨瘵ノ病ハ百死ニシテ一生ナキヿヲ憂《ル》故ニ壮年ノ時ヨリ工夫セルニ此ヲ治《ス》ルヿ刺絡ノ術ヲ第一トス此病ハ血欝ヨリシテ成其元ハ父母ニ有テ即《チ》胎毒也此胎毒ニ意味深叓アレ共其故ヲ知《ル》人ナク唯胎毒トハ瘡疾類ノ様ニ思《フ》人ノミ多シ或ハ驚風丹毒ナトヽ思《フ》医モアリサバカリニアラズ一切病根ハ胎毒瘀血也人トシテ胎毒ヲ受産ルヿ是自然ノ理也父母ノ両精ヲ以テ形ヲナス故ニ父母ノ毒ヲ除テ活生スヘキヤ夫身躰ハ父母ニ受《ル》ナレハ病毒トテモ残《ル》ヿナシ此胎毒瘡疾ト成テ表ニ發《ス》レハ痨瘵ノ患ナシ表ニ不發シテ内ニ有者ハ痨瘵ヲ患《ル》ナリ欝氣面ニ顕時速ニ刺絡ヲ用内ノ強弱ヲ察《シ》テ汗吐下ノ法ヲ對症シテ施《ス》時ハ全快セズト云ヿナシ然《レ》共疾少ニテモ内ニ残《ル》時ハ再《ヒ》發シテ救ベカラス此内ニ残《リ》アルヤ無ヤヲ知《ル》事ハ中神氏ノイヱル如《ク》筆ニノヘカタ

十三

クロ援面命ニアラザレハ難諭余全治ノ道ヲ潛ニ發明セル故ニ處々経歴ノ先々ニテ彼病ヲ療スルニ百ニ一失ナシ然ナカラ後患ナク壽ヲ得《ル》ヿハ二年ノ久《キ》ヲ経テ療治ヲ施ザレハ全愈シカタシ其中ニハ休藥休術モアリ怨《ウラム》ヘキ叓ナラズヤ此術ナラテハ全治ニ至叓ハ决而ナシ能々思慮ヲ可致事也中神氏此病ニ粉骨シテ工夫有ヿ故今爰ニ其的術成ヿヲ顕《シ》又愚人ニツグル也余東都ニ住シテ爲《ニ》医行叓十餘年諸病ニ刺絡ヲ除テ療治セシ事尠シ凢《テ》ノ病皆彼ノ術ヲ兼行《フ》也沉痾痼疾ノ既ニ癈人ト成ヲモ數百人愈セリ又余家ニ癰疔ト号ル腫物ナシ凢テ紅腫ヲ顕《ス》ト速ニ刺絡術ヲ施内發散ノ藥劑ヲ與テ日々ニ彼術ヲ用ユレハ腐膿スルヿナク不爲形《ヲ》シテ全治ス此疾數試《ミ》テ徴識セルユヱニ爰ニ述《ル》予今齢既ニ七旬ニ近《キ》迫此術ヲ施《セ》共万ニ一失ナシ寳ニ貴ク覺テ諸病ニ専《ラ》施シテ畏《ル》ヿナシ我流ノ医術ハ先我《カ》精神意識ノ有所ヲ可知是ヲ知《ッ》テ又已カ病ヲ知《ル》ナリ其知《ッ》テ協ヌ道理ヲモ不知シテ妄《リ》ニ人ノ病ヲ除《カ》ントスルハ誠ニ縁《テ》木求《メ》魚跋ニ渉險ニ同先我精神意識ヲ能々窮ベシ是生徒初学ノ第一也而后医術ヲ可学夫人命ハ天受ニシテ至テ貴《キ》

十四

者ナレハ術ヲ猥リニ可レ行事ナラス分厘ニアヤマレハ千里ヲ差《アユム》能々心ニ志ヲ向ヱ活法第一ニ工夫可レ致事ナリ實意ヲ失スレバ天必是ヲ罰ス席上ノ空論ハ活物ニ益ナシ家流ハ文学ヲ不レ好口授面命シテ又能々窮理致レ理ノ極ニ至リ亦理ヲ離テ心ノ一灋《ハウ》ニ皈シ其上ニテ諸療ヲ施ス了是ヲ即實学トスルナリ又第一異人口授セシハ師ハ尊テ其教ハ我カ使令トナシテ必教ヲ規則トシテ縛ル了ナカレ心ヲ大海ノ如ツニシ身ハ潜テ療エハ廣ク可レ處縛テレハ活用ニ不レ成唯實意ヲ専トスルコソ神教ナリト示セリ是ヲ直ニ我流窮理實学ノ規則

十五

トシテ聊モ忘失セズカク言ハトテ浅陋素餐ノ吾ナレハ博哲ノ良醫ヲ慙《ハヂ》且《カツ》懼《ヲソレ》伏共彼翁ノ教術ヲ疾患ノ人ニ施救モ不仁ナラント医匠ノ誹モ不レ省《カヘリミズ》唯窮民ノ助事ヲ一途ニ思念余力志ヲ憐《アハレミ》文章ノ前後雜言ヲ不毒其厚意ヲ味給テ其不レ足《タラザル》ヲ保唯救民ノ一助タル事ノ示ヲ希フ而已

『施本大和医語』

發語解惑題言

專ニ施本トシテ窮《キウ》民《ミン》疾《シツ》患《クワン》ヲ救フ一助ヲ著ス二其主トシテ務《ツトム》ル處ハ刺絡術ヨリ先キナルハナシ然レ共世俗聞見《ケン》ニ狃《ナル》ル處ノ法ニ非ザレハ見テ以テ異ナリトセン是レ清血汚血ノ其濫《ラン》觴《シヤウ》ヲ知ラザル故ニ清血モ出ルト意得ル者多シ然シ其清血ヲ一滴《テキ》モ漏《モラ》サズ汚血斗リヲ取事予ニ會《クハイ》シテ其證ヲ發明スベシ此法ハ老少肥《ヒ》瘦《ソウ》ヲ論ゼズ就中《ナカンヅク》老人無病ナルモ四旬以後ハ平日此術ヲ行ハザレハ率《ユツ》血還《カヘル》血ノ道路ニ粘血詰痼《コ》シテ清血是ガ為メニ運行スル事能ハズ依テ行住座臥心ニ随ハズ変ジテ諸病トナリ百歳ノ命モ中路ニ絶《ゼツ》ス毎《ツネ》ニ此術ヲ行ヘハ汚血ヲ除キ活《クワツ》血ヲ導キ顔容美ク壮《ソウ》健《ケン》ナリ當今此術ヲ知ル人稀ナリ粗工ハ殊《コト》ニ知ラザルノミニ非ス指《ユビ》サシテ誹《ヒ》義《ギ》セシ吾レ掌《シヤウ》ニ異翁ノ秘授ヲ得タリ是ヲ主《シユ》トシテ施スニ百ニ一失ナク全愈ス依テ久患ノ人予ガ居ニ市ヲナスナレ共蒙《モウ》昧《マイ》ノ徒《ト》ラ多ク人ヲ欺《アザム》キ實術ヲ拒《コバ》ム其口《コウ》演《エン》ヲ憎《ソウ》スルニハ非ザレ共患者ノ惑《ウタガヒ》ヲ解《トカ》セシガ為ニ窮理實学ノ意ヲ粹ニ彫テ世ニ公《コウ》ス見者辟《ヘキ》シテ當世ニ知音ノ鐘子期《ゴ》ナクトモ千歳ノ下ニ揚《ヤウ》子雲《ウン》ヲ待ノミ

壹

異翁語述

上古神聖ノ世ヲ統御《トウギヨ》ナシ給フニハ天下人民ヲ慈《ジ》愛《アイ》撫《ブ》育《イク》ナシ玉フ事古今異《コト》ナル事ナシ依テ其民ノ疾《シツ》苦《ク》病痾ヲ救フニハ醫料ノ官ヲ設ケ醫藥ノ職《シヨク》ヲ置キテ生靈ヲ仁壽ノ域《イキ》ニ躋スルヲ以テ急《キツ》務《ム》ナリトシ玉フ故ヘニ醫官ハ生《セイ》民《ミン》司《シ》命《メイ》ノ職トナルカハカリ重キ職ナリシモ當今ニ至リテハ醫ト称《シヤウ》スル者幾《イク》万人是レ皆《ミナ》書籍《セキ》ノミヲ的《マト》トシテ冥《メイ》捜《ソウ》暗《アン》索《サク》スルノミ故ヘニ實驗《ケン》ノ術ニ昧《クラ》ク一匕ノ下ニ生死存《ソン》亡《モウ》ヲ決《ケツ》スル事能ハス畢竟窮理膚《フ》浅《セン》ノ弊《ヘイ》ニ非ズヤ今汝ニ授《サツ》ル術ハ私《シ》意《イ》ニ非ズ且ツ此法ヲ以テ人ヲ起スモノ和漢《ワカン》ニソノ人尠《スクナ》カラズ漢土ニハ扁《ヘン》倉《ソウ》華《クワ》郭《カク》ノ名医アリ亦我邦ニハ上古ノ神醫ハ姑《シバラ》ク置キテ論ゼズ二百年來ニハ山脇東門荻《オギ》元《ゲン》凱《ガイ》中神生ノ輩《トモガラ》モ我カコノ術ヲ專ラ行ヒテ癈《ハイ》痼《コ》沉《チン》痾《ア》ヲ救フ故ヘニ良醫ノ名世ニ盛ンナリ然ルニ庸医拙技ヲ以テ自巳ノ試驗《シケン》ヲ撰シ人ヲ誤《アヤマ》リ世ヲ欺《アザム》クモノ多シ是レ醫道ノ真日々癈《ハイ》蕪《ム》ニ就ク豈《アニ》痛マシカラズヤ今此方法《ハフ》ハ即遡古ノ神聖窮民ヲ救済《キウサイ》シ玉フ處ノ真法ナリ庸工《コウ》ハコレヲ解《ゲ》得《トク》セス一滴《テキ》モ血ヲ取事ハ殆《ホトン》ト危《アヤウ》術トノミ心得テ患者ヲ欺《キ》妄《ボウ》ス

貳

故ニ非命ニ損《ソン》スルモノ日ヲ遂《オフ》テ夥《オヽ》シ良醫ハ却テコレヲ暁《サトシ》シ進メテ廢痼《ハイコ》ヲ午下ニ起ス豈《アニ》亦希《キ》世ノ神法ニ非スヤ今世上ニ醫ヲ業《スキハヒ》トスルモノヲ観ルニ門戸ヲ張大ニシ虚譽《キヨヨ》ヲ世ニ馳《ハセ》セテ寢食《シンシヨク》ヲ安居スルノミ口ニハ醫聖ノ書ヲ談スレトモソノ奥秘ヲ知ラス經書ヲ論議《ロンギ》スレ共其大道禮樂ノ濫觴《ランシヤウ》ヲ暁ラス日夜拝《ハイ》盤浮華《ヘンフクワ》ノミニ心ヲ怡《ヨロコブ》ハセ訓《キン》詁詩章ノ末枝ヲ讃揚《サンヤウ》シテ長世救民ノ術ヲ錬《レン》磨スルニ踈《ソ》ナリ是レ井ノ蛙ガ四海ノ水ヲ論シ夏虫ガ霜雪ノ色ヲ辨ズルノ類ニ非スヤ今吾レ汝ガ篤實《トクジツ》敦樸《トンボク》ノ質《シツ》ナルヲ知ル故ニコノ

三

法ヲ授與ス漫《ミダリ》ニ其人ニ非ザルモノニ授《サヅク》ル事ナカレ唯《タヾ》此濩ヲ以テ廢痼ヲ救ヒ起スベシ然レ共膏粱《カウリヤウ》豪戚《セイ》ノ家ハ徒族《トゾク》衆リソノ術ヲ拒《コハミ》ミ妨《サマタゲ》ケテ吾カ驥《キ》足ヲ信ル事難シ能ク其向意ヲ察シ拒《コ》樟《シヤウ》ヲ縛《バク》シテ施スベシ吾レ常々思慮《シリヨ》ナスニ今唐ヨリ齎《モタラヒ》セ來ル處ノ藥種ハ其價《アタヒ》モ貴ク貪者《タンジヤ》ノ求ルニ難クシカノミナラス其藥品モ踈《ソ》ナリ依テ是非ナク數日捨《ステ》置キ廢《ハイ》人トナル者數多ナリ然ルヲ吾カ國ニ産ル處ノ藥物ハ下直《カチヨク》ニシテ貧《ヒン》キモ求メ安ク是レヲ用ヒテ刺絡ノ術ヲ第一トスレハ是又意外ノ理ニシテ全治ニ至ルモノ不レ敢《スチカヘス》

患者ノ甚ダ厚益ナリ医モ亦至テ窮《キウ》民ヘハ施藥トナシテモ吾ガ安居ノ障《サハリ》リニモナラズ疾《シツ》患ノ全快ニ至ルハ是上古ヨリノ神傳ニ非ズヤ然レバソノ神医ノ妙慮《ミヤウリヨ》仁治ノ眞智ニ到リ斯《カク》民ヲ憐《アハレム》ム妙測《シヨク》ヲ繼《ツギ》キテ其民ノ疾患ヲ救フニ聊モ謝物ノ厚薄ニ不レ拘《カヽハラズ》至テ貧家《ヒンカ》ヘハ雜費《ザツヒ》ヲ送リテモ救フベシ是レ即チ神示ナリ明々タル心ヲ稟《ウケ》ナカラ蒙々タル意識《イシキ》ニ覆《ヲフハ》レテ白首ニナリテモ其妙用ニ至ラズシテ身終ルハ口惜《ヲシキ》キ事ナラスヤ能々免強《ベンキヤウ》致スベシト與《ツイ》ニ面命シ玉ヘリ余熟《ツラツラ》考フルニコレヲ先キニ著ス者ナラハ疾者ノ迷ヒモ

四

晴《ハレ》レテ快《コヽロ》ヨク毒邪ヲ除カシムル事モアラシサスレハ異人ノ妙意ヲ撰シ予モ又其跡《アト》ヲ慕《シタ》ヒ黎《レイ》民ノ疾厄退除ノ醫トナラシ嗚呼《アヽ》深ヒ哉異翁ノ仁《ジン》吾レ信《シン》シテモ猶《ナヲ》ヲ不レ足《タラズ》仰《アヲギ》キテモ猶ヲ及ブ處ニ非ズ

文化八辛未孟春

皇都産　三輪試撰

文化丁丑春發兌

三輪東朔先生説
伊藤大助筆記

刺絡聞見録

東都書房　逍遥堂

刺絡聞見録序

吾東邦人荻元凱著刺絡編、詳説和蘭之術、醫家刺絡之術、自是而興焉、越前縣道策、近江中神右内輩、皆長此術矣、雖然非專于此者也、其專此術而屡奏神效者、莫若三輪東朔也、東朔之言曰、百病生于欝滞、々々生于氣血擁塞、刺絡祛瘀

濁之血、通邪結之氣、則擁塞者開焉、欝滞者散、爲正氣宣達、而真血流通、諸患於是乎頓瘥矣、是刺絡之效也、盡驗宣洩洮、神禹疏九河、瀹濟漯、決汝漢、排淮泗、能止天下之大患、能濟天下之黔黎、吾術同于此矣、彼昏不知、補住是悦、欝者益欝、壅者益壅、不近似鯀障

洪水乎、此亦極是、夫專其術者、必造其妙、々而不止、必入其神、東朔專攻此術、四十年如一日矣、今年踰七旬、其術殆入神妙、而其獲奇效偉驗、駭人之耳目、固宜矣、雖然醫之發汗吐下、莫能開欝、莫非達塞、又何特刺絡乎、吐下之所不及、假此開達壅欝、是爲得之矣、

醫治非專在于此、而是亦醫治之所不可闕也、吾門人信濃伊藤大介精于古醫方、頃從東朔受其術、筆記其説、以傳四方、來而請序於予、予語之曰、鯀障洪水而殛死、漢志以隄障爲下策、雖然漢唐宋明能捍黄河之大患者、唯此隄障、々々之功能殖百穀、能育萬民、則上古

之事不可以律令也、且也静然補病、荘周嘗言之、病之有補、三代遺言也、予以謂醫治補瀉兩端、猶車之有兩輪、与聖人之徳刑、不可缺一、不可、發汗吐下、皆是瀉也、刺絡則瀉術之最明顯者也、聖人徳禮之化、後人雖企而覇者政刑之治、其功易奏、醫家之滔々乎趣瀉術、是亦世道之汚隆、時勢之所使然、予不得不為此之嘆也

文化丁丑春二月十三日

錦城老人加賀大田元貞才佐撰

董齋久進書

沖鶴年鐫

刺絡聞見録

余弱冠ヨリ医學ニ志シ初李朱ノ説ヲ尊信セシカ後東洞先生ノ著書ヲ朋友ノ許ニ見テ仲景氏ノ方法ノ精妙ナルヿヲ知リ專コレヲ尊奉シ晋唐以來ノ諸大家ノ家言ヲ睥睨シ千載ノ卓見トセリ其後亦平安ニ至リ其嗣タル南涯先生ニ師事シテ傷寒論金匱要略ノ講説ヲ聞始ハ思フ古先生ノ旨ニ戻リ氣血水ノ三統ヲ以テ此ヲ辨別スルハイカントヿヲ經月ヲ累ヌルニ從テ先生ノ意味ノ寓スル所ヲ知リ此説ヲ篤ク信セリ篤ク信スルヿ數年ナリシカ一日一大疑案ヲ生タリイカント云フニ凡仲景氏ノ傷寒論ハ論ナルヘシ論ナラハ論ヲ以テ主トスヘキニ今其撰次ノ書ヲ歷觀スレハ類聚ヲ以主

トスルモノナリ然ルヲイカンシテ論ト云モノヲ以テ講説スルヿヲ得シヤト疑フコレヨリ其疑フ所ニ意ヲ留メテ其遺訓ヲ讀ニナルホト其一章ノ體ハ論ナリ論ヲ以テ主トナシタル證據ハ晋唐以來ノ医書トヒトシカラス三陰三陽ノ病名ヲ建而其陽病云云ノ證ハ何湯主之云云ノ證ハ何湯ニ宜ト云或與ト云テ證ヲ先ニシ方ヲ後ニス其先ニスルノ證ニ他ト混スルヲ別ツアリ其別ツ所ニ目ヲ注テ造次顛沛ニモコレヲ思コレヲ思フヿ數年ナリ數年ニシテ其書體ハモト論ニシテ類聚ハ王叔和カ自己ニ出ルヿヲ知リ斷然トシテ云作者ノ意味ハ論ニアツテ類聚ニアラストコレヨリ王叔和ノ撰次ニヨルヿヲ止メ論ヲ主トシテ證ヲ其混スル所ニ集メコレヲ別ツノ撰次ヲナス其撰次ヤ十余年ノ星霜ヲ經

テ漸クナルナリテ其意ヲ註解シコレヲ獨斷ト名先其正文ナルモノヲ世ニ公ニセントス其詳ナルハ傷寒論或問ニ辨論ス故ニ爰ニ贅セス實ニ仲景氏ノ遺訓ヲ讀テ其意味ヲ知ルヿヲ得ハ信ニ我カ精氣ノ極ノ然ラシムル所ト其身モコレヲ自負シ其スル所ハ東洞先生ノ主トスル所ヲ主トシ其講説スル所ハ其排スル所ヲ排セス東漢ニ溯洄シ仲景氏ノ主トスル所ヲ主トス是平生其志行ノ所ヲ云ノミ其志行ヲナス中ニヒトリ湯液ノ及ハサル所ヲ輔翼スルモノアリ世ニ云刺絡ノ術ナリ其術ハ瘀濁ノ悪血ヲトルト云モノニシテ其事ヲ平安ノ荻台州カ著セシ刺絡篇ニテ知リ郭右陶ノ痧脹玉衡ヲ求メテ讀ミ萬病ニ痧アルヿヲ覚ル其後高陽朴ノ医談、中神右内ノ医談雑記ヲ得テ其事マタ詳ニナレリ

然レトモ常ニ見サルノ血ヲ見ルノ術タル故ニ病家モ好マス又已モ人ノ好サル所ヲ施ニ心ナシ其施ニ心ナキハ其事ニナレサルニ起ルナレサル刺絡ハモトヨリ論ナシ平日トリアツカウ湯藥サヘ下劑ノツヨキハ人ノ悪ム所ナリ然レトモ強テコレヲナス吐劑ニ至テハ順ニ下降スヘキ飲食ヲ逆ニ吐出セシムル故ニ病家ハモトヨリ医モ亦コレヲ與ス越前ノ奧村良筑ノ如キハ医中ノ豪傑ナリ超然トシテ人ノ忌好サルヿヲナス故ニ人モコレニ目ヲ注其國ニ至リ其治ヲ学其コレヲ学モノ多キ中ニ獨嘯庵カ吐方考荻台州ノ吐法編アルハ先其意味ヲヨク得タル人トモ謂ヘシ其書ヲ得テ讀モノハ其理ヲ知ルノミニシテ其事ニナレサルニヨリテ恐怖スル所アリ又其術ヲ受ル人ハ無知ノ俗ナレハ世

ニ異ナル治ヲナスト稱ス医其事ニナレサル恐怖スルノ藥ヲ與レハ飲食ヲ吐出シテ悶亂シ手足厥シ冷汗出コレニヨリテ病家ハ毒ヲ與ルカ如ク周章シ或ハ死ニ至ンカト問コレニヨリテ医モイヨイヨ恐怖シテ與ルヿヲ欲セス與ルヿヲ欲セサルハコレ他ナシ唯其書ヲ讀テ其理ヲ知リ其事ニナレサルニヨレリ獨嘯庵台州ノ如キハ親ク其國ニ至リ其人ニ從事シテ其事ニ屢ナレタルナリ故ニ苦労スル形状ヲモ知リ疾病ノ治セシヿモ見聞セシ故ニ恐怖ノ心ナク施セシナラン又奧村ハモトヨリ専門タレハ其許ニ至ル病人吐ハクルシキト云ヿヲ會得シテカヽリ又吐ニヨリテ疾病ノ治スルヲ見聞シテ至ル故ニ果然トシテ志定ルモノナリ又其門ニテハ平生ノ作業タル故ニ病人ヲ見ルト治ヲ施サ

ルニ治スルト思惟シテ恐怖ノ心ナク藥ノ分量ヲ定メテ與フコレ他ナシナレルトナレサルトノ二ノミ總テ百事ハナレルトナレサルニヨリテ霄壞ナリ余前ニ擧ル如キ刺絡ノ書ヲ讀トモ其事ニナレサルニヨリテ其理ハ知レトモ親ク見聞スルヿナキ故心ニ恐怖スル所アリ恐怖スル所アルモノハ其事ニナレサルニヨレリナレサル故ニ其事ヲナサス空ク年月ヲ經タリ去年六月中神右内江户ニ出脚氣ヲ刺絡シ足擧カタク沈重スルモノモ即時ニカルカラシムルナトアリト傳聞ス秋ニ至リ山脇家法ヲ得テ讀ニ刺絡ノヿヲ詳ニス冬ニ至リ數年患ル所ノ痔漏ヲ治セント江户ニ来リ京橋因幡町畑中分中子ニ治ヲ請其間加賀医官吉田長俶子ノ著セル泰西熱病論ヲ見ルニ熱病ニモ刺絡シ痘瘡ニモ刺

絡スルヿヲ載ス余始ハ思山脇中神ノ兩家ヲ訪其術ヲ学ントス志又吉田氏ノ著書ヲ見テ其人ニ学ントス時ナルカナ小網町三丁目加田屋長右衛門ニ寓居シテ在シカ總州銚子ノ人羽戸七右衛門余カ医学ヲ好ヿヲ聞其身刺絡シテ危急ヲ救タルヿ其他奇効ヲ奏セシヨシヲカタル初夜ヨリ中夜ニ及故ニ其術ヲ何所ニ受シヤト問ハ三輪東朔ト云人ニ学ト云余其人ノ住居ヲ問ハ云先ニ銚子ニ在今淺草ニ寓スト云我手ヲ拍テ曰數年学ント欲スルノ術イマタ其人ニアハスシテ空ク年月ヲ經タリ又他ト異ナル説ヲ建湯藥主トセス刺絡主トスルト云ノ人ニ逢ヿヲ得ルオヤ實ニ天我ニ幸ヲ得セシムルノ時ナリ時ヲハ失ヘカラスト其居ヲ訪姓名ヲ通シ門ニ入ント請フ先生コレヲ許ス故ニ東脩シテ其門ニ入リ其大體ヲ聞ニ古人未發ノ説ニ乄先哲未言ノ所ヲ述テ我ニ聞シム我コレヲ聞歎シテ曰仲景氏ハ医聖ナリ其医聖ノ方法ヲ用テモ應セサルアリ其應セサルヲ應セシメントスルニ ハ刺絡ノ術輔翼スルニアラサレハ病膏肓 ニアルモノニ應スルヿアタハスト爵躍シ膝ノ進ヿヲ知ラス又其スル所ヲ見レハ瘀濁ノ惡血ヲサリ澁滞ノ血ヲ乄運動活潑ノ用ヲナサシムルノ術タリ余コレニヨリ其會得スル所ト先生ノ論辨シ玉フ所トヲ記シテ二巻トシ刺絡聞見錄ト号シ其事ヲ詳審ニシ其經驗ヲモ併擧クコレ其事ヲ親ク聞見セサルモノモ恐怖ノ心ナク其術ヲ施スヘキ爲ニナス實ニ此術ハ湯液ノ及サルヲ輔翼スルモノニシテ医タルモノ知ラスンハアルヘカラサルモノナリ若亦事ヲ解スヘキ

病家アラハ此書ヲ讀シメトキキカサシメハ血ヲ見ルトモ忌嫌ヘキヿモナク恐怖ノ心モ生セサラシメン若然ハ起カタキ沈痾痼疾ハ勿論鬼籍ニ載ントスルノ危急促迫ノモノモ平快ニ至ン然ハ余カ医学ヲ好スル志モ世ニ顕レ先生ノ説モ廣ク四方ニ流布シ海内ニ先生アルヿヲ知シメ其志萬民ヲ乄骨ニ肉スルノ幸アラシメントスルノ主意モ違センナリ故ニ事ヲ奇ニセス術ヲ隠サス唯濟世ヲ主トシ如此其本末ヲ序スルト云爾

文化十四年丁丑孟春

信濃　伊藤大助謹述

凡例

一刺絡ノ主タル所ハ一身ニ循環スルヿアタハス留滞シテ害ヲナス毒血ヲトルノ術タリ故其要ヲカタレハ其毒血ヲトルト云ノ一言ニ盡セリ然レトモ其コレヲトルヤ一所ニアラス又其毒血ハ一タレトモ其病狀ハ千萬タリ故諸般ノ形態ヲ擧テ以其治例ヲ示ス

一世医ハ唯湯液ノミ議論スルヿヲ知テ毒血ヲトリ真血ヲメクラスノ治ニ疎シ故ニコレヲ難スルモノ多シ医難スレハ無知ノ俗ハナヲ亦難ススヘテ医ハ萬病ヲ治スルヲ以主意トスレハ諸枝ニ通セスンハアルヘカラスコレヒニ由テ余其事ヲ詳ニ擧テ疑惑スルモノヲ導羈束スルモノハ翔走セシメンヿヲ欲ス

一辨論スル所ノモノ縷縷トシテ繁雑ニ似タリ然トモ其言瑣細ニワタルハ濟世ノ志切ナル老婆心ニ出實ニ此術ハ奇ニ似テ奇ニアラス愚夫愚婦モコレヲ見聞セハ危急ハ救ヘシ然ルトキハ学士ノ爲ノミニアラス偏僻以陋ノ地ニモ流行センヿヲ欲スヨッテ辭ハ達意ヲ崇ヒ繁雑ヲイトハス俗ニ通スルヿヲ要トシ其事ヲ記スルヤ瑣細ナルアリ

一經驗スル所ノ姓名ヲ擧ルニ奇疾難病ノ如キハ省畧ス若其狀態ヲカタラハ忌ンヿヲ察シテナリ然トモ其トルノ血ハ同ク其狀態ハ異ナレトモ其根原ハ他ナラサルヿヲ知ラハ亦イトフヘキニモアラス

一世人其事ニ熟セサルハ其術拙シ心ヲ用ルヿ切ナラハ難ヿナシ又治ノ速ナルヲ望ヿナカレナスヘキヲナセハ自然ニ去故巻中ニ其歳月日數ヲ擧ルハコレカ爲ナリ又其刺ス處及凝結スルモノ疼痛スル所ヲ詳ニアクルハ此ニ意ヲ留レハ其大體ニ通スルヿ難カラス若コレヲ以テ談柄トシ事實ニ徵スル心ナキハ濟世ノ志ウスキニヨレリ若厚ク切ナラハ管子所謂精氣ノ極ト云ノ地ニ至ルヘシ

一刺法諸書ニ詳ナレハアケス然レトモ其刺ヤ他ニ異ナルアリ其異ナルモノハ癰疔便毒ノ類ヲ刺ハナリ其コレヲ刺ヤ高ク腫テ大ナルハ常ノフクヘニテハナシカタシ其口一寸五分二寸ニ及フモノニアラサレハ足ラス此腫ハ大フクヘハ小ナレハナリ又股ノツケ子委中其他動脈アル所常ニハ脉ヲ夾テ其兩旁ヲサスヘシ若毒其所ニ在ハ直ニサシテ可ナリ又證

ニヨリ緩ナルハ縛縻ヲ用スシテ可ナリ或危急ナルカ又血ヲ多トランヿトセハ用ヘシシカラサレハ絡アラハレサル故ナリ頭上ニ在ハ縛縻ヲ以テ前ナレハ後ニテシメ後ナレハ前ニテシメヨ其刺ノ浅深ハ毒ノ凝結多少ノ輕重ニヨルヘシ常ハ一分五厘物ニヨリテハ五分ニ至ル其事アラカシメニハ定メカタシ若其術ニ心ヲ用ルヿ切ナラハ言ストモ黙シテ識ルヘシ其識ルヤ自然ノ妙ニシテ奇ニアラス天造ノ然ラシムル所ナリ

刺絡聞見録巻上

三輪東朔先生説　門人　伊藤大助筆記

凢事ヲナサントスルニハ先其スル所ノ大體ヲ詳審ニ知ラサレハ識定ラス識定ラサレハ其スル所術拙シ術拙ケレハ人信セス人信セサレハ其術ヲ天下ニ弘メ廣ク其説ヲ施シコレヲナサシムルヿアタハズ故余先生ニ聞ル所ノ刺絡ノ術其ナスヘキ大體ヲ擧テ開巻第一義トス先生曰我先刺絡行ハズンハアルベカラザルノ義ヲ示サン其示ヤ汝ニ示スノミニアラズ此義ヲ以テ世ニ公セハ天下ニ濟世ノ志アル人ニモ示ナリ故余其術ヲ奇ニセス萬民ノ疾苦ヲ救ヲ主トシ胸襟ニ蘊蓄シ

秘メ藏スノ心ナク價ヲ求テ沽ントスルノ孔夫子ト其志ヲ一ニシ求ルモノヲ求テコレヲ教天下ノ蒼生ヲシテ壽域ニ遊ハシメントス故事ヲ詳ニシ其義ヲ平穩ニ述スヘテ世人ノスル所ハ其術ヲ高尚ニセントシテ奇怪ノ説ヲナスモノアリ余甚コレヲ忌然レトモ人見テ其質樸ヲ議センスヘテ物ハ華麗ヲ好ンテ文章ヲ浮靡ニナセハ必縁飾スル所アリ縁飾スレハ反テ其實ヲ失フ老子モ言スヤ信言美ナラズト故余ハ華ヲステ實ヲ主トシ其言ヲ巧ニセズシテ述フ抑我主張スル所ノ刺絡ノ術始荻台州先生ニ学後異人ニ遭其術ヲ切磋琢磨シテ其極ヲキハメタリ余異人ト切磋琢磨シタリト云トモ神仙狐狸ノ異ニアラス好テ異ヲ談スルハ孔夫子ノ深ク戒ル所ナリ故ニ余カ異トスルハ他ト等キ

異ニアラス其異人ノ傳ハ後ニ載スミカミヨリ其術ヲ行ヿ已ニ四十余年今其齡七旬年來其スル所ヲ以術ノ至極ヲ知リ決斷シテ云此術無シハ世ノ沈痾痼疾ハ勿論危急促迫ノモノヲ治スルヿアタハズトセリ實刺絡ノ法ハ天下第一義ノ術タルナリイカントナレハ藥力及ザル所ヲ刺テ瘀濁ノ惡血ヲ去ハ澁滞ノ眞血運動活潑シテ其用ヲナス其術ノ奇ナルヤ妙ナルヤ言語ニ述ガタクコレヲ受テ知リコレヲナシテ知ルニアラザレハ其事語リタリトテ人信セズ況ンヤ此術ヲ拒ミ忌ムノ人ヲヤ其コレヲ拒忌モノハ神功アルヿヲ見聞セザル故ナリ若實ニ見實ニ其術ヲウケテ其神功アルヿヲ見聞セハ實ニ然リトセン唯書ヲ讀テ其理ヲ紙上ノ空論ニ知リ湯液ヲ以萬病ヲ治スルモノトスルノ人ハ刺絡ノ妙

用アルヿヲ知ズシテ云如此ノ證ニ如此ノ湯液ヲ與タリ與ト云トモ治セザルハコレ不治ノ證ニシテ命ナリ命ハイカントモシガタシ我吾知ル所ヲ盡シタレハ是人事ヲ盡シテ天命ヲ俟ト云モノナリト云余其説ヲ聞テ云其人ニシテ其人ノ知ル所ヲ盡サハ其人ノ人事ハ盡シタリト云モ可ナリ然トモ天下ノ術ヲ盡ト云ベカラス余モ若年ヨリ古今ノ医書ヲ歴觀シ諸家ノ講説ヲ聞其善トスルモノヲ採テコレヲ疾病ニ施ニ治スルアリ治セザルアリ後刺絡ノ術ニ通シテコレヲ先ニ不治トスルモノニ施スニ治スルヿ十ニ六七ナリ其不治トスルモノ六七治スルヿヲ得テ先ナルモノニ比スレハ萬病治ズト云ヿナキニヒトシキナリ實湯液ノ及ザル所ヲ治テ起死囬生ノ神功アルモノハ刺絡ノ術ヲ措テ

天下議スヘキモノナシ越人虢太子已ニ死セリトスルモノヲ治セシモ刺絡ノ術ナリ然ハ刺絡ノ術ハ天下第一義ニシテ扁鵲名医ト稱ラレ今ニ至リ日月ト共ニ其名声天下ニ傳播シ雷ノ如ク震古今ニ超絶スト呼ル、モノハ刺絡ノ一術ニヨレルニアラスヤ彼實ニ名医タレハコソ其時湯液ヲ議セズシテ刺絡コレナス其コレヲナス所以ノモノハ湯液及ハザルヿヲ知ハナリ然トキハ刺絡ノ術ハ天下第一義タルヿヲ知覚スベキナリ世間其ナス術ハ天下第一義タルヿヲ知ズ唯扁鵲ノ名医タルヿヲ知ルコレ其ナス所以ノ術イカンタルモノト云ヿニ意ヲ留ス唯其傳播スル所ノ名声ヲ知ノミナリ若其スル所ノ術ニ意ヲ留メハ湯液ヲ議セズシテ刺絡スル所以ヲ知ルベキナリ余此ニ歎アリテ刺絡ノ術ハ湯液及ハザル所ニ及ノ術タルヿヲ講説シ天下ニ公行セシメ天下ノ医生ニ其術衆ニ施シテ一失ナク沈痾痼疾ヲ平愈セシメントス此我志ニシテ衆人ノ非命ヲ命ト云ヲ深ク憂ルヨリ起レリ凡人身ハ毛髪爪牙ノ毫末マデモ天稟ノ神氣充満シテ運動暫モ間断ナク活潑者ナリ然ヲ一タビ其神氣ノ運動其機ヲ失スレハ轉輪ノ功ヲ失シテ瘀濁トナル「瘀濁トナレハ若〻腐敗シ若〻凝結ス其腐敗スルモノ、大ナルハ癰疔トナリ小ナルモノハ瘡癤トナル又凝結ノ大ナルモノ腹ニ在テハ堅塊トナリ小ニシテ四肢ニ在レハ筋骨ニツイテ疼痛拘攣ハ輕ク重キハ機関ニツイテ鶴膝風ノ类トナル又腐敗セズ凝結セズ皮裏ニ粘着スルモノハ真血ノ發達ヲ障礙シテ痒癢堪ガタキ疾病トナリテ浸淫ス若亦シカラザ

ルモノハ肩背強急スルカ或ハ手足麻痺セシメ篤劇ナルハヤウチカタノ类トナルコレハコレ外ニアリテ顯然タルモノナリ亦内ニ在リテ疝トナリテハ腰腹攣痛ナサシメ或ハ脚氣衝心ノ證トナリ又發シテ下疳便毒痔痔漏トナルコレ腹ニ在リテ堅塊トナルモノニ比レハ其凝結ハ甚シカラズ時有テ鼓動スルモノナリ其鼓動ノ微ナルモノハ淋病インキン田虫寸白虫ト稱スルモノトナル其ナルモノハ下ニアリ下ニアラス上ヲ侵ハ發狂トナリ癲癇トナルハ心ニカヽルナリ又口舌ヲ侵ハ口瘡口熱舌疽虫歯走馬牙疳トナリ眼目ヲ侵ノ急ナルモノハ風眼トナリ其明ヲ喪ハシメ緩ナルモノハ諸般ノ眼疾ヲナス頭脳ヲ侵ハ頭風偏頭風脳漏鼻淵瘜肉ノ類トナル又其變ナルモノハ蚘虫ヲ生五疳驚風トナリ又其變ノ變ナルニ至レハ種種奇怪ノ疾病トナル然トモ其根本ヲ研究スレハ一瘀濁ノ血ヨリ外ナシ故其瘀濁ノ血ヲ去ニアリ其去ルヤ腐敗ノ多少凝結ノ輕重ニヨリテ一ナラズ一ナラザレハ其去ノ年月ニ等差アリ又其刺シテ血ヲトルヤ一處ナラス其血ノ所在ニ從フスベテ上ニアルハ肩背及ソレヨリ上ニテトリ下ニアレハ委中及ソレヨリ下ニテトル中ナルハ脊骨ニ就テトリ手ニ在ルハ尺澤ニテトルトレハ其物去テ真血清鮮故循環流暢澁滞セズシテ其機モトノ如シ凡此理ヲ極テ其事ヲ考ルニ風寒暑濕ノ感ズルモ起居常ヲ失シテ中傷スルト云ト云トモ真血ヲ中傷スルヿハ少ク瘀濁シテ留滞スルモノニ感ジテ種種ノ病症ヲナスモノ多シコレニ由テ發汗吐下シ治スルアリ又刺テ治スルモ

ノモアリ常理ヲ以テ論スルトキハ內ニ湯藥ヲ服セハ鬱滯ノ神氣舒暢シテ其病シムル所以ノモノヲ去ルベキナレドモ疾病ハ變ナリ變ナレハ一般ニアラズ湯液ヲ得テ去ルアリ去ラザルアリ又其去ルモノモ刺絡シテ去ルベキモノモ亦少カラズ況ヤ去ラザルモノヲヤ刺絡用ズンハアルベカラズ去ルベキモノヲ刺絡シテ去ルハ癰疔瘡癤其他ノ雜症ニ多シ先刺シテ其腐敗スレトモ膿血トナラザルモノヲトレハ潰亂セントスルノ勢ヲ速ニ拴クトリヒシゲハ眞血ノ流暢澁滯セスシテ循環ス世医ハ膏藥ヲ貼シテ腐敗スルモノヲ去ルニ疎ク其潰亂スルヲ待ツ何ソ其毒血ヲ去ノ理ニ疎ヤ又ハヤウチカタノ如キ危急ノ證ハ刺絡ニアラザレハ救ガタシ此時湯液ハ無用ノ長物ノ如シ扁鵲ノスル所ヲ以テ知ルヘキナリ其コレヲ刺ヤ上ヲ刺テ血出ザルモノハ下部ヲサシテ氣ヲ下ニ導キ上ノ針口ニ吸瓻ヲカクルトキハ血出氣通ス此理ヲ考テ此トキ湯液無用ノ長物タルコトヲ知ヘキナリスベテ湯液ハ先腹中ニ入テ其神機ノ妙用ニヨツテ一身ニ循環スルモノナリ若變ノ變ナル如此ノ危急ノ證ニ至レハ其妙用ヲナスノ神機其妙用ヲナスヿアタハズナスヿアタハザレハ何ニ由テ其病所ニ至ンヤ至ザレハ是無用ノ長物タリ又タトヒ有用ヲナスノ具タルモ腹ニ入リ轉輸シテ其病所ニ達スルニ間アリ急卒ニ施シガタシ刺絡ノ術ハシカラズ其業ニ熟スレハ殺那ノ間ニ刺テ血ヲ吸シム然トキハ刺テ血ヲトルト云モノハ天下第一義ノ術ニシテ他ニ比ベキモノナシコレ多辨ヲカラズ明白粲然

者ナリ如此事ヲ詳ニ辨論スルニモ学者會得セズシテ云モノアラン辨ハ辨ナリ然レトモ其術危急ニハ施スべシ緩慢ノモノニハ施スベカラザルモノト云ハン是猶一ヲ知テ二ヲ知ザルノ言ナリスベテ瘀濁ノ惡血其變態ヤ一ナラズ或急ニ神機ノ運動ヲ止ルアリ亦緩ニシテ澁滯セシムルアリ其澁滯セシムルモノ其微ニ去ザレハ必急ナルモノト證ヲ異ニシテ其揆ヲ一ニス其初氣ヲ塞キ後ハ寒熱ノ變ヲナシ痨瘵トナルスベテノ疾病此理ト等ク疼痛スルモノ拘急スルモノモ皆瘀濁ノ惡血シカラシムルノ義ヲ知ベキナリ若天禀ノ常ニシテ瘀濁ノ惡血ナクハ前ニ擧ル所ノ如キ諸般ノ病狀ヲナサンヤ其ナスモノハ瘀濁ノ惡血氣血ノ循環ヲ重キハ阻隔シ輕キハ澁滯セシムレハナリ故我ハ先其阻隔シ澁滯セシムル惡血ヲ去ノ治ヲナス其治ヲナスヤ刺テトラザレハ去ラズ然トキハ刺絡ノ術ハ惡血ヲ去神機ノ妙用ヲ輔翼スルノモノタルヿヲ知ベキナリ此ヒ其術ヲ用ルノ大體ナリ汝意ヲコレニ留テ其術ヲ衆ニ施セト余頓首再拜シテ云吾實ニ先生ノ示ニヨツテ數年ノ疑惑一時ニ解散セリナヲ此ヲ後学ニ傳テ津梁トナサント詳ニ其事ヲ記スルモノナリ

先生又曰汝ガ爲ニ刺絡スベキ大體ヲ辨ジタレトモ未刺テ血ヲトルノ主意ヲ辨ゼス故詳ニコレヲ辨ズ凡術ハ精熟ヲ貴何故ナレハ先其ナスベキト思ヿヲヨク會得セザレハナシガタシイカント云ニ医小技ナレトモ死生存亡ノカヽル所ナリ若其術ニ精熟ナラザレハ反人ヲ殺ス故先其志ヲ正大ニナシ其心中ハ思無邪造次

顛沛ニモ其術ニ益スベキヿヲ工夫シ心ヲ用ルヿ丁寧ナレハ自然ト精熟ス精熟スレハ其病證ヲ聞トキハ針ヲ下ス所ヲ知ル知レハ治不治ノヿモ亦問ズシテ果然タリコレ其術ニ心ヲ用ルニヨレリサテ其術ヲ施サントスルニハ事ヲ輕忽ニセズ氣ヲ氣海丹田ニヲサメ泰山崩ルヽガ如キヿアルトモ動揺スルヿナク疾病ノ運動ヲ術ノ自然ニ任セ利ノ爲ニ動カズ尊貴卑賤ノ等差ニ拘ラズ阿諛セズ驕慢セズ天下ノ疾病我見テ刺サハ治セサルノ理ナキト斷シ夫子所謂桓魋我ヲイカニトノ玉ヒシ如ク命ノ在ル所ヲ知リ禪家ノ所謂大悟徹底スルト云ガ如キ志トナリ疾病ヲ治セザレハ實ニ此術ハナシガタシ若然ザレハ病家ノ狼狽周章スルニ恐怖シ若奇病怪疾亦ハ沈痾痼疾年月ヲ經累スルモノニ遭ト心必顛倒錯亂スレハナリサテ針ヲ下スヤ世ニ禁穴動脉ト云モノニ拘ヿナカレ其故イカント云ニ其トルベキ毒血其所ニ在バナリ若無シテ刺ハコレ妄ナリ有テ刺ハコレ毒ノ所在ニ從ナリ其毒ノ在ヤ處ヲ定ルアリ定メザルアリ定リタルモノハ其定リタル所ニサス定ラザルモノハ委中尺澤ニサスナリ手足ノ如キ所ヲ定テイタムアリ其痛ム處ヲ按メ凝ルモノ痛者ヲ刺サスニ至レハ禁穴ナシスベテ血ノ凝ヤ一所ニ凝ハ氣其凝者ヲ透徹スルヿアタハズアタハザレハ痛ム又其凝者メグルヿアタハズ腐敗スレハ膿潰ス膿潰スルヿアタハザルハ田虫ノ如キモノトナリ痒癢堪ガタキニ至リテ浸淫スカクノ如キモノハ其物ヲ環リ刺テトリ高ク腫タルモノハ刺テ吸シム此理ヲ知ザレハ或禁穴ト

テ恐レ又動脉トテ恐ル何ノ恐ヿアランヤ恐ザル者毒血其處ニ在ナリスベテ古来ヨリ動脉トテ恐ルヽヿナレドモ一分ヤ一分五厘ノ針入リ一身ノ血ヲ出スノ變アランヤタトヒアリトモコレ天命ナリ若刺ズシテ毒其處ニ凝結スルモノ潰亂シテ膿血トナリテ出ハ針口ヨリ十倍ノ傷破ヲナサン然レドモ膿潰シテ一寸ヤ二寸ノ腫物ニテ必死ト期スルヿナシ此理ヲ會得セハ禁穴動脉恐ルヽニ足ザルヿヲ知ベキナリ發背ノ如キ其大ナルモノニ至レハ背中潰亂スルニ至ル然ドモ必死トセス僅一分ヤ一分五厘ヲ下ス針ニテ何ソ死ニ至ルベキト云ヿヲ心ニヨク會得セヌト禁穴動脉ト云羈束ニ拘リテナサレヌナリ其ナサレヌ本ハト云ニイカヒシテ死ルト云ノ理ヲ究ス唯紙上ノ空談ニ拘バナリ此理ヲヨク窮ザレハ其術施シガタシ故刺絡ヲナサント欲セハ前ニ辨ズル如ク一身ノ理ヲ究メ精神ヲ竭シテ心氣ヲ養顛倒錯亂セザルヿヲナシテナスベシ若シカラザレハ治スベキモ其人恐怖シテ我ニ託スルヿ薄シ薄ト云モノハ心ヲ用ルヿ厚カラズシテ薄ク我心ニ動揺スル所アレハナリ若動揺セザルニ至レハタトヒ病家ニ變アリトモ擾亂セシメス首尾ヲ克ス然サルトキハ疫病ヲ治スルヿアタハズシテ反衆ノ誹謗ニアヒ其術行レ難ク救ヘキモノモ救ヿアタハザルニ至ル医タルモノ此所ニ意ヲ留テ針ヲ下サンヿヲ欲スト實ニ先生ノ辨スル所ノ如シ医タル者愼テ此言ヲ模範トシテ其術ヲナサンヿヲ冀モノナリ

治驗聞見錄

○羽戶七右衞門我ニ語ル銚子ニ大工アリ年五十余ナリ精神慘慘トシテ云我ニ子三人アリ今發背ヲ患其徑八九寸如此ナルトキハ命數コレガ爲ニ盡ルナリ若死セハ子ハ未タ幼稚ナレハ必路頭ニ迷ハン余云汝患ルヿナカレ我ニ一術アリ不日ニシテ治セン我許ニ來ト云其人卽來リ治ヲ請故ニ其發背ヲ環リ潰亂ノ口ヨリ生肉ノ間五分バカリ隔テ針ヲ下シ吸瓢ヲカケ又他ヲサシ始ノ如シメクラス其コレヲ刺ヤ八九箇所許混濁ノ血滃滃トメ出ヅカクスルヿ二囬ニシテ其日ハ歸又翌日来テ云我病大半ヲサルニ似タリイカント云ニ昨日此ニ至ルニ短氣シテ堪ガタク僅四五町ニテ四五度休メリ今日來ルニハ休セスメ至ルト余悅テコレヲ刺ヿ

昨日ノ如シカクスルヿ十余日ヲ經テ瘡口漸漸ニ收縮シテ愈ルヿヲ得タリ余如此シテ癰疔ヲ治スルモノ數人ソレノミナラス瘭疽ノ类モ其指ノ本節ヲ緊束シテ腐爛セシ環リノ生肉ノ境ヲ刺シ惡血ヲ出シ膏藥ヲ貼シ如此ナルヿ二三度ニ及トキハ治ス

又云我子長ハ女故壻ヲトリ家ヲ續シム論語ノ講席ニ列シタリシガ奄然トメ胸痛ヲ覺席ヲ去テ胸ヲ摩スレハ血ヲ吐スルヿ二三合コレニヨリ精神昏沈唯云肩背強急スト故速コレヲ刺シ其凝結ヲ吸シム暫時ニメ心氣舒暢スト扶歸シテ臥サシム明朝可否ヲ問ハシキリニ睡眠ヲ催ト云其意ニ任ス未申ノ時ニ至リ起曰精神爽快ナリ粥ヲス丶ラント云三碗ヲス丶ル亦其夜講說ヲ聞ント云病後勤テ至ルハ不可ナリト諫レ𪜈キカズシテ至リ講終テ歸ルニ病ザルモノ丶如シ

○余問曰膈噎ノ如キモ治スルヿアリヤ先生曰脊骨七九ノ推骨ニ近キ所ヲ刺シ血ヲトルヘシ其トルヤ脊骨ヒキク平ナル者ハ左右刺シテ瓢一箇ニテトリ若高ハ二箇ニテトリ又委中ニテトルトルヿ久ケレハ必治ス其言ニ就テ問曰余去年ノ冬我國ノ中ノ條ト云所ニ中嶋源藏ト云者アリ余カ名ヲ聞テ治ヲ請至テ見ハ膈噎ナリ食スレハ忽然トシテ吃逆ノ如キ症ヲ發ス發スレハ食ヲ止胡椒一二粒カミ碎テ呑ハ吃逆スルモノ下降ス常白沫ヲ吐出シテヤマズ其劇ヤ胸痛難堪鮮血ト淡沫ヲ吐ス親族コレニ周章シ斃ヲ待ト後余其劇狀ヲ見ス故附子理中湯ニ消塊丸ヲ兼用セリ然レトモ治セス其後亦至リテ聞ニ其吃逆ノ如キモノ発スルヤ堪カタキ

トキハ臍傍ニ衝モノアリテ脇下ニ逆上ス逆上スレハ背ニ徹テ痛ム痛處ハ膏肓ノ下ナリ按腹スレハ攣急ツヨク臍傍ヨリ脇下ニ一大繩ヲハルガ如ク背ノ痛處ハ一大蛤ヲ伏タル如シテ肉隆起ス壯夫拳ヲ以コレヲウツ罷弊スレハ他夫亦代テウツ須臾ニシテ平スレハ痛止ム止ハ衝ク物モ復歸ス其病因ハ酒徒ノ常ニテ下血數年ナリシカ血止リタルヨリ發スト余臍傍ノ塊ヲ目的トシテ大黄牡丹皮湯ヲ與兼ルニ括蔞薤白桂枝湯ヲ用終ニ治セス他ニ轉ス轉ズレトモ治セズシテ死ト質問スレハ先生曰其隆起ヲ刺ハ治スヘシ若如此ノ證ニ遭ハ痛ム處ヲ刺ノ外他ナシト余歎息メ云医ハ博ク学ズンハアルベカラズ学寡ナレハ固陋以此知ルベシ

○痤瘡皮下ニ隱隱トシテ發セザルアリ又發シテ日ヲ

經七八粒黒痘ニ變ジテ痒キアリ是危急ノ證イカンシ
テ治ンヤ先生曰治スベシ然トモ病家ハ無知ニシテ血
ヲ見ヲ忌其甚ニ至ハ云刺絡ストモタスカルマジ若救
ハレズ死セハ肌膚ヲ毀傷スルノミナリト束手シテ死
ヲ待此時ハイカントモシガタシ若死生ヲ我ニ期セハ
隠隠タルモノハ反鼻ヲ末トシ蜜ニトキ藥ヲ忌ニハ我
ロニ含テ彼ガ鼻ヲ塞ギテウケサスルトキハ服サシム
ヘシ必發出ス又黒痘ニ變ゼントスル者先變ズル者ニ
刺血ヲ出サシメ發散劑ヲ與ルトキハ變セズト余云病家
ノ恐怖ハモトヨリ論ナシ医ニシテ恐怖スルハイカン
ノ心ゾヤ実ニ悲ヘキヿナリ
〇姉ノ孫四才ニ〆痘瘡ヲ患十五日メニ危急ナリ至リ
見ハ寒戰咬呀ス藥ヲ與テコレハ救リ其後ロノ開合カ
タシ歯莖ニ白ク糊ノ如モノアリコレヲ紙縷ニ子ハラ
シトル強テ口ヲ開テ見ハ咽口及舌ニ出痘シ稠密ニシ
テ白胎アリ其胎ノハゲシ所ハ真紅ナリ故運動自由ナ
ラス乳ヲ呑ヿアタハズ茶碗ニウケサセテ與其他氷餅
ヲトキテ與ノミ煩渴ヲ目的ニ石膏劑ヲ與日ヲ經ズシ
テ死セリ先生ニ其治ヲ問ハ曰ヤムヿヲ得ザレハ其兒
ノ乃ゴブノ中ホドヲ刺血ヲ吸シメヨ咽喉緩マリ乳ヲ
スウヘキナリ小兒ハ吸瓢ハ忌モノ故ニ口ニテ吸ヘシ
是モ今ハ悔テ及ハス若如此ノ證ニ逢ハコレヲ施セ
〇問曰發狂イカンシテ可ナランコレモ刺ヘキヤ否先
生曰發狂ハ灌水ニマサルモノナシコレヲ十分ニナシ
發汗劑ヲ與テ汗ヲトレカクスルヿ數日ナレハ心ヲ侵
ノ毒血發出シテ愈若愈ズハ足心ト委中トヲ刺セヨ必

愈又問大便秘結ニ大黄劑ヲ與レハ通利爽快然トモ亦
秘結スルハイカン曰一日ニ一度灌水スレハ藥ヲ服セ
ズシテ自然ニ通利スベテ灌水ハ鬱結シテ發達シガ
タキモノヲ發達スルノ能アリ故積聚數年愈ザルモノ
ニ寒三十日氷ヲ與外ニハ灌水シテ治スルアリ此意ヲ
以工夫セハ發狂及痘瘡ノ黒陷ニ施テ氣血融通スルノ
旨趣ニモ通ヘシ
〇先生一日靈岸嶋ニ招ル病家ニ至レハ他医其坐ニ在
病人ヲ見レハ噤口反張〆手足殭直医ハ云痙病先生診
察シテ曰破傷風ナリ此人近日損傷スル所アラント問
日先日大根漬ノ石ニテ向ス子ヲ強クウチテ傷レルノ
ミト云其所ヲ見ハ紫黒ニナレリコレ病源ナリト刺テ
血ヲトルトリテ臥シム翌日人來テ曰今日人事ヲ知リ
糜粥ヲス、レリ此說話ニ就テ我友小林坦齋云余此間
大工五分鑿ニテ膝頭ヲ傷リ腫氣ヲ催シ殭直スルモノ
ニ挑仁承氣湯ヲ與タリシガ瀉下七八行ニシテ翌日歩
趨心ニ任ストコレ峯岸翁氏ノ傳ナリト實先生ノ放血
ト一般ニ〆瘀血ヲ逐ノ活手段ト稱スヘシ
〇余畑中氏ニ至リ治ヲ請ノ間痔漏ヲ患者數十人毎日
群集シテ種種ノ疾苦ヲ說話スルニ痔痔漏ヲ患者十ニ
八九若膿淋或下疳便毒脚氣ノ类ヲ患テコレニ變アリ
又貭テ患アリ由是思ニ凡瘀濁ノ毒血前ニ溢滯スレハ
膿淋トナリ凝結シテ潰ルヿノ遲遲タルモノハ下疳便
毒トナリ後ニ在ハ痔痔漏トナル若發出セス内ニアル
モノハ脚氣衝心トナルアリヨク其根原ヲ研究スレハ
瘀濁ノ毒血ヨリ外ナシ橋家ノ脚氣說ニモ濕瘡ノ變ナ

ルヿヲ說リ又其療治ノ手段ヲ聞見スルニ痔ハ綿ニ膏ヲツケテ肛門ニ入漏ハ其漏穴ヨリ肛門ニ通ヲツケ糸ヲ以結切ル結切ハ其穴ニ膏ヲ塡ム其間毒穴ニ刺ノ膏ニ吸レテ退散ス故糊ノ如キ膿血淋瀝トメ出日ヲ經月ヲ累ルニ從テ毒盡口收縮スコレ皆凝結スルノ毒ヲ導キ出ノ術タリコレニヨリテ其根原ハ膿淋便毒下疳痔痔漏脚氣衝心スル者ノ類ハ一般ノ毒血タルヿヲ知ル又山脇家法ニ便毒ノ初委中ヲ刺ハ消散スルヿヲ云先生ニ此義ヲ質問スレハ委中ヲ刺ヨリ其凝結スル所ヲ刺テ其毒ヲ盡ノ善ニハシカズ又痔痔漏モ其所ニ凝結ツヨク膿アラハ其環リニ刺シ又甚カラヌ者委中ヲサシテトルヘシ其刺ヤ懸癰モ同シ然トモ速ナルヲ望ヿナカレ速ナレハ必眩暈ヲ發シ或恐怖シテ止余唯緊束シテ血ヲ多トルヿヲセス俯臥セシメ吸瓢ニ任テ取取ヿ久ケレハ必治ス其治スルヤ痔痔漏懸癰及便毒ノ三ニアラス疝ト稱ニ腰腹攣痛スルモノモ治ス是其病源ヲ推究レハ便毒下疳痔疾トナラス唯凝結シテ腐敗セザルモノナリ古ヨリ便毒ヲ呼テ血疝ト名其名ニ因其本原ハ一般ノ毒血タルヿヲ知ヘキナリ疝ト云便毒ト云下疳ト云膿淋ト云痔ト云痔漏ト云懸癰ト云モ唯前後ニ在テ形狀ヲ異ニスルノミ其本原ハ瘀濁ノ惡血致ス所ナリ此義ヲ研究シテ刺絡ヲナストキハ其術ノ神ナルヿモ知ルヘシ若疝ニテツヨク攣急メ腰腹ノ痛甚者委中ノミニアラズ股ノ胕根動脈ノ所ニ凝結スルモノ多シコレヲ刺テ血ヲトルヘシ若其凝結少ハ動脈ヲ挾テ兩旁ヲ刺テ血ヲ吸シメヨ吸トキハ其痛乃退散ス

スト此教示ニヨリテ知覺スルヿアリ臍傍ニ塊アリ午ニ應スルモノ必諸般ノ雜症ヲナス凡其塊上ニヒクアリ下ニヒクアリ下ニヒク者ハ婦人ハ月經ノ變多ク必大便秘結ス男子モ血證ヲ現シテ痔疾トナル又上ニヒク者ハ必心下ニ衝キ脇下ニ迫ル俗ハ血積トモ肝積トモ積聚トモ云其甚シキニ至ハ脇下ニ攣急シテ一繩ヲ張ルカ如シカクノ如者ハ半身不遂膈噎反胃癆瘵ノ類トナリ不治ノモノトナル先生ニ其治ヲ問ハ曰脊骨其塊ニ當ル処ニ必凝結スルモノアリ其所ヲ刺テ吸シメヨソレノミニアラズ委中ヲ簇トルヘシ必治ス先ニ淺井南皐カ癥瘡約言ヲ讀ニ臍ノ左右上下ニ塊アリ午ニ應スルモノハ必癥氣アリト余弟ヲ藤治郎ト云幼年ノトキヨリ臍傍ニ塊アリ由此云必下疳瘡ヲ患ヘシ青樓ニ登トモ癥氣無ヲ選ト云後五七年ヲ出ズシテ下疳ヲ患コレヲ數人ニ試ニ悉ク然今ヲ以テコレヲ考ルニ癥氣ノミニアラス前ニ舉ル諸證ヲ患ル者必塊ノ午ニ應スルアリ余先日瀨戶物町裏河岸ニ寓居スル觀相家晴雲堂ハ平安ニテノ知リ人ナリ其居ヲ訪觀相ヲ請後医事ニ及痔漏ヲ患ルヿヲ述其人云スベテ下部ノ病一朝一夕ニ發スルモノニアラズ幼年ヨリ股ノ內ニ磊磊タルモノアリ漸漸上リテ股ノ胕根ニ至リ外發スレハ便毒トナル便毒トナラズ逆上スレハ肩背ニコルアリ又世ニ云癇證トナルト余云我近隣ニ十歳許ノ女兒ヲ診腹スルニ臍傍午ニ應スルノ塊アリ由是思惟スラク婦人ノ瘀血病ト稱スル者月經通シテ後其經水漸漸ニ留滯シテ血塊トナルモノトセシカ此兒ヤ我弟ノ塊ヲ以

テモ其胚胎ハ幼少ヨリ在ヿヲ知トカタレハ晴雲堂云足下ノ見ル処實ニ然リ必其毒ハ母ノ胎中ヨリウケ來ヿ明シト先生ニコレヲ質問スレハ其遺毒ノ凝結ノモノ諸般ノ疾病ヲナスモノヲ治スルニハ其堅塊ノ當リナル脊骨ニ凝結スルモノアリコレ及季肋ヲ刺ニアラサレハ治シカタシ此言ヲ以テ観レハ山脇家法ニ擧ル處淺井南皐カ云處晴雲堂ノカタルモノ先生ノ論スルモノ符節ヲ合セタルカ如シ学者此論辨ヲ容易ニ見ヿナカレ

幼稚ノ者ニ堅塊アルヲ見ハ父母ノ遺毒タルヿ明シ其毒深ニ在ス淺ク位スルモノハ頭ニ發ス世俗モコレヲ知胎毒ト稱ス治之外ヨリ藥ヲ傳ルトキハ必内攻シテ眼目ヲ侵ス芝田町ニ住スル小泉玄道ハ我朋友ニテ信

ノ佐久郡矢嶋ノ産ニテ疾医ノ道ヲナスカ曰我ニ奇方アリ絲瓜ノ霜ヲ砂糖ニ和シ頻頻ニ服スレハ黒便ヲ下シテ治ス先生此事ヲ問ハ曰絲瓜ノ氷能疝ヲ治ス疝ハ先ニ論スル如ク血毒ノ變ナリ其疝ヲ治スルノ絲瓜ナレハ血毒ヲ下部ニ導キ去モノナリ実ニ絲瓜ハ血ヲヨク和ノ能アリ耳中疼痛シテ難堪者絲瓜ノ氷ニテ天南星ノ末少許和テ耳ニサセハ即坐ニ止コレ其功ノ一ナル趣ヲ知ヘキト云云此説話ニ就テ聞シヿアリ江州ヨリ來ル一商余ニ示ス凡初生ノ児母ノ胎ヲ出トキ已ニトリアケ其肩背ヲ見ルニ他ヨリ一等赤色ナルアラハ剃刀ニテ薄キリロヲ以テ吸シメヨ胎毒丹毒發出スルヿナシト然トモ我子我孫ニアラサレハ他ハナサシメス濟世ノ志アル人ハ愛ヲ割テコレヲナセ

○南涯先生ノ許在トキ廣瀬純助ト云医生我ニ語我第十二才トキ月代セシヿヲ請故コレヲ剃ルニ眠カ如キ形ヲナス叱スレトモ應セス驚テコレヲ見レハ精神昏冒ス横ニ臥シメ脇章門ヲ剃刀ニテ薄キリカヲ極テ血ヲ吸吸ニ從テ漸漸ニ正氣ニ復ス後急卒ノ證ニハ必シモ施セ囬生ノ功アリト云先生ニ其義ヲ問ハ韮葉鍼ニテ刺シ吸瓢ヲ用ルニハシカスト医タルモノ是ヲ思ヘ

○癆瘵ハ世ニ云不治ノ症ナリト先生モ亦不治トスルヤ曰我不治ト云モノハ真ノ不治ニシテ治スルト云者世医ノ不治トスルモノナリ我不治トスルモノヲヨク治スルト云ハイカンナレトモ彼古今ノ医書ニ論辨スルノ湯液ヲ與ルカ或灸數千壯ヲナスカ其極ナリ余ハ然ラス先金匱要略及他ニ辨論スル虚労ト云名ヤ五労

七傷ナト、云者ニ拘泥セス予カ目的爲ハ一身ニ循環シ榮養スヘキ真血ヲ澁滞セシムル瘀濁ノ毒血ヲ去運動活潑ノ用ヲナサシムルヿヲ主トスイカントナレハ瘀濁ノ惡血アレハ真血達スヘキ所ニ達スルヿアタハスアタハサレハ必鬱結ス鬱結スレハ必心氣ヲ塞ク塞ハ其人應對ヲ好マス好サルハ已ニ毒血ノ多ナリ多ケレハ氣血日日枯槁ス枯槁スレハ往來寒熱ヲ發シテ日晡ニハ汗出汗出レハ津液漸漸衰耗シテ死ス其始ヤ必肩背ニコルコルモノハ毒血ナリ日ヲ經月ヲ累ルニ從テ履霜ノ漸ヲナシ四花患門ノ邉ニ及及トキハ真血達スヘキ所ニ達セサル故ニ泛濫シテ吐スルニ至ル至ハ虚里ノ動ハツヨク脉細數トナル細數トナレハ輕ハ咳血咯血衄血重ハ吐血如此ニナルト真ノ不治ナリ余ハ

世医ノ如ク湯液ヲ議セス直ニ肩背ヲ按シテ凝結スル處ヲ刺シテ血ヲ吸シム其コレヲナスヿ一度ニ多クトラス毎日トルトルヿ數日ナレハ漸漸ニ毒血去ル去ハ真血ハ浸浸ト流暢ス流暢スレハ自然ニ其達スヘキ所ニ達ス達スレハ舊ニ復ス崔氏四花患門ニ灸スルヿ巧ナルヿハ巧ナリ然トモ刺テ其毒血ヲ吸シムルノ便利ニ及ス前ニ辨論スル如ク瘀濁ノ惡血気血ヲ阻隔スルモノハ湯液ヲ以テ去ニカタシスヘテ湯液ハ氣ノ循環ニ就テ達スヘキ所ニ達ス然ニ毒血ハ其氣ヲ抑塞シテ通利セシメサル者ナレハ甚者ハ藥力達スルヿアタハサルハハヤウチカタノ論ヲ以テモ知ヘキナリ余ハ此理ヲキハメテ先血ヲトルヿヲ主トシ湯液ヲハ客トス何故ナレハ其主タル所血ニアレハナリ其刺ヤ肩井膏

肓四花患門ノ邉ニコルモノヲ刺シ其他此ニ凝リ彼ニ痛ト云モノニサス若下少腹ニアルモノハ委中ヲ刺シ臍邉ニ在ハ必脊骨ニ著ルモノヲ刺ス刺セハ凝結解散シテ食進ム実ニ血ヲトルノ術無ハ人ヲシテ非命ニ死セシメン唯世医ノ命ト云モノハ非命ナルモノ多シ刺テ凝結ノ惡血ヲ去テモ死スルハ真ニ命數盡ルモノ也

○或難曰癆瘵ハ古今難治ノ證トス足下師説ヲ信シテ容易ニ治スルモノ丶如ス真ニ治スルヤ否我敢テ是ヲ実トセスハタ説アリヤイカニ答曰先生他ノ不治トスルノ癆瘵ヲ治スルヿ數人ニ及テ曰世医ハ是ヲ氣血不足ニ起トシテ補益ヲ主トス我ハコレニ反シテ曰循環シテ其用ヲナスヘキノ血瘀濁シテ其用ヲナスヿ十分ナラス十分ナラサレハイヨイヨ瘀濁ス瘀濁スレハ必凝結ス凝結スレハ其證ヲ發ス發スル前ニハ必肩背ニ凝ル其凝ルモノヲ我ハ主トススヘテ瘀濁ノ血ハ肩背ニ凝者ナリ故癆瘵ナラサル者モ肩背強急スルモノ多シ其凝者表ナレハ肩背裏ナルハ七九膏肓ニ多シコレヲ治スルニハタタチニ刺ニハシカス刺ザレハ治シ難シ傷寒ノ如キ其初發ニハ必項背強急スコレ外ヨリ閉ル所アツテ内ヨリ發達スヘキ氣血ヲ壅塞スレハナリ故ニ刺ヿヲ主トセス發汗ヲ主トス其主トスル藥ヲ與ニサヘ強ク強急シテ惡寒スル者ハ刺テ血ヲトリ發スルノ便利ニシカス然トモ如此ノ證ハ一二日ノ間ニ起者ナレバ刺テ與モ刺スシテ與ルモ其可否ヲ議スヘキナシ是其強急平日無キ所ニシテ風寒ニ感シ急卒ニ起ハナリ又刺ヿノ主タルモノハ其患ル所ヲ問ハ數年然

ルト云アリ若四五年或五六年ト云氣ヲ労シ精ヲ竭シテ事ヲナストキハ其強急イヨイヨ甚又常ニ強急シテ物ヲナスヿアタハスト云アリ是一身ヲ滋養スヘキ血ノ瘀濁シテ留滞スルモノナリ此トキ葛根湯ノ类ヲ以發汗スルトモ其強急ヲ排斥スルノ功ハ薄シ刺テ血ヲ吸シムレハ暫時ニメ氣血舒暢シ其人云重荷ヲ下スガ如シト云又疾医家ト稱スルノ徒ハ謗ニ云カタマリ法華ノ如ク肩背ノ毒ハ葛根湯ノ主治スル所若與テ治セサルトキハ何丸散ヲ兼用スレハ治セサルノ理ナシト牛刀ノ論ヲナスヘテ術ハ偏頗ナルニ宜シカラス偏頗ナルハ其器ノ大ナラサルニヨレリ孔夫子モ博ク学テ約ニスルノ教アリ其可不可ヲ知リ可ヲ施シ不可ヲ施サヌカヨシ其施シ施サヌヲ知ルニハ博ク学サレハ

ナシカタシ余ハ彼モ学此モ学テ刺絡可ナレハ施シ不可ナレハナサズシテ湯藥ヲ與テ宜ニ從ヿ然トモ人身ノ理ヲキハメ其變ナルモノヲ推セハ血ノ變ナルモノ多シ多ト云トモ真血ハ變ヲナスモノニアラス瘀濁スルモノニアリ故其毒血ヲ去ヲ要トス是平日精神ヲ竭シテ心ヲ術ニ用ルノ切ナルニヨリテ其理ニ通セリ世医ハ其スル所ヲ見テ理ヲキハメテナス所以ヲ知ラス我ヲ目シテ鍼医ト呼其呼ルヽヤ我ノミニアラス疾医家ト稱スルモノハ矢医ト稱スレハ彼亦後世家ト卑下シ陰陽医神仙家者流ト呼然ルトキハ是五十歩百歩ニメ無用ノ論ナリ無用ノ論ヲナシ諺ニ云氷カケ論ヲナサンヨリ疾病ヲ治スルニハイカンシテ治ント治ヘキ標的ヲ知ニハシカス茲ニ一病人アリ虫歯ヲ患其痛劇

シク腫テ難堪號泣スルアリ他医コレヲ治セントスルニハ含藥ヲナスカ湯藥ヲ服サシムルカノ二途ニ出ス此治急卒ニハ功ヲ奏シカタシ我術ヤ歯莖ノ痛處ヲ針ヨリ按メコレヲ刺又耳下ヲ刺テ血ヲ吸シムレハ時ヲ經スシテ其痛去ル其去ヤ虫歯ノミニアラス頭痛破ルカ如キモノ或偏痛シテ難堪ト云モノ或肩背ノ強急又ハヤウチカタト稱シテ死ニ至者モ其處ヲ刺ハ暫時ニ蘇生シ疼痛去ル然トキハ刺絡天下第一義ノ術タルヿ辨ヲ待スシテ明白ナリスヘテ此術ヲ施シ其功用ヲ知リ其理ヲ知ルニ實ニ人身ノ疾病ハ瘀濁ノ血ヲ去リ治スルモノ十ニ八九ナリ其八九ノ用ヲナスノ治ヲ措テ他術ヲ主張スルヿヲ得ンヤ又瘀濁ノ血ヤ留滯シテ凝結スルモノ肩背及脊骨ヲ夾テツクモノ多シ肩井膏肓

大椎ノ両旁七九十一十四ノ椎ノ邊ヲ刺シテ血ヲトレハ其所ニ凝結スルモノノミニアラス腹中ノ堅塊血積ト稱スルモノモ消散ス實ニ其術ヲ用ヿ多年ノ中ニハ奇ノ奇ナルト驚者多シ又肩背ニ凝結スルモノヲ刺テ癆瘵ヲ治スルト云モ他ヨリ其理ヲ知ラサルモノ聞ハ無稽ノ言トセン是無稽トスルモノヽ無稽ニシテ我無稽ニハアラススヘテ疾病ノ肌表ニ起ルモノヲ見レハ項背強テ惡寒ス是仲景氏ノ所謂太陽之爲病脉浮頭項強痛而惡寒スト云モノニテ表證ノ第一タルモノナリ其第一タル表證ノ目的トスル所ニ瘀濁ノ惡血凝結スルモノナレハ刺テトルハ表ニ循環セサルノ氣血ヲ循環セシムルヿ明白ナリ劉桂山ノ医牘ヲ見ニ風寒ニ風池風府ヲ襲テ病シムルヿヲ載タリ又奥州南部邉箱館ノ

者ハ冬ニナレハ頭ヲ綿ニテツヽミ襟巻シテ髪際及肩背ノ邊ヲ保護シテ風寒ニ觸レシメサルヿヲナス其ナス所以ヲ聞ハコレ傷寒ヲ患サルノ爲ナリト云然トキハ風池風府ノ邉ハ肌表ニ疾病起ノ所在タルヿ明白ナリ其所在ニ凝結スルモノヲ去ハ心氣開豁スルヿ辨ヲ待ニ及ス世医ハ唯疾病肌表ニ起テ頭項強痛ノ變ヨリ少陽ノ裏證ニ轉シ往來寒熱スルノ理ヲ知テ癆瘵ノ初表ニ起テ心氣ヲ鬱結シ後往來寒熱スルノ理ヲミラススヘテ傷寒ハ風寒外ヨリ閉ルト云トモ其閉ヤ急卒ニメ輕シ輕キ故ニ項背強リ又頭痛シテ惡寒發熱シ劇ハ身疼痛シ轉スルトキハ胸脇苦滿ニ變シ諸證雜出ス是其變急卒ニシテ日ヲ經スシテシカリ癆瘵ハコレト其理ハヒトシケレトモ其ナス所以ノ物ハ異ナリイカン

ト云ニ其病因ヤ外ヨリ來ノ風寒ニアラス内ヨリ發達シテ用ヲナスヘキ真血其機ヲ失スルニヨリテ瘀濁シ運動活潑ノ勢ヲ澁滯セシムルヨリ發スレハナリ故急卒ナラスシテ其初ハ微ナリ微ナルトキハ肩背時ニ強急シ時ニ止漸漸ト〆月ヲ累年ヲ經ルニ従テ其血浸多シ此トキ自然ニ心氣ヲ塞コレメクルヘキ血メクリテ其用ヲナスヿアタハスシテ鬱結スレハナリ其鬱結ヤ始ハ肩背ニ起漸漸ト多ナルニ従テ七八椎ニツクツケハ必心氣ヲフサキ往來寒熱ス其人朝ハヨク日晡ニ悪医其時循環スヘキノ血循環スルヿアタハス鬱結シテ然ト云ノ理ニ昧ク寒熱スレハ柴胡劑咳嗽スレハ青龍湯ノ類ヲ用アリ或唐宋以來ノ辨論ニヨリ湯液ヲ處シ虚労不足ノ談ヲナシテ終ニ死ニ至シム実ニ悲ヘキヿ

ナラスヤ余ハ世間ノ辨論ヲ一掃シテ肩背及膏肓ノ邉ニ凝結スル者ヲ去ヲ主トス主トスルノ治ヲナセハ日ヲ經月ヲ累ニ従テ瘀濁スルモノハ少運動スル者ハ多心胸漸漸ニ爽快ス其時藿香正氣散ニ神麯麦芽山査子ヲ加テ用此藥他ヨリ見ハ兒戯ニヒトシト笑ヘキナレトモ其理ヲ知スシテ笑ナリ其笑ワケハ癆瘵ノ根元スル所ハ真血ニ變ナク瘀濁ノ悪血コレヲ澁滯セシメテ然ラシムルト云ノ理ニ暗ク唯心氣ヲ塞者往來寒熱者若咳嗽或吐血咳血咯血スルヲ見テ其治ヲナサントシ湯液ノミコレ議ス此他ナシ其本ヲ措テ其末ヲハカレハナリ余ハ其本ヲ知リテコレヲナサシムルモノヲカリサルカリサレハ末ハ治セスシテ治又前ニ擧ノ藥ヲ用者唯胃氣ヲタスケテ精氣ヲ肌表ニ達セシムルノ外他

ナク深妙ノ理アルニアラススヘテ傷寒論ノ論ハ外ヨリ起テ内ニセマリテヤマシムル者ヲ主トス故表ニ在ハ表ニテサリ裏ニ在ハ裏ニテサル癆瘵ハシカラス其起ル所ハ一タレトモ傷寒ノ急卒トハヒトシカラス漸漸ニシテシカリ故發汗ヲ以テ去ニカタク血ヲトリテ去ニヤスシ其ヤスキニ就テ血ヲトレハ活物者ノ常ニシテ氣血自然ニ舒暢シテ愈然トモ其氣モ亦輔翼セスンハアルヘカラス故ニ前擧スルノ方ヲ與テ胃氣ヲ發達セシム若大便秘結ナトアレハ委中ヲ刺テ下ニ導キ大黄ヲ加テ穀氣ヲ疏通ス如此スルヿ若クハ半年或一年許モナストキハ愈サルヿナシ若愈テモ二三年毎月二三度モ刺絡スルトキハ病根悉ク絶ニ至ルナリ実肩背ニ凝結スルノ毒血ホト害ヲナスモノハナシ藤倉某

ト云針医ノ説ニ解體シテ見レハ肩背強急スル人ハ肩背ニ濁血粘着スルヿ他ヨリ多シ又オンホウ屋ニテ人ヲ焼ニ世ニ云升セ證ト云モノニテ死タル人ハ肩背ヨリ頭脳ニ血ノ凝ツヨク二度ヤキセサレハ焼カタシト云リ此我造言ニハアラス衆ノ知ル所ナリ先生云肩背ヨリ脊骨ニ凝ツヨキモノニ多ク灸スレハ灸熱ヲナスアリ又甚モノハ血ヲ動シ眼目ヲ侵シ明ヲ喪ニ至モアリ余絲竹空ヲ刺テ血ヲトリ其危急ヲ救モノ少カラス然ルトキハ益少ク害多ハ灸ナリカク灸ヲ排シテ刺絡ヲ主張セハ衆コレヲ僻トセン然レトモ事実ニ徴シテ然ヿヲ知ハナリ余如此縷縷ト事ヲ辨スルモ濟世ノ心切ナルニヨレリ若切ナラスハ衆ニ戾リ自已ヲ主張センヤト真ニ先生ノ辨論ヤ古今未發ノ論ニシテ此ヲ事

実ニ徴スルニ言行一致ス余深ク信服シテ云先生ノ論ヤコレノミニアラス疾病ノ大體ニヨク透徹シテ其理ヲ研究シ刺絡ニテ十ニ八九ヲ去リ其一二ヲハ湯藥ヲ以テ輔翼トナス故其藥方古今辨論スルモノトハ霄壤ニシテ他ト同日ノ論ニアラス先生モ亦云我カ投スル湯藥ハ貧民ヲ救ヲ主トス故遠ク異域ニ求ルニ心ナク我國ニ生シテ求ヤスク價貴ヲ嫌卑ヲ主トシテ服シヤスカランヿヲ期ス諺云人參呑テ首縊ルト云ノ藥ヲ與ヿヲ欲セス我邦ニ生スルノ藥品ヲ以テ萬病ヲ治スルノ工夫ヲナス其コレヲナスト云モノハ他ニナササル刺絡ニテ疾病ノ八九ヲ去リ其一二ヲ治スルノ故ナリト故經驗ノ奇方ノ如キハ実ニ他ニ比スヘキナシコレハ別ニ一書トナシテ他日刊行セントス先世間難治ト

スルノ癆瘵ノ治方ヤ其癆瘵トナサシムルモノヲ辨論スルヲ見モ其趣ハ知ヘキナリ

○先生銚子ニ在シトキ荒野村信太清左衛門子清兵衛江戸ニ出親近ノ許ニ居癆瘵ヲ患此ニヨリ諸医ヲ盡トモ治セス已骨立スルニ至ニトス父コレヲ憂銚子ニ迎テ衆医ヲ訪トモ治セス術計ツキテ先生ニ求コレ先生湯液ヲ主セス刺絡シテ血ヲトルヲ主トスルニ恐テナリ其コレヲ恐者世医ハ云癆瘵氣血不足ニ生ト先生ハ反シテ血ヲ多トラサレハ治セスト云ノ説ヲ主張シ玉ヘハナリ然トモ他ハ治スヘキト云ハス先生ハ治ヘキト云玉フニヨレリ乃肩井膏肓委中ヲ刺シテ血ヲ吸シム其吸シムルヿ隔日ニナシ二月半許ヲ經テ平愈セリ其後二三年モ毎月二三度刺絡シテ病根絶タリ又江戸ニテハ安針町堺屋清兵衛ノ子半藏コレモ前ニ擧カ如ノ證ナリ名家ト稱スルノ治ヲ請トモ治セス其他二三ノ医ニ治ヲ請トモ不治トシテ藥ヲ與ヿヲ欲セス先生癆瘵ノ治ニ長シ玉ヿヲ聞キ来テ治ヲ請コレモ其刺所ハ前ニヒトシク三月許ニシテ平愈セリシカシヨリ以來此術ヲ尊信シ毎月二三度若四五度來テ刺絡ス此等ハ皆世医ノ難治トスルノ證ナリ其他其初發若半年許經ルモノヲ治玉フハ枚擧スルニ遑アラス又先生常ニ教示シ玉フハ癆瘵ヲ刺テ治スルノミニアラス其他モ皆其宜ニ從ノ法アリタトヘハ他医血ヲトルハ惡ト拒ハ血ヲトラサレハ治セサルヿヲ辨シ又病人如此血ヲトラハ精氣虚耗セント疑心生セハ血ヲトラサレハ治シ難ヿヲ説キ吸出スモノハ真血ニアラス瘀血タルヿ

ヲ示シ若衣類ニカヽルカ或白布ニツケ日ニ乾シコレヲ揉ハオツルヿ生血トハ別ナル趣其他生血ハナマクサク瘀血ハ否メ惡臭アリ亦下疳便毒ナトヨリトル血ハ惡臭ツヨク吸瓢ニ在ウチニ凝結シキルニキリカタク切モノニアラサレハ截カタキナトノ區別ヲナシテ動揺ノ心ヲ鎮撫スルヿヲナシ兎角其人ヲ安靜ナサシメサレハ我ニ託スルヿ薄シ又今日ハ氣分挌別フサキ惡ト云ハ血ヲトレハ其氣モ開豁スルト丁寧ニトキテ血ヲトルヘシ然トモ其血ヲトルニ斟酌アリイカントナレハコレ進退宜ニ從ナリ機ニ臨變ニ應スルノ手段ハ智ヲ用サレハナシカタシ智ヲ用ルハ是術ノ輔翼ナリタトヘハ一病人アリ其人ノ氣色ヲ察シ其人氣分ヨキト云日ハ多トリ惡ト云日ハ少クトルヘシ其多少ハ

心中ノ計量ニ在テ説詁ハ常ノ如シスヘテヨキト云日ハ氣血舒暢スルトキナリ其トキハ多トルトモ其トリタルアトニ循環速ナリ又悪キ日ハ必轉輸十分ナラス十分ナラサレハトリタルアトニ循環速ナラスシテ必眩暈ナトヲ發ス故其氣色ヲハカルヲヨシトス若亦血色常ニコトナル日ハナヲ少クトルヘシ医タルモノハ病人ノ行住坐臥ニ心ヲツケテ見ニアラサレハ必急卒ノ變ニ遭モノナリ常州ニ一医アリ刺絡ヲ善ス其門ニ入リコレヲ学其郷里ニ行モノアリ近村ニ及ホシ衆ノ危急ヲ救一日其證ニ従テ委中ヲ刺血射出シテヤマス医コレ毒ノ甚ニヨルト云其人奄然トメ卒倒シ人事ヲ省ス藥ヲ與呼トモ應セス遂ニ死スコレニヨリ囂囂ト其事ヲ傳テ其術ヲ受ルモノナク其人モ亦コレニ恐怖シ廢シテ用スコレ病人ヲ見ノ親切ナラサルニヨレリ若親切ニ其進退應對及氣色ニ意ヲツケハカク急變ノヿハアルヘカラス故医ハ難シテナシヤスカラス其難ヲナサントセハ意ヲ留テ輕卒ニスルヿナカレ又治ノ速ナルヲ欲セサレ急ニ治セント多トレハ必變アリ故先生ハ吸瓢ヲカケ暫時ヲキ血ノ多少ヲハカリ又カケ再シテヤメ射出ヲ常スルヿナシ其コレヲナスモノハ絡血ノヨクアラハレテ急劇ノモノノミナリ又先生癆瘵ニテ氣息短少ナルモノニハ伯州散ニ反鼻ヲ倍加シ丸トシ用精氣ヲヨク輔翼スルニ足ルト教示セラル

刺絡聞見録巻上 終

刺絡聞見錄巻下

三輪東朔先生説　門人　伊藤大助筆記

〇淺草寺ノ地内久代久藏ノ妻血積ヲ患ヿ數年コレヲ治スルニ諸藥效ナシ或勸テ云中橋ニ血積ノ藥アリ服スレハ積聚ヲ激動シテ疼痛ナサシメ黒血ヲ下シテ愈ト此ヲ聞求テ服スレハ鼓動スルヿ甚シク疼痛間斷ナク四肢トモニヤメリコレニヨリテ日夜號泣スヨツテ医ヲ招治ヲナセトモ治セス終ニ治ヲ請先生先銀鍼ニテ其腹ノ痛處ヲ刺トモ治セス由是テ云刺絡シテ血ヲトルニアラサレハ治スルヿナシト其人ノ苦シムト云處ヲ刺其刺ヤ禁穴動脉ノヘタテナシコレニヨリテ疼

痛漸漸ニ減少シテ死スルモノヽ如ク應對ヲナサス唯息脉通スルノミトナレリ翌日ニ至リ家人ヲ呼故蘇生スト悦ヒ扶起シテ粥ヲ進ムコレヨリ次第ニ氣力復シ平愈スルヿヲ得タリ又神田田町岡田屋何某ノ妻血積ヲ患其發スルヤ月經通ントスルトキハ疼痛甚シク既通シテモ常ニ其塊ヨリ脊ニヒキ足ニツリテ時時痛行歩コレカ爲ニ心ニ任セス如此ナルヿ數年衆医ヲ盡シテ治セス先生ノ治ヲ請先生其腹背及脊骨ノ左右ヲ診察スルニ膏肓七九十四ノ推ノ邊ニ凝結アリ乃其毒ノ所在ヲ刺テ血ヲトルヿ凡二十余日ニメ黒血下ル下ルトキハ其堅塊疼痛甚シク下ル物ハ雞肝ノ如キアリ紫黒ナルアリ亦膿ノ如キアリ其臭氣鼻ヲ衝テ難堪日數五六日ヲ經ルニ從テ漸漸其物減少ス減少スルニヨツ

テ其患ル所モ減少シテ三月許ニテ愈タリ又中橋菊屋何某ノ妻両足攣急シテ腰伸ヿアタハス若行ントスルトキハ手ヲ膝ニツキテ行其人実ニ傴僂ノ如シ由是腰足ハリ出常人トヒトシカラス怒カシテ立ントスルトキハ腹中ノ堅塊直ニ心ヲ衝故歩趨心ニ任セス身モ廢痼トシ治セサルニ甘シテ年ヲ經或余カ治ヲ勸ムコレニ因テ治ヲ請余腰眼委中ヲ刺テ血ヲトル血ヲトルヿ十余日ニシテ堅塊鼓動シ疼痛甚シ甚シキトキハ紫黒ノ血亦膿ノ如キモノヲ下ス下セハ其攣急モ稍減少シ平快ニ趣ントス他医來テコレヲ拒其家モ亦下血シテ堅塊疼痛スルニ恐怖シ半途ニヤムコレ訖スルノ厚キト薄キニヨリテ治不治アリ信セサルトキハ治ヲ全セス全セザレハ半途ニ止止ヿヲ云スシテ唯不治ヲ唱フ

コレ人情ノ常ナリ豈歎スヘキヿニアラスヤ

〇淺草三間町雛屋久米治郎ト云モノ吐水ヲ患其發スルヤ若四五日ニシテ大ニ吐水シ其少ハ日ニ二三度發セザルヿナシ其吐スルヤ飲食ノ半ナルモアリ水ノミ出モアリ如此ヿ十余年膈噎反胃若留飲ノ奇方妙藥ト呼者服セザルヿナシ是衆医手ヲ束テ治スルヿアタハザレハナリ或余カ治ヲ勸テ請其腹背ヲ見ハ膏肓ノ邊ハ凝結少ク七九ヨリ十四ノ推ニ至ルマテ高ク隆起ス按スレハ堅シ又吐出ノ前ニハ其處ニ痛アリテ發スト云乃肩井膏肓ヨリ下七九十四ノ推ノ凝結ヲ刺テ血ヲ吸シム凡二十余日ヲ經テ其吐大ニ減少ス故愈刺ンヿヲ請亦刺ヿ二月許ニシテ旧疾悉ク去テ心氣澣濯スル力如ク舒暢ス又本所根來ノ藩中稲垣某ノ女飲食吐出

ノ證ヲ患フ其事ヲ問ハ云凢食物咽ニ入腹ニ及ントス
ルトキニ物アリ內ヨリ拒カ如シ其拒ノ物出ルト覚ト
キハ乃吐ス僅ニ入ルモノハナノ一二ノミ如此ナルヿ
六七年コレモ數医ノ手ヲ經レトモ治セス余ニ治ヲ請
故ニ其吐スルノ理ヲ考ルニ物アリ拒ト云モノ咽ヨリ
末胃ニモ及ハスシテ吐出スルト云モノハ毒上ニ在ヿ
明ナリトシテ耳下ヲ刺テ血ヲトリ其他肩井膏肓大推
ノ両傍骨ニ近キ所ヲ刺ス刺ヿ六七日ニメ飲食納リ氣
力朗暢一月余ニシテ舊疾平愈ス其舊疾平愈ノミニア
ラス數年膝頭ヨリ股ニ至ノ間瞤動ス甚トキハ疼痛ア
リ其發スルヤ日ニ二三度若四五度若中夜ニ發スルト
キハ夢破レテ驚覚ス刺絡ニヨツテ其疾苦モ併テ去ル
実ニ奇ト云ツヘシ

〇両國橋町竹河岸松坂屋甚助ノ僕奇怪ノ證ヲ患フ頭
頸以上麻子ノ如ノ疣ヲ發ヿ無數ニシテ時ニ痒クイカ
ントモシガタシ傳藥貽セサルヿナケレトモ治セス來
テ治ヲ請コレモ肩井膏肓ヲ刺刺ヿ凢一月餘ニメ其疣
枯槁シテ脫落ス此治ヲ聞テ新吉原五十間道松本屋六
兵衛ノ子頭中ニ甚助カ僕ノ如キ疣ヲ發スコレモ同ク
肩井膏肓ヲ刺ヿナ余日ニメ悉ク散落ス

〇常州府中ノ藩中皆藤何某健忘ヲ患君ノ應對他ノ接
見及常ノ談話モ首尾全カラス後ハ癡ナルカ如ク愚ナ
ルカ如シ諸医治スレトモ治セス余肩井膏肓ヲ刺シニ
月半許ニメ愈タリ

〇癰疾ヲ患截藥ヲ服スレトモ忘レス數十發ニ及モノ
ハ委中ヲ刺テ可ナリ又腹中ニ塊ヲ生シ癰毋ト稱スル

モノトナルニハ肩井膏肓ト委中トヲ刺ヿ七八日若十
余日ニ及トキハ塊消シ荏苒タルモノモ自然ニ解ス南
涯先生云癰毋トナルモノハ桂枝茯苓丸ニ宜ト示サル

〇先生ニ問下利雷鳴スルモノモ刺ヘキヤ否曰肩井膏
肓刺ハ氣ノ欝結ヲ開ナリ委中ヲサスハ下ニ循環セザ
ルノ氣ヲメグラス如此ナレハ升降其所ヲ得其所ヲ得
レハ湯藥モ其應ヲナスモ亦速ナリト云

〇婦人乳汁多モノ少ニ至ルアリコレモ肩井膏肓ヲ刺
セハ欝氣開豁シテ旧ノ如ク出ツ少者モ天稟ニ出ツト
云トモコレ亦刺ハ刺サルニ勝レルヿアリスヘテ乳ノ
少ハ氣血ノ欝結ニヨレハナリ

〇瘰癧便毒ノ類凝結ノ始ハ其所ヲ二三若四五ケ所刺
テ血ヲ吸ハシメヨ已膿潰スルモノハ其瘡口ヲ囲リテ
トリ吸膏藥ヲ貼セヨ口已ニ収リテモ其所ヲ按シ凝結
消散スルマテトラザレハ愈スシテ再發ス

〇頭痛頭瘡婦人升セ證ト稱シテ頭中癢クフケ多ト云
者縛緊ニテ耳上ヨリ枕骨ニカケ前ノ髮際ニ囲シカケ
テシメ按シテ痛ムモノ其他患ル処前頂後頂ノ所在ニ
從テ刺シテ血ヲ出サシムルトキハ旧年愈サルモノ愈
或常ニ眩暈スルト云モノモ去アリ此他ナシ瘀濁ノ毒
血去テ阻隔障碍スルモノナケレハナリ

〇痛風鶴膝風ノ類若ハ骨節或踝骨ノ機関自在ナラス
疼痛ツヨク行歩艱難ナルノ證ハ痛處ヲ按シ凝ル所ヲ
サルヘシ若痛足ラサルモノハ手足トモニ縛緊ニテシ
メ絡血アラハルモノヲ刺セハ血射出シテ愈絡血ノア
ラハルヤ刺ントスル所ハ菽麥ノ如ク青黒ニフシタツ

モノナリ又踝骨ノ後凹ナル処ヲ刺モヨシスヘテ鶴膝風ノ類已機關ニ凝結シテ痛止モノハ治スルニカタシ早クハカルノ善ニハシカズ若亦コレヲ治セントスルニハ麻沸湯ヲ與テ其人ヲ昏冐セシメ肉ヲ割リ骨節ニ凝結スルノ毒ヲケツリ去リ金瘡ノ治ヲナサハ治スヘキナリ然トモ此治我ハナスベケレトモ人託シテ受ルモノナシ時至ハ此治モ施スニカタカラシ先刺絡ノ術ヲヒロメ血ヲ見テ恐怖セザルヿヲ爲メ而後ニ施サハ難カルマシ其他如此ナル治ヲナサザレハ沈痾痼疾ハ治シ難シ時ヲ待ニハシカス

○猘毒犬毒蝮蛇ノ毒ハ其傷口ヲ刺テ血ヲ多トリ灌水シテ其身振栗スルニ至ラシメヨ犬毒ニハ杏仁ヲスリツブシテ傳レハ四五日若七八日ニテ赤小豆ヲ食スルトモ其毒發スルヿナシ亦世ニ赤小豆ノ類ヲ食シテ發スルアラハ其傷口ヲ刺テ血ヲ多クトリ又尺澤委中ヲ深ク刺テ血ヲトレ血ヲトルニマサルヿナシ実ニ必死ノ證ナリ若血ヲトルヿ少ナケレハ死ス多トリテ死スルカ取ズシテ死スルカ二途ニ出ス唯束手シテ死ヲ待ンヨリ刺テ死セント多トラハ救ベキナリ刺ントセハ縛紮ニテシメテナスヘシ又猘毒ハ獨性ヲ存メヤキ辰砂ト四分六分ニ合シテ用テヨシ

○喉痺ハ危急ノ證ニテ篤劇ナルハ飲食通セスコレヲ治スハ肩背ヲ按シテ凝ルモノヲ刺シ其他耳下又喉骨ノ左右ニ凝ル所アレハコレヲ刺ス甚キハ大椎ノ両旁ヲ刺セハ愈コレノミニアラス口熱虫歯走馬牙疳舌疽ノ類モ外ヨリ按シテ其痛徹スル処ヲ刺シ又肩背大椎

ノ両旁ヲ刺セハ必愈

○神田豊嶋町傘屋某ノ妻痔漏ヲ患治セザルヿ數年後ハ其漏穴潰亂甚シク前陰後陰ノ阻隔ナク小便肛門ヨリ淋瀝又漏穴ヨリ大便通スコレニヨッテ必死トシ其斃ヲマツ或余カ治ヲ勸ム迎テ治ヲ請即委中ヲ刺シ潰亂スル處ヲメクリテ刺シテ血ヲトルヿ凡三月許ニシテ肉漸漸ニ生シ阻隔自然ニ作リ旧ノ如シコレニヨリテ我云造化ノ妙ヤ實ニ奇ナリ人工及フベキニアラス医タル者造化ノ妙ヲ知ス藥ヲ以テ補益スルト思ハアヤマリナリ唯コレヲ抑塞シテ循環セシメザルノ毒血ヲ去ルヿヲスヘシ毒去ハ人工ヲカラス天造ノ妙ハ自然ニ作ル此理ヲ知サレハ瘀濁ノ惡血ヲ去ルヲ見テモ真血ノ虚耗不足トスコレ研究討論ノ至サル所以ナリ故迷惑シテ終身医事ニウトク空ク紙上ノ談論ニ日ヲ消スルノミナリ

○新吉原江戸町河岸ノ娼家湊屋吉兵衛ノ妻頭痛ヲ患發スルトキハ疼痛難堪席ヲ安スルヿアタハス號泣四隣ヲ動ス故其日ハ客ヲ辭ス其夫及親近ノ者コレヲ見ニ忍ス唯死ヲ待ノミカクスルヿ數年ニテ其證月ニ二三發ス諸医其知ル所ヲ盡セトモ治セス故治ヲ請コレニヨッテ縛紮ニテシメ頭上ヲ刺ヿ韮葉鍼ニテ百箇所許リ黒血脉脉トメ流出スルヿ凡一升餘ナリ藥ヲ與テ氣ヲ輔ク其人暫時アリテ云痛去テ一掃スルカ如シト其後再發スルヿナシ此ヲ以テ古昔ヲ思ニ華陀曹操カ頭風ヲ刺タルヲ范史ニ載セタルヲ見レトモ其奇功ヲ奏スルヲ比セハ讓ルヘカラス實ニ奇ナリ妙ナルハ刺

絡ノ術ナリ自ラ施シ自ラ驚キ神ノ如トス若前證ノ如湯藥ヲ以テ治セントセハ治スルヿアタハジ魏ハ海內ノ三分ニヲ保トモ此術ヲ措テハ治スルヿナシ然ハ天下第一術トスヘキニ論ナシ
○疥癬ヲ患者藥湯ニ浴スレハ內攻シテ腫滿シ喘急息迫ノ證トナル若浴セントナラハ浴後尺澤委中ヲ刺テ可ナリ內攻ノ患ナシ又沐湯セサルモノモコレヲ刺血ヲ去ハ漸漸ニ退散ス又鵞掌風ニ苦シムモノ數年ニテ百方効ナキニコレモ尺澤委中ヲ刺スヿ數次ナレハ愈
○風眼痛ツヨク難堪者ハ尺澤ニテ血ヲトルヿ多カラサレハ明ヲ喪フ其他絲竹空及肩井膏肓大椎兩旁ヲ刺ヘシ其他諸般ノ眼疾赤眼爛目病目外障ノ類モ唯尺澤ヲ除キ前擧ノ處ヲ刺ハ愈

○医乳岩ハ治セサルモノトス先生ノ說ニヨレハ諸般ノ腫物皆毒血腐敗シテ潰亂スルモノナリト然ルトキハ其理ニ二ツナシ瀉血治スヘキヤ否先生曰乳岩ヲ刺モ他ヲ刺モ其理ハ一ナリ然トモ乳ハ婦人緊要タル處他ニ比スレハ肉生シカタク愈カタシコレニヨリテ往古ヨリ乳岩ヲ難治ノ證トス余ハ已ニ發シテ潰亂スルモノハイカンセン已ニ發セントスルモノニハ先崖椒七分天南星三分ノ割合ニテ細末シ氷ニテヌルトキハコレカ爲ニ抑壓セラレテ他處ニ發スルカ或少シ其處ヲ避テ發ス余ハ其他ニ發スル處ヲ刺テ血ヲ吸シム故毒血其口ヨリ吸出セラレ潰亂ニ及スシテ消散ス若早クハカラス日ヲ經サシムルトキハ先ニナル惡血ト後ニナル惡血ト共ニ腐敗シテ膿潰ス医コレヲ見テ其潰亂スル處皆腐敗シテ然ルト思ハ惑ナリ其始ニ針ヲ刺シ毒血ヲ吸ハシムルトキハ腐敗セントスルノ勢ヲ挫ク挫ハ真血ハ其機ニ乘シテ毒血ヲ排出シテ進進ハ毒血ハ少クナルノ理ナリ医此理ヲ知ラス膏ヲ貼シテ膿潰ヲ待若待ハ毒血ハ勢ツヨク真血ハ抑塞セラレテ舒暢セス此理ニ通シテ其處ヲ刺テ血ヲトルノ勝レルカ膏藥ニテ吸ハシムルノ勝ルカヲ參考スヘシ膏ノ吸瓢ニ及ハサルヿ同日ノ談ニアラス若亦既ニ潰亂スルモノハ前擧スル論ノ如ク其瘡口ヲ囲リ針ヲ刺テ血ヲ吸ハシメヨ吸ハシメテ後膏藥ヲ貼スルトキハ先ニ腐敗スルモノハコレニテ吸レ後ニナラントスルモノハ瓢ノ爲ニ吸ハル故ニ他ノ治ヨリ早ク毒血ツクルナリ若日經ルモノハ肩井膏肓及脊ノ乳ノ當リ委中ヲモ兼刺

テヨシスヘテ此理ニ通スレハ癰疔種種ノ腫物モ其發處ト其形狀ト深淺輕重ニヨリテ殊異ハアレトモ其根原ノ所ハ一瘀濁ノ血ヨリ外ナシ又潰亂ノ大小ハ毒血ノ多少ニヨル医タルモノ此理ヲキハメス古人瑣細ニ區別スルノ辨論ニ拘束スルトキハ湯藥ノミ議スルヤウニナルナリスヘテ湯藥ヲ主トシテ議論スルモノハ必膏藥ヲ貼ス我スル処ハ他ト異ニシテ其潰亂スル物ノ根原ヲヨク研究シテ先膿潰セントスルモノヲトルヲ要トス故湯藥ヲハ主トセズ又主トセザルト云タリトテコレヲ捨ルニハアラス毒血去レルアトニ真血ヲ循環セシメントスルノ神氣ヲ輔翼スルノ爲ニナスノミ然レトモ先其主タル所ハ瘀濁ノ惡血ニ在リト云ヿヲ會得シテナス故ニ湯藥ノヿヲハ主トシテ議スルヿ

ハセザルナリスヘテノ腫物ヲ治セントセハ名ニ拘ハルヿナカレ唯惡血ノ多少ヲハカリ其位ノ淺深ヲ知ルヲ要トス其要ヲ知ハ血ヲトルノ量ヲ知ル多キヲ少トラズ少ヲ多セス其度ニ應スルノ工夫第一ナリ先ニ論スル乳岩ノ如キモノ其發處ニ抑壓ノ藥ヲヌリ他ニ發出セシムルト云ハ奇怪ニ似タリト云トモコレ瘀濁ノ惡血ハ死血ニシテ眞ノ活血ト殊異ナル理ヲ會得セヌ故ナリタトヘハ腕ヤ股ヲ縛テ尺澤委中ヲ刺ハ其所ニ無キ惡血吸ハレテ出ツルアリ射出スルアリコレ循環シテ用ヲナスヿアタハザルノ血ナリ其用ヲナサザル惡血ニシテ發出セントスルモノヲ藥ヲ以テ抑壓スレハ活血惡血ヲ動シテ他ニ移スナリ其移スモノヲ針シテ吸ハシムレハ速ニ去ルナリタトヘハ血ハ氷ノ如ク

惡血ハ已ニ其性ヲ失シタルモノニシテ氷ニ浮フ物ノ如シ鍼ニテ刺サレ吸ルヽトキハ吸ニ從テ至ル生物ハ至ラス若生血出ルモノナラハ委中尺澤ヲ刺テ多キトキハ一二合ニ至ルアリ然ルトキハ其處陷缺セン陷缺セサルトキハ一身ニアルノ瘀濁ノ惡血鳩集シテ出ルヿ明シ此理ヲ以テ我ハ抑壓ノ藥ヲヌリ外ニウツスカ或ハ其旁ニ發セシメス發スル處ヲ刺テ血ヲトリテ治ス医タルモノ乳嵒ニヨラズ諸般ノ腫物其發處アシキハ此藥ニテ他ニウツセヨ若移シカタキ勢トナラハ直ニ其上ヲ刺テ腐敗ノ毒血ヲトリ潰亂ニ至ラシメサルヿヲ欲スルナリ医タルモノ意ヲ留テコレヲ識得セヨ

○癩癇ハ世俗コレヲ病業ノナス所トシ不治ノモノトス先生コレヲモ治スルヿアルヤ曰治スルヿハ治ス然レトモ一朝一タニ治スルモノニハアラス若治セントナラハ委中及七九ノ脊骨ノ近キニ凝結スルモノヲ刺シ兼テ股ノ付根ノ動脉ヲ夾ミ両傍ヲ刺テ血ヲトルトキハ一年ハカリニシテ愈然トモ病人モ倦労レ医モ亦其治驗ノ速ナラザルヿヲ知リナサヌモノナリ若治ントセハ丁寧ニ其理ヲトキキカシメ湯藥ニテハ難治ノ趣ヲ示シテ治ヲナスヘキナリ実ニ此病ヤ父母ノ遺毒ノ凝結シテ發スルモノナレハ湯液及フ處ニアラス世ニ奇方妙藥ト呼モノアレトモ多治スルヿハナキナリ其難治ノ證ヲ治スルモノハ刺絡ノ術ヲ措テ天下議スヘキモノハナキト知ルヘキナリ

○問曰俗ニ長血白血ト稱スルノ病我姉苦ムヿ數年藥ヲ服シテ治スルヤト思ハ又發ス其身モ年月ヲ重シ故

不治ノ證トス又證ニ隨テ藥ヲ處セントスレトモ苦ヤ甘ヲ惡テ服セス医ハ近里ヲ盡セリ如此ノ證ハイカンシテ治ンヤ先生曰臍トヒトシキ脊骨ヲ夾テ刺シ又腰眼ヲ刺シ血ヲ吸ハシムルヿ日ヲ經ハ必愈我其ニ兼ルニ一方アリ款冬花ハ生麻ノ木ハ黒ヤキ各十戔犀角壹戔ヲ細末トシテ服サシム若犀角其價貴ヲ苦テ貧民服スルヿアタハザレハ益ナキニ似タリ故我コレニ代ルニ紀州ヨリ出ル黄牛ノ生角ト呼フモノヲ三戔末トシ用テ犀角ノ功トヒトシキヿヲ覚フ医タルモノ医事ニ心ヲ竭シ貧民ヲ救ヘキ工夫肝要タリ

○又問下疳瘡モ刺ヘキヤ否曰刺テ可ナリ若陰莖ニ發セハ其本ヲシバリ亀頭ヲハ刺スヿナク其下ヲ刺ハ上ナルモノモ愈若刺テモ其處腫ハ又刺スヘシ毒盡レハ

口収リ腫平ナリ又上攻スルモノヤ頭ニ在ルハ頭ニサシ發スル處ヲ以目的トス若亦鼻梁鈌ントスルニハ其始ナルハ耳ノ下五分ハカリヲ置テサシ已ニ甚キハ鼻ヲ歩シ離レテ両顴骨ノ内側ヲ刺ハ毒盡テ平愈ス医タルモノ毒ノ所在ニ從テ刺ヿコレヲ以テ會得セヨ此ニ就テ説話アリ先生新吉原姿海老屋ノ僕左助黴瘡ヲ治此者艱難ヲ經盡シテ歩儲アリシモ其爲ニ罄竭ス或先生ノ治ヲ勧ムコレニヨリテ至テ云先生ハ刺絡ヲ以ヨク黴毒ヲ治スト我已ニ湯藥丸散ハ服シテ益ナキヲ知ル請刺絡ニテ治スルアラハ治ヲ請ン若湯藥ヲ服スルノ治ハ辭スル所ト云故ニ其意ニ任テコレヲ許シ刺ヿ隔日ニシテ凡七十余日ニシテ治其治ヲ施ヤ他ナシ發シテ痛ム處凝結スルモノ膿水出ルモノ或直ニ刺或環テ刺又刺カタキ處ハ其旁ヲ刺テ毒血ヲ呼吸ハシムスヘテ刺處ハ毒ノ所在ニ從フ其始テ至ルヤ面暗黒ニメ身體モ同シ其平愈ニ及テハ旧色ニ復歸シテ歩趨モ亦壯健ナリ

○先生常ニ毒ノ所在ニ從テサスヿヲ説ク然トモ其刺處ハ肩背手足ノミニ多頭面コレニ次テ腹ニ刺シ玉フヿヲ見ス此義ヲ質問スレハ曰刺ヿナキニハアラス病人コレヲ拒ハナリ我門ノ田中安忠ナルモノ其妻積聚ヲ患心下ヲ衝モノアリ其物ヲ按シテ刺シ血ヲ吸ハシムレハ衝物消散ストコレ我教ル所ヲ聞テ知レトモ未タ他人ニ施サス其妻ノ疾苦ニ逢テコレヲ試他人ニ施サントシテナセシヨシカタレリスヘテ霍乱之类ニテ腹痛ツヨク所ヲ定テナスモノハ其ヲ按シテ刺テ血ヲ

トレハ緩モノナリ心胸ニサシコミツヨクハ期門ヲ刺テ可ナリ

○凡事前ニ定ルヿヲ知トモ屢其事ニ逢サレハ必半疑ノ心ヲ生ス其生スルヤ其事ヲナスモノニ生スレハ病家ハモトヨリ無知ノ俗ナレハ其擾亂ハ甚シ其甚ニ至ルモノハ見ヘカラサルノ血ヲ見ノ術タレハナリ由是親近ハ諫テ云医タトヘ治スルト云トモカレ利ノ爲ニナスノ業タリ危急ニ至テ命ト云ンニ悔トモ益ナシ又血ハ一身ヲ滋養スルノ物ナリモシ彼カ説ノ如ク瘀濁ノ血ヲ去ルト云ノ説ヲ建トモ信スルニ足ラス先哲其説ヲ専唱スルモノ歩ク又其業ヲナスモノ歩シタトヘアルトモ衆医ニ比スレハ九牛ノ一毛ニヒトシ其ヒトシク歩キノ業ヲナス医ニ生命ヲ託スヘケンヤ若彼ニ命ヲ任セ十分ニ血ヲトラセハ精液枯竭シ肌膚ノ滋潤消散セン請フ其治ヲ止他ニ請ニハシカスト云医モ亦其事ニ熟セサル故其機ニ應スルノ説話ヲナシ擾亂迷惑スルモノヲ導キ生路ニ趣カシムルヿアタハスカレガイナムヲ鎮撫シテ其術ヲ受サスル器ナキ故ニ其好マサルヲ強テナスヿアタハス其好ニ應シテ治スヘキノ疾病ヲ治スルヿアタハザルナリ其治スルヿアタハサルニハ論ナケレトモ術ノ爲ニハ甚不忠ナリ不忠ナルワケハ天下第一義ノ術ヲ空ク湮滅セシムルノ端タレハナリ先生此ニ歎アリテ云余數年經驗スルモノヲ汝ニ示サン記シテ其事ヲ熟知セサルモノニ知シラシメハタトヘ事実ニ遭ストモ其例スル所ニヨラハ半疑ノ心生スルヿナク危急ニ臨トモ心神轉倒錯亂セサ

ラン先病家ノ擾亂スルノ狀ヲ擧テ示サントス余云其擾亂スルノ一我其人ニ親ク聞リ故コレヲ記ス

小網町加田屋ノ僕久兵衛ハ我國飯山ノ人ナリ八月ノ初メニ足重ク歩趨艱難コレニヨリテ三里ニ灸ス灸スレトモ熱ヲ覚ス由是思フ世所謂ヨイヨイト云ノ病ニヤナランント心氣ヲ労セリ時ニ銚子ノ七右衛門來テ止宿セシカ云足ノ重ハ三輪氏ニ至リ放血スルトキハ治ス急ニ往テ治ヲ請ト云又其人ノ請人兩國アリ其許ニ至リ其事ヲハカレハ云女ハ血多男ハ少シト其少ヲ取ルノ術ヲナス人ニ治ヲ請ハ我不可トスル所ナリト云コレニ由テ半疑ノ心ヲ生ス淺草御見附ノ外ニ出シガ俄然トシテ飜轉シテ思惟スラク我先ニ仕シ家ニ來ル医危急ニ臨テ起死ノ功アリシヲ見タリ此ニ託シ彼ヲ

變ント道ヲ回シ其医ノ許ニ至リ病名ヲ聞ハ脚氣ト云藥ヲ請テ服スルニ寸効ナシ故安靜ナラスシテ思惟スイカンセハ治セント衆ニカタレハ各其言一ナラス一途ニ歸スルヿナシコレニヨリテ神明佛陀ニハカルニシカズト決シ中橋ニ甲州新善光寺來リ在ス燈籠佛ト云アリ其佛ニ祈願シ病ノ治不治医藥湯治ノ吉凶ヲ問ハ神ノ如シト云詣テ其可否ヲトフ時ハ湯治ニ宜シト即鹽風呂ニ沐スルヿ六七日コレモ寸効ナク疾苦ハ日ニ甚シ平安ノ千切屋清七ト云商人アリ此人向ニ先生ノ治ヲ得テ脚氣ヲ治セルガ勸テ云若治ント欲セハ心ヲ決シテ治ヲ請ト云故舟ニテ淺草ニ至リ治ヲ請歸ル其夜足頗ル強急シテ屈伸心ニ任セス按摩ヲ呼導引シテ臥ス翌朝清七イカント問故ニ其苦狀ヲ述其人云始ヨリ疑念アレハ終ラスシテ止其止ヤ半途ニセンヨリ今日他ニ轉セヨ若先生ニ治ヲ請ントナラハ死生彼ニ任セヨト其言甚懇到コレニ感シテ通ヿ十五六日此トキ心神安靜ニハ似タレトモ他ハ顏色憔悴スト云由是又疑念生ス或云深川ニ脚氣ヲ治スルト云人アリ神ノ如シトコレヲ聞テ其許ニ至リ其スル所ヲ見ハ口ニ佛經ヲ唱テ針ニテ委中ヲ刺ス其刺ノ術彼ト比量スレハ其スル所ハ少ク異ナレトモ血ヲトルニ至テハ一ナリト又復意ヲ轉シテ淺草ニ至リ血ヲ吸ハシム吸ハシムルヿ二十余日ニ及ンテ歩趨スルニ足稍輕シ二十八九日ニ及ンテ舊ノ如シ實ニ先生ノ術ヲ受ルニ我心ノ顛倒錯亂如此ナリ我如此ナレハ人モ亦如此先ニハ兩國ニテ諌シ人モ我カ治シタルヲ見テ云我ノ親キ人ニ汝ト同一病

ナルアリコレラモ勸テ淺草ニ至ラシメント云是事ニナレルトナレザルニヨレリト其始終ヲカタル先生ニ此事ヲ亦カタレハ云天下ノ人皆久兵衛ノ心ノ如シ凡五百人ノ治ヲナス中ニ終マテ變セサルモノハ百人ニテ或日ヲ經ニ倦又他医ノ非ニヒカレ血ヲ見テ恐怖シ親近ノ諌ニヤム實ニ人情ノ轉變コレヲ見テ其大旨ノ存スル処ヲ知ヘキナリ然トモ千萬人ノ中ニハ生命ヲ我ニ託スルモノアリ銚子ニ土屋彌兵衛ト云ヒトアリ眼疾ニテ其始信ノ諏方ニ至リ治ヲ請トモ治セス又尾州馬嶋ノ治ヲ請コレモ治スルヿヲ得ス歸テ上總ノフダニ至リ治スレトモコレ亦治セス余カ眼療ヲナスヿヲ聞キテ云我眼病名家ト稱スルノ治ヲ請トモ各治スルヿアタハス先生コレヲ治センヤ否ト云余其眼ヲ見

ニ痛ナク唯物ヲ見ヿアタハス又赤筋モナシ其人云左眼火ヲ見ハ赤ク右眼ハ晝夜分ヿナシト云余モ云イマタ如此ノ證ヲ治セシナシ然トモ若強テ請ハ我法トスルノ法ヲ以テ治センニ不可アラシ其人亦云我天下名家ノ治ヲ請タレトモ治セサレハ治セサルニハ悔ナシ先生モ亦法ニヨツテ治シテ治スルニ意ナカレ屑ザレハナルカナラザルヲ知ラス我亦治セザルノ眼病トシテ治スルヤ否ヲ萬一ニ期ント云故ニ肩井膏肓絲竹空ヲ刺剌ヿ二十余日ニシテ頭面ニ小瘡ヲ發ス發スレハ頭上ハ縛緊ニテシメテトリ面部ハ直ニ刺シテトルトルヿ十余日ニシテ小瘡モ稍減少シ平生ノ頭痛忘ルヽカ如シト一日其人云我思フ眼ハ治スルヿヲ得ンカト其故ヲ問ハ云火ヲ見レハ其色旧ヨリ一等赤ク晝ハ白

ト云又刺ヿ十五六日ヲ經ルニ從テ漸漸白色多ク其物ハ辨セサレトモ人ノ立ヤ物ノ遮ニ遭ハ黒ト云我モ此ヲ悦其人ハナヲサラ悦喜ス愈進シテ治ヲナシ治ヲ受日ヲ經ルヿ半月許ニシテ云小ナルモノハ辨セサレ𪜈大ナルモノ粲然トシタル者ハ視ニ足ト云其後稍一月ハカリ過テ松葉十本懐ニシテ来リタルカ出シテ云コレヲ見ルニ始ハ物アルカ如シコノコロハ分テ見レハウスク見ト云イヨイヨ此言ヲ聞テ刺シヿヲ欲スレハ其人モ亦ウケントスウケルニ從テウスキモノ濃クナリ漸漸ニ其數分リ其物辨ス半年許ヲ經テ旧ノ如シ其人誠ニ手ノ舞足ノ蹈處ヲ知ラスト悦テ云実我明夷ノ晋ニ變セシハ刺絡ノ術ニアラスンハナシガタシト衆ニカタル又其妻年久シク肩背強急スルヿ甚シ其人裁

縫ヲ善スレトモ其病患アルニヨリテナスヿアタハス先ニ我治ヲ受シヨリ信セシヿナレハ治ヲ疑ヿナク血ヲトル始ハ肩背漸漸ニ緩慢スト云余亦然ラスンハアルヘカラストツトメテトリツトメテトラス日ヲ經月ヲ累ルニ從テ其患ル處ハ去リシカ顔色精彩ヲ失シ紅潤日日ニ去リ腰ニカナク足蹈處ニツカス由是其夫モ其身モ疑念生シテ云病ノ治スルヲ悦ヒ血ヲトルヿ過多ニシテカク精神モ昏冒スルニ至ルヤト云コレニヨリテ親近ノ者ハ勿論合壁隣巷モコレヲ傳テ頗囂囂タリ余此時半疑ノ心ヲ生シテ思フ其トルヘキヲトリタレトモ又其度ヲ過セシニヨルヤト思惟ス其夫ハ云我ハ先生ノ治ニヨリテ治妻モ亦其患處ハ治スルヿハ治セシト云トモ如此ノ症ヲ惹出セリ故ニ刺ヿヲ請止ン

ト云余モ亦強テ勸メス日ヲ經ルヿ十余日ニ氣力歸復シテ舊ノ如ク強急モ亦發セス其後前ニ擧ル姿海老屋ノ僕左助ヲ療スルニ彌兵衛カ妻ノ如ク顔色痿黄シ唇舌淡白ナリ我妻由是云血ヲトルヿ過多ニヨリテシカルカ知ルヘカラス暫ク緩クトルカ又休センニハシカスト諫我云先ニハ初メテカヽル證ニ遭タル故ニ疑心生シテ心神モ顛倒錯亂セリ然トモ日ヲ經レハ舊ノ如キヲ見テ發明セリ凡藥ヲ服サシメテ其功ヲ奏スルニ至レハ或吐瀉又戰汗スルアリ故東洞吉益氏ハ藥瞑眩セサレハ其病瘳スト云ノ古言ヲ主張セリスヘテ毒盡テ精氣復歸セントスルトキハ藥ヲ服スルモノナレハ振寒シテ汗出アリ吐下スルアリ前ニ徴シテ其理ヲ窮ムルニシカスル所以ノ理ヲ極タリ恐怖スヘキ所ニア

ラストツトメテ血ヲトル十五六日ヲ經ルニ從テ食漸漸ニ進精気モ亦漸漸ニ充足シテ平日ノ如シ其後我カ許ニ來ル按摩ニ太仲ト云其人語ル我平日出入スル待乳山某寺ニ某僧ニ聞シヿアリ草加ノ邊ニ一病人アリ口瘡ヲ患歯莖宣露シ膿血浸浸トシテ出コレニヨリ數医ノ治ヲ請トモ治セス此ノ爲其蓄積空虚シ家具ヲ賣リ其治ヲナス然トモ寸効ナシ年ヲ經ヿ二十余年近里ニ他邦ヨリ來リ住スル医血ヲトリ難病ヲ治スト聞其居ヲ訪其患ヿ數年ナル趣ヲカタリ治ヲ請其医云コレヲ治ントスルニハ數月ヲ經サレハ治シ難シ足下コレカ爲ニ資財田産頗ル盡セリト然ハ我利ノ爲ニスルノ心ヲヤメ其放血スル處ト其術トヲ教ントス其人ノ妻ヲ招テコレヲ教病人悦テ家ニ歸リ教ノ如クスルヿ二三

月ヲ經タリ經ルニ從テ漸漸ニ膿血減少ス是ニ由テ愈進ニテ血ヲトルヿ一年許ニメ顏色憔悴シ四肢羸瘦ス然レトモ其患ル所ハサレリ此時ニ至リ貧窮骨ニ透ル親族コレヲ議シ雜費ヲタスケ其頃名手ト呼レシ何某ノ治ヲ請ニト江戸ニ出寓居ヲモトメ其治ヲ請其医云此病ハ脱證ニシテ治シ難シ治ヲナスモ死スナサザルモ死ス無益ノ治ヲナサンヨリ歸テ死ヲ待ニハシカスト由是イカントモシカク歸ントス其人其昔シ江戸ニ在シトキ知已ノ僧アリ某寺ノ住持タリシカ隠居シテ待乳山某寺ノ地内ニ住セリ死セントスルノ決斷ヲ聞永劫逢カタキ人ナリ逢テ昔ヲ語リ歸ニハシカズト其居ヲ訪終始ヲカタル僧云治ハ益ナシ必死ト斷セラレナハ死モ亦近カラシ氣色ヲ臨メハ実ニ死モ近キト覚其身冨有ニモアラス親族ノ資ニヨラハ萬事不自由ナラン妻モ起居ノ介抱一人ニテハ難カラン其難ニ歸ランヨリ我許ニ在リテ死セヨ若危急アラハ妻ヲ呼ニ難カラシト其寺ニ寓セリトカタル我其語ノ終ラサルニ声ヲ激シテ云名手ト呼ノ医モ血ヲトリ語カ如キ證ニ逢シヿナシ故ニ其決斷ヲアヤマル其病人死スルモノニアラス必平愈セント云太仲云実ニ先生ノ判斷ノ如ク半月モ經ザルニ食進一月許ニテ旧日ノ如ク二十余年ノ疾苦遺忘スルカ如シト信ニ先生ノ判斷ノ如ク如此ノ傑然タル卓越ノ見屢其事ニ逢スシテイカンシテ然ラン医タルモノ其身其事ニ熟セサルトモ此例ヲ以テカヽル證アルトモ恐怖スルヿナクツトメテナサンヿヲ冀ノ爲ニナスモノナリ

○又云動脉禁穴ニ鍼ヲ下スヿハ世医ノ恐ルヽ所ナリ其恐ルヽ所ヲ恐サルモノハ異人トトモニ其事ヲ研究シテシカルナリ余其理ニハ通シタレトモ其事ニナレスシテ恐怖ノ心生セシヿアリ其心ノ生ヤ我ニハアラザレトモ病家ノ親族近隣不可トスルモノヲ強テナシ若治セサルトキハ一ハカレラカ誹謗ニ逢ントシ一ハ若天命盡ルモノニ遭ナハ我拙ヲ唱ラレント思ハナリ故ニ其言ニ從フ心生スコレ其事ニナレザルニヨレリコノ故ニ古昔戰場ニ出ルモノヤ白刃ヲ犯シ矢鋒ヲ恐レスシテ場數ヲ蹈タル勇士ノ言ヲ聞ヿヲ好ヿ軍談ノ書ニ往往載セリ故余モ其事ニ倣テ已カ恐怖ヲ生セシヤ屢其事ニ逢ヒ熟シテ後ハ生セサルニ至ルヿヲ述シトノ玉ヒテ曰我銚子ニ在シトキ柳屋仁平次ノ僕太兵

衛ハ漿油藏ノ支配人タリ此モノ腕骨ト手トノ機關疼
痛シテ其勤ヘキ所ヲ勤ルヿアタハス余ニ治センヿヲ
請乃放血二十余日ニシテ治タリ由是亦其勤ヘキ所ヲ
勤ヿ一日其夜疼痛再發シ拇指ヨリ動脉ニ至ル前日ニ
比スレハ最劇シ故亦放血シテ治セントス仁平次諫曰
寸口ノ動脉ハ医疾病ノ表裏内外ノ所在ヲ辨シ寒熱虚
實ヲ別浮沈遅數ヲ診スル所ナレハ氣血ノ道路ノ最緊
要タル處タリ其緊要タル處ヲ刺テ血ヲトルハ我ニ於
テハ不可トスル所ナリト云又其親近ノ者モ云先年氷
戸城下ニテ喧嘩ノトキ動脉ノ所ニ疵ヲ受シ人有血コ
ンコント出テ止ラス遂ニ死セリ然ルトキハ動脉ノ禁
穴タルハ論ナキ所ナリ彼是ニ反シ毒ノ所在ヲ刺スト
云若刺シテ血出テ止ラサルトキハ悔テモ及ハス太兵

衛来リ其事ヲ語ル我云刺テ一失ナシト云歸テ其治ヲ
請ヿヲカタル主人ノ曰汝ヲ諫モ汝ヲ思ノ切ナレハナ
リ汝其切ナル意ニ戻リ治ヲ請ニト云モ汝カ身ニシテ
我身ニアラス汝其身ヲ捨テ彼ヲ信ス信スルノ厚シテ
其身ヲ捨ントスルニハ諫ルモ無益ナリ汝カ心ニ任ス
ルノ外他ナシ汝カ身ニシテ汝カ心ニ任スコレ天ナリ
ト云其言切ナレトモ可トセスシテ來リ治ヲ請我心ニ
決斷ス先ニ異人ト切磋シテ禁穴動脉忌嫌ヿナシ然ト
モ其後動脉ヲ刺ハ此人ヲ以テ始トス若刺テ死ニ至ハ
此術廢レン端ナリ若廢ハ我カ廢スルニアラス天ノ廢
スル所ナリト人ノ不可トスル所ヲ可トシテ施サント
決斷シテ刺ス刺ハ其痛稍減スト云翌日亦サシ刺ヿ六
七日ニシテ次第ニ減少シ十余日ニシテ苦ム所ナシコ

レヨリ愈心ニ動脉禁穴忌憚ルヿナキヲ徹底セリ其後
此地ニ來リ刺絡シテ專其事ヲ唱ヘリ常州府中ノ藩中
山口何某ノ女土浦ノ藩中ニ嫁シタリシカ疾病養生ノ
爲ニ父ノ許ニ在リ其證始メ肩背ヨリ疼痛起リ漸漸ニ
波及シテ手甲ニ及ヘリ我ニ学シ府中ノ侍医手塚良仙
コレヲ刺絡シテ治ス數日ヲ經テ他所ハ治スルト云ト
モ動脉ノ邊ニ凝テ其疼痛刺カ如シ良仙コレヲ刺ント
スレハ他医不可ト拒ム其父モ亦刺スヿハ不可トス故
ニ來リテ強テ刺シテモ治スルヤ否ヲ問我語ルニ前ニ
擧ル所ヲ示シテ曰毒在テ刺ハコレ毒ノ所在ニ從ナリ
何忌憚ルヿアランヤタトヒ他医拒トモコレニ屈セス
刺テコレヲ治シ彼ノ拒ノ徒ノ目ヲ驚セヨト此言ヲ聞
テ云先生ノ教示ナクンハ平日ト言行背馳ス実ニ千金

ノ賜ヨリ勝レリト意氣洋洋トメ歸リ大言シテ病家ヲ
屈服セシメ他医ヲ排斥シテ刺ス刺ヿ十余日ニシテ其
疼痛失スルカ如シ此以往如此ノ證ニ逢ハ学者眩惑セ
スシテ刺テ可ナリ若猶豫シテ刺サザルトキハ其術拙
シ拙キノミニアラス道ノ害ナリ
○先生云刺絡ノ術ハ天下第一義ノ術タルヿ四十余年
ノ星霜ヲナシ來リテ知ル故我コレヲ主張シテ建言シ
萬病唯一血ト唱朝夕ニコレヲトリ其事ニ熟シテ血ア
ルヿヲ知リテ疾病ノ形狀ニ應シ證ニ随テ藥ヲ投スト
云ヿヲ主トセス何故ナレハ実ニ刺テトルヘキノ血ハ
湯藥及ハサルモノ多シ唯此時ニ至リテハ血ヲトルノ
外他ナシ藥ハ無用ノ長物タルカ如クナリ若如此ノ言
ヲナサハ奇ヲ好異ニ趨ルトセンカ尤ニアラス證ニ随

テ藥ヲ與ト云ハ變ノ常ナリ變ノ變ナルモノニ至レハ湯藥コレヲ治スルヿアタハス其變ノ變ナルモノハ變ノ常ナルモノニ比スレハ頗奇怪ノ證トナル小河町某侯ノ家老ノ妻奇疾ヲ患其證ヲ聞ニ云始風池風府ノ邊倏忽トメ惡寒スコノトキ毛竪皮粟ス然シヨリ頭脳中ニ響應アルヿヲ覺テ禽獸ノ吠鳴激擊撲折ノ音モコレニ響キ又轉輪ノ車夫努カシテ厲精スルノ声モ應シイ、ウ、ト呼トキハ頭脳中ニモイ、ウ、ト呼カ如ク其節ニ應シテ其身體モ車ノ近ツクニ從テ覚スシテ動揺シ遠ニシタカツテヤム如此ニヨツテ心氣暫モ安静スルヿナク食ハ常ノ如シ由是衆医ノ治ヲ盡シ又神佛ニ祈誓シ符呪ノ簡札ヲウケテ平愈ヲ願トモ寸効ナク其間下剤ハモトヨリ若吐若發汗又藥ヲ鼻ニ吹レ或嗅藥

ト諸般ノ治ヲナセトモ應セスコレニヨリ奇ト云妙ト云ノ藥ヲ求テ服スレトモ治セス數年ヲ經テ余ニ治ヲ請誠ニイマタ聞サルノ奇病見サルノ怪證古昔應声虫アルヿヲ聞タレトモカレハ腹中コレハ頭脳其所在ト病狀トハ霄壤ナリ然レトモ思惟スラク凡身中ニ在テ今日ノ用ヲナスモノハ氣ト血トニノミ氣ニハ形ナク血ニ形アリ形アルモノ若クハ留滞シ若凝結ス凝結シ留滞スルトキハ形ナキノ氣ヲシテ循環セサラシム其義ヲ以テ此理ヲ推ニ諸ノ響應必頭脳中ニ留滞凝結スルノ毒血ヲ鼓動スルヿ明白ナリ然ルニ他医コレヲ去ノ治ヲナサスシテ他ノ治ヲナス故治スルヿアタハス余ハ直ニ其響應スルト云所ヲ聞キ其處ヲ刺サハ愈サルノ理ナシ其コレヲナスニハ刺絡ニアラサレハ治ス

ルヿナシト云病人コレヲ聞テ曰凡此奇病ヲ治セントシテ湯藥鍼灸ナサザルヿナシ然トモ治セサレハコレ術計盡ルト云モノナリ唯身ヲ先生ニ任セテ如何トモ其スル所ヲナシテ治スヘキアラハ治セヨト云由是頭ハ縛緊ニテシメコレヲ按シ其響應スルノ劇シキト云所ヲ刺シ又肩背ハ大推ノ両旁肩井膏肓委中ヲサス如此ナルヿ數日ニシテ其患稍減ス藥ハ甘麥大棗加黄連湯ヲ與ルヿ一月餘ニシテ響應ナストキアリナサヌアリ然トモ全ク去ラス我此ニヨリテ思惟スラク婦人ハ物ニ拘束シテ心氣安静ナラサルモノナリコレヲ鎮墜スルニハ禪家ノ観法ニシカスト其事ヲカタル其婦云我禪宗ニシテ観法ニ志アレトモ良縁ナクシテ止ヌ先生導師トナリテ病ノミニアラス心氣ヲモ安静ナラ

シメヨト云故公案ヲサヅケテ巧夫ナサシム半月許ニシテ云我響應ヲ以テ松風波濤ノ声トナセハ心神安静ニシテコレニ擾乱セラルヽヿナシ擾乱セラレサレハ患ニシテ患ニアラスト其言已ニ超乘セリ如此ク観法ノ徳ニヨリテ半年許ニシテ旧疾濯滌スルカ如クニシテ五蘊皆空ノ理ニ通セリスヘテ瘀濁ノ惡血ノ變ヲナスヤ前證ノ如キハ他ノ音声ト應ヲナス其應ヲナスヤ天地ノ寒暑雨雪草木ノ榮枯人體毒血若ハ飲酒魚肉ノナスモノアリ其一ヲ擧テ以テ示サン浅草田原町二町目二宮平五郎妻眼疾ヲ患フ此人雷ト應ヲナス故震ハントスル前夜ニコレヲ知ル近隣ノ婦女タハムレニ衣ヲ洗物ヲ曝スニ其日ノ晴雨ヲ問ニ神ノ如シ又平日ニ土器ヲ喰ヿ日ニ十枚ニ及其他舟ニ乘リ駕籠ニノレハ

眩暈シテ嘔吐ス如此數年先其患ノ主タル眼病ヲ治セント名手ト稱スル所ニ詣テ治ヲ請トモ治セスシテ余ニ請フ即肩井膏肓絲竹空大推ノ両旁ヲ刺テ血ヲ吸ハシム吸ハシムルヿ二月許ニシテ物ヲ視ルニ旧ノ如ク明カナリ明カナルノミニアラス半年余ヲ過レハ他ノ疾病モ亦一掃スコレ一處鬱ヲ達スレハ百骸ニ散在スルノ瘀血モ亦從テ吸出セラルヿ明カナリ此理ヲ以テ瘀血ノ所在ト甚凝結ノ多少ニヨリ若發シテ下疳便毒トナラハ其所ヲ刺テトリ若發セス内ニ在テ雨雪ヲ知リ寒暑ニ起ル折撲ノ處若婦人ノ血目ト呼モノハ頭上或絲竹空ニテトリ又折撲ノ處ヲ刺テトルスヘテ癥瘕疥癬ノ傳染スルヤコレ他ノ毒血ト我毒血ト應ヲナスナリ故ニ其毒血ヲ去ルヲ善トス若十ニ六七去テ十分去ラサレハ臭肉飲酒ニ感發シ或痒ク或出コレ其發出スル所ニ毒血アルト散在シテ一處ニアラサルトニヨレリ故余ハ毒ノ所在ニ從ヒ瘀濁ノ悪血ヲ去ルヲ要トス若去ルニカタキ疥癬ハ外ヨリ藥ヲ傳テ内ニ入ルノ毒血ヲ委中尺澤若肩井膏肓ニテトルトレハ愈此理ヲ知ラサルノ医ハ諸物ト應ヲナスノ理ニ昧ク奇怪ノ證ニ遭フト手ヲ下スヿアタハス若下スハ無妄ニシテ治スルヿナシ医タルモノ此辨論ヲ以テ其理ヲ察セヨ

○先生亦語リ玉フハスヘテ變ノ常ナルハ湯藥ノ治スル處アレトモ其變ナル者ニ至レハ常ト其證モ反シテ奇怪ナルヿアリ銚子ノ亀屋平吉ノ妻腹中疞痛シテ難堪諸藥ヲ服スレトモ効ナシ一二日ヲ經テ血ヲ吐スルヿ日ニ一二合若三合ニ至リ三日ニシテ止ム止テ後苦

ム所ナシ其後再發スレハ前ノ如シ月月其日モ亦違ハス由是其身モ思惟ス通スヘキノ月經留滞シテ來ルヘキニ來ラス如此ナルハ月經口ヨリ通スルヿ明シ医ニ就テ治セシヿヲ請トモ治セス余ニ治ヲ請フ即委中ヲ刺シ十四ノ推ノ両旁及肩井膏肓ヨリ血ヲトルトルヿ數十日ニシテ治セリスヘテ如此ノ證ハ皆變ノ變ナルモノニシテ常ヲ以テ視ルヘカラス此時ニ至レハ尋常破血ノ劑ノ通スヘキニアラス亦凡庸ノ輩ハ口ニ吐スルヲ見テ吐血ノ血ヲヲサムルノ治ヲナス我ハ其ナス物ヲ見スシテ其疼痛スルノ部位ヲ按シ其當リノ推ヲ升ヨリ刺シテ其疼痛セシムル物ノ勢ヲ挫ク上ハ肩井膏肓下ハ委中ニテトレハ上ニ吐スル勢ナク下ニ通セサルモノヲ導ク如此其大體ニ通シテ治スルトキハ治セサルヿナシ他ハコレヲ知ラス無用ノ理ヲ談シ無益ノ湯液ヲ雜投ス故ニ治スヘキ疾病モ沈痾痼疾トナス実ニ悲ムヘキヿナリ

○小兒驚風ノ類ニテタトヒ死ニ至ルトモ先其身體手足ヲ見ルヘシ若紫黒ノ所アラハ刺テ口ニテツヨク吸シメヨ蘇生スルヿマヽアリ又丹毒ノ類ハ其兒ノカコブノ中ホトヲ針ヲ以テハ子キリカヲ極テスハシムルトキハ治スルモノナリ驚風ニテ死ニ至ントスルモコレヲ施セハ必ナリ

○俗ニハシリ疔ト云モノアリ手ヨリ起テ肩背ニ及フ其起ヤ一條ノ赤筋アリ直ニ逆衝ス早ク其先ヲシメテ針ヲ刺シ放血スルカ場所ニヨリテフクベニテ血ヲ吸ハシムルトキハ愈実ニ危急ノ證ニテ人ヲ殺スモノナ

リ余死セリトスルモノヤ巳ニ死セントスルモノヲ救
タルヿ三十余人ニ及ヘリ
○前ニ擧ル我ト共ニ刺絡ノ術ヲ切磋シ其極ニ至ラシ
メシト云異人ハ伊豫ノ三嶋大明神ノ神官ニシテ天橋
將監ト云人ナリ此人奇疾ヲ患ルヿ數年故其郷里及其
州ニ聞ル医ノ治ヲ請トモ治セス或奇方妙藥ト云ヲ求
ルニ價ノ高貴ヲ厭ハスコレニヨリ資産頗ル匱ニ至ル
其人思惟スラク他ニ請ンヨリ自コレヲ治センニハシ
カスト素文辭アル人ニテアリシ故医書ヲ求テコレヲ
讀又遠ク師トスヘキモノヲ訪其道ヲ明ニセントシテ
コレニ從事シ數年ニシテ治療ノ大法ヲ知リ彼ヲ服此
ヲ服スレトモ治セス又思惟スラク鍼灸ハ湯藥ノ及ハ
サルヲ治スルモノト云故其術ヲ善スルト云人ニ学テ
コレヲ施セトモ治セス後刺絡ノ書ヲ見テ思惟ス若此
術ヲ以テ治セハ治スヘキヿモアルヘキト其術ヲ善ス
ルノ人ヲ訪ヒ治セシヿヲハカレトモ治セス於是志ヲ
決シ其子ニ家ヲ嗣シメ身ハ医学修行ニ志シ諸州ヲ遍
歴シテ其患ル處ヲ治セントス余銚子ニ在シトキ刺絡
ニテ諸般ノ治ヲナスヲ聞予カ居ヲ訪テ治ヲ請其病證
ヲ聞ハ云其病ヤ足ノ栂指ニ起リ漸漸疼痛シテ股ノ陥
根ニ至リ腹ニ入ル入レハ暫ク疞痛シテ腰眼ニ出背ヲ
逆行シ頭項ニ至リ缺盆ニ下リ又腹ニ及亦腹痛シテ腰
眼ニ出漸漸ニ下リテ委中ヨリ踝骨ノ下ニ至リ其痛自
然トヲサマルト云去余答曰我刺絡スルヿ數年ナレト
モイマタ如此ノ奇疾ニ遭ス然レトモ法ニヨラハ治ス
ヘシ然トモ我カナサントスルモノハ世人ノナスモノ

トヒトシカラス故ニ心中ニコレヲ思ノミニシテコレ
ヲナスヿアタハス其ナスヿアタハサル者ハ病ノ治セ
サルニハ論ナケレトモ或他疾ヲ生センモハカルヘカ
ラス其他病生スルニモ論ナケレトモ若生命ニカヽル
ノ變アランモ計リ難シ故ニコレヲナスヿアタハスト
云其人歎息シテ曰先生ノ言実ニ其神ニ至ルノ證ナリ
世人刺絡スルト云モノハ其治スヘキヲ治シテ治スヘ
カラストスルモノヲ治スルニ意ナシ先生ハ其治スヘ
カラストスルモノヲ治スルニ心アレトモ未其術ヲ受
ル人ナシ請フ我死生ヲ以テ先生ニ託セン其託スルノ
主意ハ我カ疾病郷里ノ医ヲ盡シ州郡ニ及遠國ヲ訪ト
モ治セス治セサルニヨッテ自ラ治セントシテ治スレ
トモ亦治セス故ニ刺絡シテ治セントシ旁ク訪トモイ
マタ其人ヲ得ス先生ハ云治スルノ意ハアリト云トモ
ウクル人ナシト我コレニヨリテ心中ニ其事ノ必ス可
ナランヿヲ知ル知ルモノハ他ト同シカラサレハナリ
若我身ヲ捨テ施シカタキトスルモノヲ受ンコレ平日
疑玉フ所ヲ決斷セシムルモノナリ若治セスシテ死ス
ルトモ我ニ於テ悔ルヿナシ請フ天ニ任セテ先生ノ治
ヲウケン死生ノヿニ意ヲオカスシテ思惟スル所ヲ盡
セト由是其痛處ニ從テ針ヲ刺シ血ヲトルヿヲ談ス其
人云是毒ノ所在ニ從フナリ何ノ恐ルヿカアラン若痛
サルニ刺ハ禁穴動脉忌憚ルヘキナレトモ其病其處ニ
アルニ刺ハ何ノ厭ヿヤアラン内經ニモ云スヤ有故無
殞ト其無殞ヤ湯藥ノミニアラス鍼灸トモニ然リ鍼灸
シカレハ刺絡ヲナスモ是其ノ恐ルヽニ足ラサルノ理

ナリト云故其痛ノ起ル處痛ノ甚シキ處ヲ刺又發スル
ヤ日ニニ三次ナリ發スレハ所ヲ擇マス刺ス刺ヿ六十
余日ニシテ痛漸漸ニ退散シテ旧年ノ沈痾遺忘スルカ
如ク其身モ亦壯健ナリ実ニ此人ナクンハ我術ノ極ヲ
知ルヿアタハスコレヨリコノカタ毒ノ所在ヲ刺セハ
愈ルヿヲ發明シテ其凝結スル所疼痛スル所ヲ刺ス刺
セハ刺ニ従テ治ス古ヨリ羈束シテ刺カタシトスル所
ヲ刺テ變ナキヿヲ知レリ実ニ我術ヲ輔翼シテ極ヲシ
ラシムルモノハ天橋氏ナリ此人ナクンハ我カ疑フ所
ヲ解ヿアタハス解カザレハ施シ難シ今其術ヲ數百人
ニ施シテ一失ナク一失ナキノ意ヲ我ノミニアラス天
下ノ医生ニ其義ヲ知ラシメハ救難トスルノ沈痾痼疾
ヲ治セン是天橋氏其身ヲ措スシテ治ヲ受シニヨレリ

実ニ此人ハ此道ノ忠臣ニシテ我カ迷惑ヲヒラキ天下
ニ其術ヲヒロメサスルノ人ナリ故我此人ヲ以テ刺絡
ノ師トス此書ヲ觀覽スル人此人ノスル所ヲ尊崇シテ
輕蔑スルヿナカレ此人ナクンハ此道ノ迷惑ヲ開ヿア
タハシ実ニ尊ムヘク崇ムヘキ人ナリ
○以上擧ル所ハ見聞スル所ヲ記セシナリコレヲ以テ
モ先生ノ論辯シ玉フ如ク萬病其根原ハ一瘀濁ノ血ヨ
リ起ルヿヲ知ヘキナリ実ニ先生刺絡ノ道ニ於テハ中
興ノ祖ト云ツヘシ抑刺絡ノ術ヤ上古専門ニ唱シモノ
ハ少ク史策ニ載スル所ニハ扁鵲華陀ノスル所ノミナ
リ内經ニアルモコレ専門トハナラス其他ハ説クモノ
百中ノニ三ノミ萬病回春ニ青筋ヲ擧シヨリ痧脹玉衡
ニ至テ専門ノ如シ然レトモナヲ湯藥ノタスケトナス

故其大體ヲ論スルヿモ詳ナラス亦其文面モ華美ニ過
テ実少シ由是其術ヲ用ルヤ今ノ便利ニ及ス近世蘭学
盛ニシテ器械ノ精造頗ル至レリ先生ハヨク刺絡ノ大
體ニ通シテコレヲナス故湯藥ハ此術ヲ輔翼スルノ物
タルノ説ヲ建萬病唯一血ノ家言ヲナシ玉フテ其血ヲ
去ルヤ毒血ノ處在ヲ刺シ真血ヲ循環セシムルヿヲナ
シテ恒言東洞翁仲景氏ノ方法ヲ尊信シテ其遺訓ニ由
テ其論スル所ハ後人ノ攙入トシ其標的トナルヘキ證
ヲ徴シテ藥能ヲ知リ萬病唯一毒ノ家言ヲナシ毒ノ所
在ニ従テ藥ヲ與フト云テ晋唐以来ノ諸説ヲ排ス實ニ
卓識ノ人ト云ツヘシ然レトモ其人其主意トスル所湯
液ニアリ湯液ハ其毒ヲ去ヤ汗吐下ヲ得テ去ル故ニ其
毒スルモノヲ見ス由是其物ヲ指スシテ毒ト云リ余ハ

數年刺テ其毒ト稱スル物ヲ知レリ故ニ斷シテ瘀濁ノ
惡血トス唯瘀濁ノ惡血ト云トキハ衆皆疑ハン然レトモ
今現ニ疼痛スル処拘急スル處若凝結スルモノヲ刺セ
ハ鮮血ニハアラスシテ黒血ヲ出ス出セハ其患ル所ノ
モノ去ル去ノ理ヲ以テ見ハ惡血タルヿ辨ヲ待シテ明
ナリ又医斷ニ論スル所萬病唯一毒ノ説ヲ建ルニ呂氏
春秋ニヨレリ其ヨル所ノ書又所在ニ因テ名ハ異ナレ
トモ其ナス所以ノモノハ一タル趣ヲ述タリナルホト
周ニハ医師ヲ置治ノ多少ニヨリテ禄ノ黜陟ヲナスヿ
ヲナス故医亦實事ニ徴シテ效驗アルヿヲ知ルヲ要ト
シ無用ノ談論ヲナサス故其ナス所ハ一ナル趣ヲ極タ
ルモノ多キト見タリ然トモ周道衰微シ医師其職ヲ失
シテ黜陟スルヿモナキト見ヘテ左傳ニ載スル所ヲ見

レハ漸ク空論ニ及後世説ノ端ヲヒラク故病膏肓ノ下ニアレハ治セズトスコレ辨論ニ趨リ史家ノ縁飾ニ出ルナレトモ其主ナル處ハ湯液ノミニシテ刺絡ノヿハナキト見タリ今藥カ及ハサルトスルノ凝結ヲ刺シテ血ヲトリ愈ルヲ見レハ病膏肓ノ下ニ在リトシテオキタルハ湯液ノミ議スルノ医ナリ扁鵲カ虢太子ヲ治セシトキハ中庶子ハ湯液及ハストス又扁鵲ハ其知ル所湯液ニモ通シ刺絡ノヿニモ通セシト見ヘテ湯藥ヲ與スシテ針ヲ以テ治ス又呂氏春秋ニ擧ル所ヲ見ハ周代ノ遺風アリテ古言モ存スルヿ明カナリ然レトモ其所在ニヨリ其名ハコトナレトモ其根原ハ一ナルヿヲ述レトモ鬱トノミ云テ鬱セシムルモノヲ云ハス由是其義ヲ観スルニ此時世ニハ医ト云モノハ多湯液ノミ主

トセシモノト見ヘタリ若亦扁鵲カ如ク藥ヲ與ス刺テ治スルト云ヿヲ會得スルモノ、傳ル所ナラハ惡血ナリト其物ヲ直ニ擧テ示スヘキナリ其他韓非子ニ疾病ノ理ヲ云ヿヲ見ハ余ホト実事ヲ蹈タル人ノ傳ヲ聞シヿナリ漢ニ至リ大倉公ナトノスル所ヲ見ハ湯液ノミ主タリ後漢ニ至リ華陀カ如キモノハ湯液刺絡ニ通セシモノ故ニコソ曹操カ頭風ヲ治スルニ瀉血センヿヲ請ヲ三國志演義ニハ其身ヲ亡スル端ニカキ范史トハ胃壊タリ其他其傳中諸般ノ治療皆奇怪然レトモコレ傳聞ト縁飾トニ出テ史家ノ常ナリスヘテ左氏ヨリ以來歴代皆然リ実ニ實事ヲ論シ実事ニ徴スルヿ國家ノ議論ニ關係スルモノハカクヘツ方枝ノ傳ナトハシカルヘキヿナリ我萬病唯一血ノ家言ノ如キハ實事ニ徴

シテ浮虚ノ説ニハアラス若東洞翁存在シテ萬病唯一毒ノ説ヲ主張ストモ我實事ニ徴シテ然ルト云ハヽ其人豪邁不羈ノ人タル故ニ其説ヲ不可トスルヿハアラシ彼一毒ト云モノハ湯液ニテ治スルヿヲ工夫シテ其物ノ去ルヲ現ニ見スシテ唯毒ト云テ物ヲ指サス我ハ四十年其物ヲ日日見サルヿナクシテ唯毒血シカラミムルト云セツヲ建タリ又物ニ就テ病源ヲ指セシハ釈迦ナリ物トハ何リヤ飲食ナリ故ニ萬病飲食ノ毒トス然レトモ其物ヤ時ナラヌモノ又アサレタルモノナラハ格別スヘテノ飲食ヲ毒トモ云カタシ毒ト云ヘキモノハ酒肉ノ度ニ過ルナリ故酒ヲハ無量不及亂又肉ヲハ食ノ氣ニ勝シメスト孔夫子モ養生ヲ示シ玉フ然レトモ度ニ過キ度ニ及ハサルハ既往ニシテ造メス疾病

已ニ發シタルヲ治スルニハ瀉血スレハ愈ルヲ以テ見レハ其入ル物ヲ論セス其已ニナル物ヲ論シテ血毒トスルノ善ニハシカス釋迦ノ在世ニ耆婆アリ耆婆釈迦ニ親シキト見ヘタリ涅槃像ト云モノニハ耆婆釈迦ノ臨終ニ来ル所ヲ畫リ然ラハカレニ親シキヿ明シ故經論中ニハ医藥ヲ云ヿモ妄ナカラス又佛家ニテ断食ノ行ヲナスモ耆婆ノ言ニ出ルカ疾病ヲ神明佛陀ニ祈ルニ俗ハヨク断食ス断食スレハ舊患治スルアリ余膈噎ヲ治スルニ刺絡シテ藥ヲ與ニモ先断食ニ日シテ而後微微ニ食ヲ與フ然セス治スルトキハ治スルニカタシ以此見ハコレ亦養生ノ一タルナリ余無妄ノ言ヲ發スルニ似タレトモ實事ニ徴シテ數人ニ効アリコレニヨリコレマタ耆婆カ言ニ出ルカト思ヘリ或余一毒ノ辨

排シテ血毒トナシ治療ノ苐一ハ瀉血タリト主張シ湯液ハ客タルノ論ヲ難曰毒ト云血毒ト云モ五十歩百歩ナリ血毒カレニ勝ルト云ニハアラス亦萬病皆瀉血シテ治スルト云ヿモアルマシ湯藥ヲ客トスルノ説モ偏僻ニ似タリ又人ニハ虚実アリ古今辯論スル所昭昭明明ナリ若其術ヲ實證ニハ可ナランカ虚證ニハイカン余辯シテ曰足下ノ難スル所ハ衆ノ難スル所ナリ彼湯藥ヲ主トシテ刺絡ノ術ニ精シカラス故毒ト云リ我ハコレヲ四十年來病人ニ徴シテ血毒タルヿヲ知レリスヘテ論ハ無益ナリ其論精妙ナルトモ実事ニ徴ナケレハ無益ナリ又湯藥ヲ主トスルモノヽ治ヲ刺絡ヲ以テ治スルヿアリ其證ヲ見レハ内ニ在ルカ如クナレト𪜈外ヲ刺テ瘀濁ノ血ヲ去ハ内治セスシテ治スコレヲ以

テ内ナルハ外ナルノ理ヲ知ルヘキナリ此理ヲ知サレハ頭痛ヲ刺シ脚氣ヲ刺シ又反胃血積ヲ刺シテ治スル所以ヲ知ルヿアタハサルナリ論ヨリ證據ハ瀉血シテ治セシ治験ニテ知ルヘシ又現ニ風眼ナトニテ痛甚キモノヲ尺澤ヨリ一合若二三合モ瀉血スレハ愈愈ル人其奇ニ伏セスト云ヿナシ故ニ余ハ其出レハ愈ル物ヲ指テ毒ト云ハスシテ毒血ト云又湯藥ヲ客トスルノ論ハ偏癖ト云トモ余ハ世医ノスル所トヒトシカラズスヘテノ疾病瀉血ニテ十ノ八九ヲ去ル故ニ主トセス客トナス客ト云タリトテ客ヲ排スルニハアラス主アレハ客アリ客主ナキ所ニアランヤ唯余カ治ノ主ナルハ刺絡ニシテ主ナル所ヲ主張シ客ナル所ヲ主トセス主ナル證ニ逢ハ證ニ從テ其治ヲナス何ソ物ニ拘泥

スルヿアランヤ又虚実ノ如キハ世医ハ外形ニ就テ云テ其虚実セシムル所以ノ物ヲ知ラススヘテ其毒浅キモノハ疼痛ヲナシテ實狀ノ如深モノハ脚氣ナトノ如ク虚狀ニ類ス然レトモ余ハ唯瀉血ノミ主トシテ其虚實ノ形狀ニ拘ハラス拘ハラサレトモ毒盡レハ虚實トモニ治ス故ニコレニ拘泥スルヿナシ唯刺シテ治スヘキヤ否ハ其人ニ對スレハ庖丁ノ牛ヲ解スルカ如ク其形狀ヲコレ見ス其毒血ノ所在ヲコレ見ル故ニ百人ニ施シテ一失ナシスヘテ余ハ虚ト云モ變実ト云モ變ト思其變セシムル物ヲ去ルヿヲ要トス故足下ノ難スル意トハ霄壤ナリ凡人身ハ活物ナリ活物ナル故ニ真血ハ順行シテ天ヨリ賦シ得ル所ノ用ヲナス若瘀濁シテ惡血トナレハ死物ナリ死物トナレハ活物トハ異ニシ

テ其用ヲナサスシテ若澁滯シ若留滯シ或腐敗或凝結ス然ルトキハ活血順行ヲ抑塞ス抑塞スレハ種種ノ變狀ヲナス其變狀ニ從テ其毒血ノ所在ヲ刺ス刺セハ去其去ルノ見ヤスキアリ然レトモ人見テ真血出ルトス実ニ真血出ルモノニアラス知リヤスキノ譬アリ人アリ尺澤ヲ刺テ血ヲトルニ十人皆不同多キアリ少キアリ出ルホト出レハ止若真血出ルモノナラハ皆同シカルヘキナリ然ルトキハ其出ハ惡血ニメ多少アルハ毒ノ輕重ニヨレリ唯刺サルヽ者常ニ見サルノ血ヲ見ル故ニ恐怖ス病人數日来ルトキハ血ノ多少ヲ見テ潮ノ干満ニヨリテ然ルカト云我先生ノ説ヲ聞小泉玄道ニカタル玄道云肩背ノ拘急ヲ患ヿ久シ刺テ治スヘシト云乃刺テ血ヲトル其妻亦同ク強急シ甚ケレハ振寒シ

テ臥如此ヿ月ニ二三次ト我カスル所ヲ見刺ンヿヲ欲スレトモ血ヤ多出ン又痛ヤセント恐怖セリ然トモ刺テ自若タルヲ見テ刺ヿヲ請故先試ニ左肩ヲ刺刺テ暫時ヲ經テ凝結解散スルヿヲ覚又請由是右肩ヲ刺玄道ト我ト刺絡ノ奇効ヲカタル稍時ヲ移セリ其妻云心氣舒暢シ肩背寛緩此ヨリ以往發セハ亦刺ント云コレニ由テ知ル天下ノ人情皆一般唯ナレルトナレザルトノニツノミ山脇家法ニ安南ニ漂流ノ舟子肩背ニ灸スルヲ見土人始ハオソレ後ニハ請シヿヲ載セリコレモコレ見ルト見サルトナレルトナレザルニヨレリ又家法ニ牛馬ノ疾病ニ藥ヲ與ルヿハ必ク刺テ血ヲトルヿヲ主トスルヿヲ舉タリコレヲ以テモ其治ノ恐怖スヘキモノニアラサルヿヲ知ルヘキナリ又刺絡ハ服藥ト異

ニシテ若應セス或難堪トキハ止ムヘシ凡庸ノ医ニ無妄ノ藥ヲ與ラルヲ甘スルハ其誤知リカタク常ニシテナルレハナリスヘテ先哲ノスル処ハ刺處ヲ定絡血ノ見ルヘキモノヲ刺ス先生ハ見ルモノハ素ヨリ論ナク見レサルモノヲ刺テ奇効ヲ奏シ玉フヿ舉テ數ガタシ先生ハ實ニ此道ノ極ヲ究メ毒血ノ所在ヲ詳審ニ知リテ刺シ玉フ故ニ愈カタキ沈痾痼疾ヲ愈シ起死回生ノ功モ亦必カラス実ニ骨ニ肉スト云ノ治ヲナシ玉フヿ必ナシトセス故余深ク其術ニ感服シテ一書トナセシト云爾

刺絡聞見録巻下終

文化十四年丁丑仲春發兌

三都書舍

京都堀川佛光寺下町　植村藤右衛門
大坂心齋橋南久宝寺町　河内屋八兵衛
江戸馬喰町三丁目　若林清兵衛

彫工　春霞堂市右衛門

『三輪氏家蔵方妙薬集』

三輪氏家藏方
妙薬集

辨慶草ヲモミテ疵口ニツクレハ血止トナル
打身ノツケ薬　山部村関左内傳
タ顔ノ黒ヤキ　川骨　等分右黒ヤキ性ヲ存メ痛處ニ糊ニテ押セ
ヘラニテヌリモシ紙ヲツマサキ少クシテスキマナクツケテオクカ上ツスマキ
ニスルナリ
又方　ヤエメ山川ニ産スル奥カミカ　泥鰌　右等分ニシテ黒ヤキトナシテ
用法ハ前ノ如ク用ルナリ

淋病消渇ノ治方
桑白皮 桑寄生也　木通大　紅花中　甘草少　大黄少　桑寄生大
右煎服 小便閉ニモ妙ナリ水腫痛ニ桂苓朮甘湯ト合方シテ用大妙ナリ 癰毒ニハ木通大黄ヲ倍加シテ用若膿ヲ催サントスル時ニハ石膏ヲ加フ
感冒ニテ蝦蟆瘟ノ如ク腫ルニハ耳下ヲ刺シテ荊防敗毒散ヲ
用テ可ナリ
疝氣ニハ金鈴子センダンノ実可ナリ　枳実　肉桂　延胡索
乳香　没薬　牛膝 干姜　右煎服　冬ニ発スルモノニハ麻黄ヲ加
痢病ノ薬　干姜五戔　硫黄各五戔　胡椒弐戔　右丸薬
トスルトキハ腹ノ気ヲ調和シ風寒乙暑湿ヲサク若危急ニシ
テ巴豆ヲ二戔ヲ加テ丸トスレハ裏急後重スルモノニ用ニ疏
食傷ニハ冷服 水ノアタリ一切ノ腹痛ニ妙ナリ
物ヲ下シテ後　訶子　丁子　陳皮　青皮　甘草
煎服シテ用若リシニテモ澁滞シテ痛アラハ干姜烏薬ヲ加

小児ノ丸薬　鉄粉　黄連　辰砂五戔　巴豆一戔ヲ
細末シ丸トス若鉄粉ナクンハ血薹散ヲ加ルモノナリ
血積ヲ治スルニハ鼠糞ヲ細末トシ白湯ニテ用若悪臭ア
リトセハ肉桂ノ末ヲ加テ可ナリ此薬ヨク胞衣ノ不下ヲ下ス
我家ニテハ血薹散ヲ加テ用産婦中及臍ニ當ルノ背骨
キハツ刺シテ離ク血積ヲ疏ナク実ニ奇薬ナリ 煎用ニハ藿香正気散可ナリ
世ニウナキ薬ト稱スルモノアリ余ハ車前子根茎葉実トモニ合
歓木ト鰻鱺魚ノ頭ヲ三月ニサクモノヲ以テ黒ヤキトス但
シ性ヲ存スルヤウニヤキコレヲ平常飲食スルモノニ匕子リ
ナケテ用ルトキハ五疳ノ根ヲ絶ツニ至ル小児ノ丸薬ヲ兼用
シテ可ナリ
血薹散ノ方　水銀四戔　鉛十六文ホト調ヲヨシ　硼砂少許コレハ

水銀トナエリトヘリヘリニナラズ者ナリ　右合シテ硫黄ヲカケテヤキクロクナルヲ度トス但土器ニテスヘシ已ニスリアケテ芦薈麒麟竭　川芎　當歸　大黄ヲ加テスヘテノ血毒ヲ治ス黴毒ナト刺絡シテ治セヌトスルニモ兼用シテ可ナリ
湿眼ニモ妙ナリ

婦人月水通セヌトシテ痛又痛シテ後イタムニハ梅干ヲ煎シテ用ルニ妙ナリ

婦人赤白帯下ニハ　麻カラノクロヤキ　款冬花各十戔　犀角一戔（若無キトキハ紀州ヨリ出ル黄牛ノ生角ヲ三戔用）ヲ細末シテ用テ可ナリ若甚症甚シクナレハ鼬ノクロヤキヲ加テヨシ先生云水蛭虻虫䗪虫ト云トモ吸血ノ力劣タリコレニヨツテ鼬《イタチ》ヲ用ルニ実ニカレニマサレリ

婦人ノ血痛ニ蒲黄　五霊脂ヲ細末トシ上ニアレハ川芎ノ煎汁ニテ用下ニアレハ牛膝杜仲ニテ用スヘテノ疼痛ニヨロシ

足痛ナトアルトノイノコフルイト云アリ荊防敗毒散ニ牛膝肉桂ヲ加テ用

先生云紅毛ノサフランハ合歓木ノ花ナリト云フ、実ニ合歓木ヨク血症ヲ治スコレヲ以テ甚能ク思惟スレハサフランニタルヿウタカヒナシ

又云和ノ山帰来ヨリ桐ノ木ヲ用テ可ナリ能ク湿毒ノカハカシ用但シ皮トモニ用ルナレトモ中ノ心ナル所ヲ用ルカヨシ余カ家ニテハ香川ノ解毒剤ニ土茯苓ノ用スシテ桐ノ木ヲ代用ルニ功アリ

瘡毒ノ薬ニ血蓐散ヲ多ク用ルト粘涎流出故ニ余ハコレヲ用ルニハ大黄ヲ加テ用ユシカルトキハ下降シテ上吐セス

騎梅其他兎唇ナトキリタリシヲ留ルニハ家方ノ膏薬ヲノヘテ其中ホト右ノ疵ロニワカレトスル所ニ麒麟竭ノ末ヲツケテツクルトキハヨク血ヲ止ム又アヲシト云鳥ノ腹ヲサキ紅花ヲツメテヤキテ用ルニ妙ナリ俗コレヲ川向ノ血留ト云コレ血ヲヨク止ルニヨリテ名ル所ナリ

婦人ハヤメノ薬ニハ　當歸中川芎中柚皮大ニ倍シテ煎服セシメテヨシ

危急ノ氣付ニハ薄荷油ニ辰砂　鉄砂ニマセテ用ルトキハ妙ナリヨク心気ヲヲサム婦人ナトノ血暈ナトニモ用ヘシ

癰疔ノ薬外ニハ刺絡シ内ニハ藿香正気散ノ薬又ハ伯州散ノ薬又桃花湯ニ反鼻ヲ多ク加テ用

水腫ニハ茅根五匁ヲ水一升五合ヲ以テ煎シ其汁ニテ赤小豆ヲ煮テ其赤小豆ヲ食セシメテ可ナリ

麻疹ノ内攻ニハ甲州ノ勝栗一合ニ甘草一戔ヲ煎シテ用若発表ノ力ヲタスケントセハ麻黄桂枝ヲ加テヨシ又麻疹ヲ治セントセハ巴豆ト煙草粉ヲスリマセヌルトキハ皮裏ニアルモノ発出ス内ニハ前ノ薬ヲ服スルトキハ内ニ在ルモノモ亦治ス

陰瘡キツクスリノ方

穿山甲二戔　白礬一戔　石膏一戔　五倍一戔　軽粉一戔　丹一両　右六味　細末トナシテコレヲ用ルニハ其キズヲ能クアラヒテ付テヨシ日ニ度々洗付カヘテヨシ尤小疵ハ塩茶ニテ洗外ニ洗薬モアリ

子宮ノ下リタルヲ入ルノ妙方 此方屢經驗シテ功アリ
硫黄 大 白礬 中 右二味合シテ絹ニツヽミ子宮ニ入レハ
自然ニヲサマルナリ
又方 呉茱萸 白礬 凡此方モヨシ
口中ノ薬
五倍 二戔 白礬 穿山甲 辰砂 各一戔 石膏 一戔五分
右五味合セテ口中痛ム所ヘツクルナリ 但シ辰砂ノ代リニ丹ヲ入テヨシ
又方
松脂 一戔 食塩 一名青塩ト云モノ唐渡リト云 ヤキシホノコトナリ 一戔 白礬 五分
右細末合シテ歯ノヌケ上リタルニツクル
発黄ノ症ハ脾ノ蔵ノヤフレナリ 茵蔯蒿湯ニ加味シテ
用薬湯ハ病人ノ証ニヨツテ薬方ヲ付ル 此症ハ脾ガ湿ニ閉
ラレテ起ルナリ
○瓜蒂ニ代ル薬
五嶋スルメ 二両 秋茄子 一両 丹 一両 右黒ヤキニシテ○
如此拵ニテ丸シ少シヅヽケツリ 塩湯ニテ用ヒ一度用ヒハ一度
吐ス 二度用ヒハ二度吐ス 瓜蒂ヨリ妙ナリ
大便難メ水腫スルモノヲ治スル方
白桃花 六戔 大黄 四戔 右細末トシ白湯ニテ用 又積聚
ニハ酒ニテ用ヒハ腹痛セズシテ下ルナリ 又ツヨキ積聚ニハ牡蛎ヲ
加テ用
積聚アリテ水腫シ胸膈脹ルニハ次ノ方ニ桃花ヲ加フ
積聚ノ薬 消正散
伊保多 一両 牡蛎 三両 大黄 六戔 鉄粉 三戔 右四
味細末ニシテ白湯ニテ用
痔疾ノ妙薬 青海苔 一味ヲ末トシ傅ヒハ痛甚キモノヲ
ヨクサル
又方 青海苔 一味ヲ痔薬 前ニ挙ル陀痰 チンクスリナリ ト等方ニ合セ エニテイ
カニテ子リ 油膏トナシ付ルナリ 直ニ痛ヲ止ム
積聚血ノ道 眩暈ヲ治スルノ気付
薄荷油 三戔 蒲黄 二両 鉄粉 一戔 肉桂 一戔
丁香 五分 辰砂 一両 右六味細末トシ蜜ニテ子リ用 至
寶丹ト号ス
瘡毒ノ薬 雞鳴丹ト号ス
軽粉 髪霜 各一戔 鼠屎 一戔五分 巴豆 十二粒
右四味末シ蜜丸トナシ用 一度ニ二戔ホト白湯ニテ用 其後
ニハ 大黄 川芎 黄芩 蒼朮 忍冬 木通 土茯苓
甘草 右調合一日ニ三服ツヽ用
蝮蛇及諸毒虫サシタルニハ
枇杷ノ一ツタ子ヲホシテ細末トシテツハキニテ付ル
アカエイニ刺レタル妙方
婦人ノ陰門ノ毛ヲ取テ其痛口ニ付ルナリ 妙言ヘカラス ハイリツナキ銚子ノ土人ニキクヘシ
長血白血ニモ金瘡ノ血留ニモヨシ
土竜霜 紅花霜 二味細末トシツクルナリ 犀角 款冬
花ヲ入ルモヨシ
腋臭ノ薬
白礬 壹両 蜜陀草 壹戔 二味細末 脇下ニツクルナリ
又古傳ニ牛肉ヲ脇下ニハサミテヨシ
又方
田螺生ヲトリ丹礬ノ末ヲ田螺ノ口ニ入レ一日半バカリ
ヲキテ皆水トナルナリ 其水ヲ一週リ附ルナリ

乳癰ノ愈スシテ膿血出或淋瀝トシテ晝夜ヤムトキナシ已
テ癢スルニ脊ノ乳ノ當ヲサシ其他肩井膏肓ヲモ刺シ其
キスロヲハ焼酎ニ木綿ヲヒタシ尉斗ニ牛ツ以テコレヲ尉斗シ尉斗シ
タルアトニハ蜃砂　水銀　硫黄　鹿角霜ヲ細末シ雞子
白ニテ子リツケテ毎日コレヲナス其刺ニモ一所ヲセス委中ヲモ
隔日ニサセリ

乳房ヲ小兒カミタルトテ腫ルモノハ肩井膏肓ヲサシテ
可ナリ若薬ヲ欲セハ蒲公英ノ末ヲ付テヨシ

水銀ヲ用ル法　水銀一両　鉛一両　硼砂二匁　但シ水銀ヲ十
ノウカ金ニシヤクシニテモ火ニノセトカシナマリヲ入レテトカシ
石ニテモ金ニテモノ上ニヲキサマシテ細末トナストキ硼砂ヲ入レテ
スルトキハ細砂トナルナリ人見テ水銀タルコトヲ知ルコトナシ薬ニ
入レテ奇効アリ此細末ヲ前ニヌリクスリニ入ルナリ

疝氣ニテ陰嚢腫大スルモノヲ治スルノ方
陰嚢ニ煙草粉ヲヌルナリ其ヌル前ニ胡麻油ヲ
ヌリテヌルコト二三十日モスルトキハ全愈ルナリ若赤油ヲ忌
ムモノハフントシノ間ニ煙草葉ヲ入レヲキテヨシ

硝子製方　口傳
火打石十匁　ナマリ十匁　右等分煉合セ焔硝五分
入子リ合セ焔硝不入ウチハ一向トケサルナリ火打石ハ末ス
ルモノヲ調ヘシ

トケヌキノ妙方
鼠糞一味ソメテヽ刺口ヘ付ル即時ニヌケテルナリ　又鼠糞
ヲ火ニ入レテ刺口ヲ薫スルモ又痛モノヲ止ム

玉肌散　諸瘡愈后其瘢痕紫黒者
大黄　鳳皇皮雞卵殻ナリ　白礬　白殭蚕　各等分

右為末以好酢或油煉之貼患
瘰癧実症者頭脳腐爛臭水流或腫痛楊梅瘡或手足痛
水銀　乳香　猪油　月桂油　右四味各壹両煉合為輭膏

瘰癧ノ治方
杉脂　松脂　芦薈各二匁　右三味艾葉八匁以水三合
煮取三勺浸乾二三次而水銀六匁　田螺二匁　乳香一匁
没薬　烏賊各一匁　黄臘二十匁ホルトカル　見合セ入右煉
合セテ為膏貼三推骨上久而堅為蓋勿中風

痔疾洗薬
楠葉三十枚　青木葉　丹礬壹両半　右水合水三升
入レ二升ニ煎シテ洗ナリ

癜風ヲ治ス
靈屮ロヌレ草トモ云　春ノヒアンニヒラク　ヒカン草トモ云　輕粉少　右二味ニ癜風ノ上ヲヨクスルスレハ
直ニ治ス

河豚ノ毒ヲ解スル方
菊明石　細末トシ白湯ニテ用　奇妙ナリ
蝦蟇ノ乾シタルヲ細末トメ用ルモ又治ス　然レトモイマタ試ス
白礬ノ末ヲ用レハ直ニ其物ヲ吐出ス　海上随聞用之

水虫ノ大妙薬
枯礬　緑礬　二味為末酢ニテ子リツクル其アトヲ火ニテア
フル三日ニテ治ス

小兒痳小便ノ薬
緑礬　益智　二味等分末トメ蓮葉飯ニテ丸トナシ
一日ニ五十粒ツヽ用

小兒驚風ニテ絶氣シタルモノヲ治ス方
豆腐屋ノ豆ヲ調カミクタキテ其汁ヲノマスニ誠ニ奇妙ナリ

寝小便ノ方
雞腸　一味黒焼キトシテ白湯ニテ送下ス
打身或ハ疼痛ヲ治ス
乾姜　天南　崖椒　右三味為末生姜汁ニテトキ痛
所ニヌル
流涎ニ膏
水銀六十匁　銀口ノ又百目　蘆會五十目
猪油二十四匁　右四味子リ合セ大推ノ下三推ノ所ニ貼スレハ
瘰癧ヨリ発セシ四月節疼痛及瘰癧且悪心腫物ヲ治ス
或甚痛ノ処ニ貼スルモ可ナリ
虫歯ノ妙方
緑青　枯礬　右二味合シテ末トシ付ル痛ヲ去ルコト大
妙ナリ但シ刺絡シテ血ヲトリテ後キリミノテ可ナリ

小児ノ良薬金授丸ノ方　胎毒ヲ去リ五疳驚風虫一切ニヨシ
蒲黄　枇杷花　黄連　大黄　軽粉各大　辰砂中
鉄粉中少　巴豆見合　右八味糊丸〇如此シテ年ノ数用
テヨシ
キノコノ毒ニアタリタルニハ
野原ニアルグミノ木ノキザミ煎シ用レハ直ニ毒ヲ解ス
癜風ノらケノ薬
生クルミノ皮　一味　木ニアルシトリ上ノ皮ヲスリヲロシ付ル
色黒クナリ皆薄皮ノ如クトレテ治ス
真珠丸　治瘡毒ノ難症
真珠一匁　ソツヒル二分　犀角一匁　右三味糊ニテ丸シ
辰砂ヲ衣トシ二十二月二回リ分但シ一回リメニ下剤ヲ用
瘰癧ノ良方　或家ノ切紙薬トス

雷木一名キササゲ　雷除ノ木トス　右一味細ニキザミ煎湯トシ又
細末トシテ水ニテ子リ付ル
熱病重衣ニ入リ発セザルニ　紅梅ノ梅干黒ヤキニシ白湯ニテ用
レハ直ニ発散ス
トゲヌキノ妙方
カマキリ虫　右一味陰干ニシテ細末トナシ飯ノリニテ子
リツクル
傷寒ニテ熱ツヨクノカハキタタキニハ
石膏大　辰砂大　砂糖中　右三味ヲ末トシ冷水ニテ用
長血ニハ
款冬花一匁半　犀角一匁　イタチ霜一匁　右為末白
湯ニテ用
血塊ヲクダス妙方

赤貝　実貝トモニ丸ノマヽ霜トナス　小豆　酢ニ三度ヒタシイリテ後霜トナス血塊ヲクダスコト良ナリ
右等分ニシテ白湯ニテ用
小児鵞口瘡舌ニシトキ又俗ニ白舌トス
桑白皮　甘草　右二味合シテ煎シ洗薬トナシテ
ヨシ直ニ治スルナリ
子小便ノ薬
ウナゴザ　一味ヨク製シ干シテ末トシ糊ニテ丸七日
ホトニテ治ス又黒ヤキトナシテ疱瘡ノ舌上ニ発シタル
ニヨシタヽレ舌上ニツケテヨシ
水腫ノ大妙薬
イモカラ　右一味ヲキザミ一斤ハ水二升イレ一升ニシ
メ用産後ニハ味噌汁五合ヲ入レ用昼夜ニ一升五合ヲ
用惣身ヘカユミヲ発シ小便利ヨク通ス此薬ヨク一切ノ

腫気産後ノ腫気ニモヨシ
衄血ノ薬
胡椒細末ヲ綿ニツケテ鼻或ハ口ノ三穴ヘ入置止ルヿ
妙ナリ
スッポンノ油小便ヲ取ル方
生タルスッポンノ口鼻ヘ蕁麻ヲスリオロシ付ル直ニ油
小便ヲスルナリ其小便ヲ以テ鼈甲板ヘフタ入ルニ
黒土ヲ其水ヲ以テスルナリ其黒土ニテ書ハ甲ノ中ニエヨク入
ルナリ
喘息ノ大妙薬
酒ノ直シ灰　石膏　右細末等分白湯ニテ用　脊ニテ
刺絡ス
発疱膏
水銀　生石灰　ニンニク　右三味ヨク煉合指ニテツクレハ直ニ
氷ノクレニナルナリ　水銀ハ焼明礬少シ入レ末トメニンニクヲスリヨロシ子リ合スナリ
肩背強急スルモノコレヲ貼スルモノニコレヲ貼スレハ水疱ヲ発シ膿血ヲ
催シ凝結スルノ血ヲ去ル蛭モ尾刺絡ノ妙ニ及ハズ唯奇ヲ好ムノ
至リナリ
トケヌキノ妙方
松葉　鳳仙花　木実トモニ用 花ノ白キヨロシ　右二味黒ヤキ存末白湯ニテ用
田虫ノ薬
稲虫《イナゴ》ヲ末トシ胡麻油ニテトキ付ル
食傷ノ薬
馬糞ニ熱湯ヲカケ其臭気ヲ鼻ニカヽセテヨシ又腰
ヲソレニテ遠方ヨリムセハ直ニ吐ス
辰油膏　諸金瘡ヲ治ス

椰子油大　白蠟見合　辰砂同　右二味コレヲ煎シ冷タル所
ニ辰砂ヲ入ル　四季ニ見合セ子ル
阿仙薬ノ製法
五倍子ノ細末ヲ濃シノ西路水ニテ煉干シテ末トシツカリ
トケヌキ
柳葉ヲ霜トシ糊ヲ以テ子リ合セ付ル又末ヲ白湯ニテ用
積痛　反鼻一味末トシ白湯ニテ用痛止ル
痔疾　蝸牛霜　軽粉少々　負鹿ノ油ニテ子リ付ル
蕎麦ノ食傷ニハ　楊梅皮ノ末　白湯ニテ用
酒ヲ油ニ直ス傳
種酒一升　油三合入レテ遠火ニカケ男松葉ヲ一握リ
ハリ夫ニテヨク気長ニアワ立上ヲツヽキ右ノ二味ヨク交
ルトキ火ニカケ煎シタテサマシテ絹又ハ木綿ニテヨクコス也
更紗ヲ染ムルニ洗テモ繪ノヲチサル法
柿渋ヲ蒸露鑵ニテトリソレニテ繪ノ具ヲトキ書ヘキナリ
指一切ノ妙薬
蚯蚓　俗ニ歌ふタヒミヽスノ大ナルモナリ　泥ヲ去テ紙ニ二重ニツヽミ胡
麻油ニヒタシ油薬トナシ付ヨシ痛立所ニ去ル其外小瘡
ヲ愈スヒタスコト二十余日モスクレハ皆融化スルモノナリ
長血白血ニ
ハチスノ花細末シテ白湯ニテ用　白血ハ白花 赤血ハ赤花
ツキモノハナレヌノ方
ウルシノ中ニカラスノ羽ノ黒ヤキヲ入テヨクマゼテツクヘシ
小児ノ頭上ニ脳ノ手発シタルニ
ミヽニクノ一味黒ヤキニシテ胡麻ノ油ニテ子リ付ル
咽喉腫痛ニ

野ヒル一味塩ヲ以テ能ク合セ竹管ニツメテヤクナリ三
度塩炙シ入ヤキ返シテヨシ

虫歯ノ虫ヲトル方
艾ニ子キノ実或ハ子セルミニクノ実ニテモ末トシ合セ五郎八
茶碗ノ如キモノニ水ヲ四分目入レ中ニ石ヲ入レテ水ヨリ高クアラ
シメ其上ニ艾ヲヲキ火ヲ点シ口ヲハ紙ニテ封シ煙管竹ノ如キ
モノヲ穴ヲ開テ透シコレ煙ニテ患ル所ノ歯ヲムスムストキハ虫出
テ死スルナリ但シ其竹火上ヲヨクヘシ然ラサレハ虫火中ニ入リ
テ其数見ルヘカラサレハナリ

八重歯ヲヌク方
蝮蛇ノ生ナルモノトリ壺ニ入レ酒ヲソヽキテ固封シ土中ニ埋ム
ヿ一年ハカリシテトリ出シコレヲ筆ニテ抜シトスルノ歯ノメクリ
ノ肉ニツクレハ暫時ニシテ肉タサレ歯動クモノナリ動カハ指ニ力
ヲキハメテヌキトルヘシ実ニ奇妙ナルモノナリ

蝮蛇ヲ生ニテトル法 竹ヲ 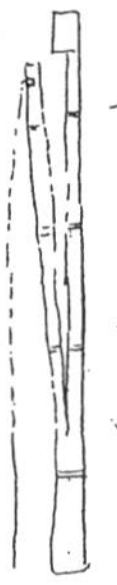 カクノ如ク
梢ノ所ヲ半分キリテ手モトマテワリサラワリタル先ニ糸ヲ
ツケテヒケハ竹ヒラキテ扇ノ如シコレヲ蝮蛇ノ上ニカサシ頭ノ
所ニ出ストコレニクヒツクヲヒカヘタル糸ヲ手ハヤク放スト割タル
竹ニテコレヲハサム手モヌラサストルヘキナリ

蝦蟆瘟ノ如キモノニハ
樟脳ヲ鼻ニフクトキハヨク腫ヲ消ス而後薬ヲ用ヘシ

胸虫ニテクルシミニ虫ヲ吐スルニ
砥ノ粉 剃刀砥ナリ 甘草ノ末 蚯蚓トトモニキヌニツヽミ
フリ出シ用レハヨク虫ヲ殺シ痛ヲ止ムナリ

氣積ニ
牡蛎 センソ 乾蟾蜍代用 反鼻頭 右細末トシ丸シ用

一切ノ痰喘息
猿ノ黒ヤキ白湯ニテ用

ウチミノ薬
チサノミヲイリ末シ三セン好酒ニテ用

又方
ハイトリモノ子 一味モヨシ白砂入ルヽモヨシ

又方ツケ薬ナリ
楊梅皮 紅花 鰹節 各等分モチノリニテ子リ
付ル立処ニ痛止ル
川芎 白角豆 ヒヤウタン霜 百草霜 甘草少
右細末白湯ニテ一銭五分用又酒ニテ用ルモヨシ

又方
崖椒 干姜 鹿角霜 三味細末水ニテヌル又天南星
少ハカリ入ルモヨシ

痛ノ虫ヲトルノ薬
胡麻カラ霜 合歓木霜 罌粟殻黒ヤキ 右三味胡麻
ノ油ニテトキ両眉ニヌルトキハ寸指頭ヨリ細キ虫出ルナリ

風湿及痛風ノ妙薬
霊草ヒアン草 馬膠ムヒノハツトシ 右二味合方シテ痛処ニヌクル痛
ヲエフ妙ナリ

田虫ノ妙薬
馬膠一味ヨクモミ田虫ニ付ルナリ一夜ノ内ニ腫出シ膿
出神ノ如ク治ス

痔疾雀目瘡疾ヲ治スル方

手ノ大指ノ横紋ノ内ヲリメノカシラニ灸ス
コフヌキ艾ノ方
草フトウ《エビヅルナリ》ノ葉紅色ニナルセツ取干ヨクヨクモミ艾ニナス
コレニテ灸スヘアトニクサラシ薬ヲ付ルト水出ルナリ
又方
インケン豆細末ニシテトキ付ル又角法可ナリ
アサヌキノ妙薬 矢橋脩監修
緑礬 丹礬 青多葉粉 青ニトル 各等分
右胡麻油ニツケ少シトメテキ用ルトキ白蠟一両入又胡麻油
ニ合セ入子ルナリ又アサニツケルトキハ巴豆ヲ入疵コフニハ生々
乳ノ中ニ入ルナリ巴豆入ルモ可ナリ
月数不足ニテ胎死テ出サルニハ
大豆ヲ酢ニヒタシイリ煮テコレヲ服ス忽迠ニ出ル
又方
巴豆 三粒 萆蔴子 七粒 麝香 少 スリモチトナシヘソニ付ル
出産セハ直ニトルナリ
驚風ノ妙薬
白大豆ノ粉ヲ口ニ入ルト妙ニ息出ルナリ
産ニ臨胞漿水下ヲ用方
夏枯草 花一分 実一分五厘 葉九枚 茎五本 一角一分
五厘フリ出シ用妙ナリ
金瘡ニテ血出不止ニハ
椿葉 紙ニスク木ナリ 細末ニシテ上ニフリカケテ押ルトキハ止ルナリ
小便閉ニ
三葉芹
蚯引 土ヲ去 スリ合セ臍ニヌルナリ
小児ノカタカイニ

硫黄 大 沈香 小 麻子ノ大ニ丸シ年数ヲ用テヨシ
小便閉ノ事
子キノ白根ヲタヽキシロキシルヲ小便ノ口ヘ吹コム妙ナリ
疥癬ノ治方
冬ニ大根霜 和大黄ノ生ナルヲスリヲロシ霜ヲトキ付ラ
カハカレアライヲトスナリ
一切積サシコミ仮節妙方
センリ一味 ● 一丸 阿片一味 ● 二丸 凡三丸サユニテ用子ムラ
サルニモ妙ナリ
熱発ヲトルヿ妙薬
蚯蚓 泥トトモニ霜ニシテ白湯ニ用テ一切ノ熱ヲトルヿ妙ナリ
又潮兆ヲモ解スルナリ
病人不食スルモノニ食ツカスル方
食ヲタキフキ上ルトキ白蛇ノ霜ヲ少シ置ヲ與ルトキハ気
カツエシ食ヲ進ム大妙薬ナリ
生姜ノ功能
生姜ノキサミ煎シ胃節疼痛ニ灌水スルニ妙ナリ食塩少
シ入ル其外疼痛美ニハイロイロニツカフ大秘方ナリ
諸瘡其外ノヲシ薬
桐ノ木ヲ末シ煎湯ニシテツカイ諸瘡ヲ洗フ又油ヲトリ付ルニ
治セサルモノナシ油ノトリヤウヌカノ油ヲトルニ同シ又霜ニシテ
モヨシ
真珠ノ代リニ用ヘキ方
烏貝一味ヲ霜トナシ用
腸ノ遠血近血ニテ痛ニハ神馬草ヲ粗末トナシ煎湯ニナシ用
疝気ノ妙薬

橙皮　杜仲　鬼箭羽　甘草　等分
血ヲ止リカタキ血ヲ止ニハ
紫檀一味　煎湯ニテ用
癰疔ノクサレタルヲ出スニハ
十八小豆　アカサ　燈心　三味等分黒ヤキニシテ酢ニテ
ツケルナリ妙ニハロリ升シ
痔一切ノ妙薬
膽礬　白礬　等分　信石少　又ヒカニニヒタシ用ニ
入ルナリ
発汗ノ剤
杜松子　同根
腫ワモキ走ル方
ケタテ　葵葉　等分陰干ニシテワクルナリ
疱瘡ヲ鼻ノ孔フサカリタルヲ明ル方
○コレホドナルテツノ管ニ歯ワツケモニ明クルナリアトニ竹ノ
管ニ辰砂月ヲツケテ入ルナリ其サシ口ノ管ノハシニ糸ヲツケ目カ子
ノキラニ耳ニ引カケラクナリ
女悦丸ノ方
阿片　肉桂　丁子各三戔　川椒　セニリ寸未戔
竜脳少　柳九トナス
トケヌキナ妙方　甘薬干シ細末シ水ニテノムナリ
又方
五月五日ノ朝露ヲウケタル常山ノ葉ヲトリ黒ヤキ
ニ許ヲ白湯ニテ服用　一切剌モノ抜ル妙方ナリ
又鉄肉中ニアルヲヌク方　軍陣中用之
大鼠ノ肉ツカリアブリ細末ニシ壹戔　温酒ニテ用ルニ鉄

ノアル所至テ痒シ其痒キコトヲ断セシ又久ナリ
痔一切ノ秘々方
白礬　食塩　蓮葉各三両　蝸牛五十匹煎シ洗
フ度々スレハ治スルナリ
足痿薬　骨節疼痛
黄芩　黄蘗　桑白皮各大　甘草　川芎各中
肉桂　丁子各小　右七味其重二十戔水一升古酒
二合ニテ煎シ其湯気ニテ蒸スナリ其滓ヲ干シ又酒ニテ
煎シ木綿キレニ包ミ痿タル処ニアツルナリ
骨節ヲ伸ルトキ天セキリ白根　イノコツチ右二味
アマ酒ニテ子リ引ツムル処又痿タル所ニアツルナリ
カクノ妙薬
サホニノニ　一味　味噌汁ニテ用
大麻ノカラ霜トナシ血ヲ前陰ヨリ下スコト妙ナリ
乳ヲ出ス方
薏苡仁　川骨　等分　細末トシテ服スヘシ
蘇鉄　アブリ末シロウサイニ白湯ニテ用　妙ナリ
癲風
黒白牽牛子生　細末トシ服用　刺絡ヲ忌モノ可ナリ
瘰癧ノ秘法
葱白ト蜜トクツキ合セ布ニノシキ痛処ニヒロケヒノヒシテ
ノスナリ
又　松脂水飛四両　草麻子二両　朴硝五匁
右ツキテ膏トナシ布ニノヘ上ニ七日ス痛ニハツケル射香ヲ入ルモ可ナリ
右ノ秘法ヲナシ木賊草細末ニシツヽ白湯ニテ用

瘧里野遊ノ方
三味ノ方　反鼻　沈香　月桂油　等方
四味ノ方　反鼻　龍胆草　青木香　月桂油等方
一味ノ方　反鼻一味頭尾腸ヲ去リ月桂油又ハ蜜ニテ製シ用

湿瘡　水虫一切ノ出瘡ナラシ
石菖蒲　乙切草　柴胡　等方
煎湯トナシ洗又火ニフスヘル方妙ナリ
硫黄大　白凡少　桐木皮少　煎湯トシテ洗
服薬　当帰根加大黄又香川ノ解毒ヲ用ヘシ

疝気ノ妙灸
丹踝ノ下一寸五分下ノクホミニ五壮スヘシ　腹帯ニアサクスルナリ

疝氣腰痛ノ名灸　瓜生法橋宜安傳
鳩尾ノ穴ヨリノトエラノ才ヲトリテラリカヘシソレヲノトヨリ後ヘマハシ假點ヲシテ兩方一寸

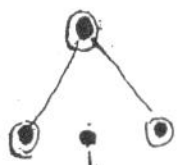
臍カヘシノ假點
三方一寸ツヽ

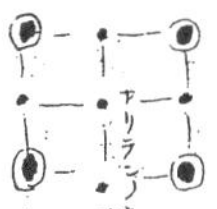
ヤリテラシノ処ナリ
四方一寸ナリ
其外諸病ニヨシ

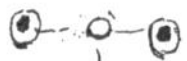
臍ノ穴外ヨリアテル　臍ノ中一寸トシテ其ヘフチヨリトルナリ
又臍ノ当ニ點シ左右一寸ヒラキテ二所トモニ三處ニ灸ス寸ハ其人中指ノ中フシノ間ヲ一寸トシ用手ヲ拱ミシ前膝ニ備シテ三処ニ三壮左ノ手ヲ空ニツキ右ノ手ヲ右ノ膝頭ノ上ニツキテ三壮又右ノ手ヲツキ左ノ手ヲ右ノヒサカシラノ上ニヲキテ三壮又両手ノ後ニツキ腹ヲハッテ仰テ三壮合掌端坐シテ三壮以上四十五壮ヲ妙ナリ

雀目ノ治方
菊花　黄連　各三銭　夜明砂　七銭
目ノ珠暮ニ至テ痛甚シキニ
石斛丸トナシ麻子ノ大塩湯ニテ七粒ツヽ用

夏枯草　香附子　細末トシ一度一匕宛白湯ニテ用
大黄ノ代リニ用ルモノハヲ巨ロイノ木ノ根ヲ用
蟹ノカハリニ章魚ノ霜ヲ用
骨節疼痛ニ
松脂一斤ニ醇酒一升ニ煎シツメ天気ニアルニカケ
細末ノトキ琥珀ヲ合セ白湯ニ用

疝気寸白ノ妙方
鳶尾ノ根　蓮肉　各生ニテ等方　細末トシ白湯ニテ用
又痛処ニツクルモヨシ

雪隠ヘ落タル人蟲気ニテ身体フクレ癩病ノ如クナルモハ
多葉粉ノ茎ヲ煎シ洗フ

喘息ノ治方
柚ノ肉ヲ去其跡ヘ塩ヲ入レ黒ヤキニシテ一日ニ三度ツヽ用

咳嗽ノ治方
枇杷ノ葉ノウラノ毛ヲ去リ飴ヲ入レ煎シ服スルモヨシ又氷ハカリニテモヨシ
又ナスノヘタノ黒ヤキ　生姜湯ニテ用

小便ヲ通スル方
茄子ノ花ヲ煎ヘシ服
又熱ヘ病ニテ通セサルニハ　蚯蚓ヲツキタヽテカシ冷水ニヒタシ
茶碗ハ半分ホト用

小児ノ頭ヘ出ル悪瘡
鼠ノ糞ハ名ヤキ　接骨木葉　黒ヤキ等方

小児疳気ニテ目ミヘス時々腹大ニ脹タルニツクル薬
赤蜻蛉　黒ヤキ一匁　合歓木　同一匁　郭公　同三銭

右糊ヲ以テ眉間ニツクヘシ度々ハリカヘテヨシ
又痛ノ治方
クサ木ノ虫一分黒ヤキ　川烏六分　翡翠八分　人参一分アブル
川芎一匁　甘草少アブル　山梔一両黒ヤキ　右糊丸●年数
ホド用
五痛ノ妙方
蕎麦藁　蝸牛ノ霜　等分　甘草少　右丸薬トシ用
胼胝ノ薬
楝ノ実ヲツブシ汁ヲ付ヘシ
又山蜂ノ巣ヲ黒ヤキニシテ糊ヲ以テセアカヽリノ口ニ
ツクヘシ
疣痔ノ方
田螺ヲ火ニアブリ又焙メ汁ヲ出シ其汁ニテ胆礬ヲ焼セヘシ
ネリテ穴ヘ入ルナリ
又烏貝黒焼　鶏卵中ニ付但シ黒キモニ　油ニテツクヘシ
又燈心草根生ニテ　八十分穴ヲ埋ルホド入レ上ニ火シ
アタヽマルホド灸シ度々塩湯ニテ洗フタメ膏薬ヲシテヨシ
痔ヨリ膿ノ出ルモ此薬ヲ用テ治スヘシ
アサヌキニハ
蛙黽ノ小便ヲタヒタヒツクヘシ
妊婦ロツクヒツメ手足スクミ首ヲタレテ言語セス汗出熱
アリ中風ニ似テ中風ナラサルニハ
白扁豆ヲ少シ炒末シテ用ヘシ
産前小便数ナルニハ
桑木螵蛸ナニテ研テ末トシ用
産前産後手負接骨イツレニモヨキ方

青鵐　乱髪焼リ　青鷺頭　翡翠十　右各黒ヤキシテ用
産後産前感冒頭痛霍乱其外名ノ知レサル病ニ膏薬
一服ホトツヽ用ユ
蓖セ麻　六月十八日トリ十匁（エアスレテ生タルナリ　コレニヤハラス麻ヲ可イリ）　黄柏二十匁　十匁ハ黒　十匁ハ香色
小麦粉　十匁
産後胞衣不下ニ
青磁ノ茶碗粉ニシ　古麻霜ニシテ　各等分　右フノリヲ
煮テコシカキタテ用
産後児枕痛
当帰　川芎　白芷　莪朮　木槵子皮　各等分
右常ノ如ク煎服ス
産後乱気シタルニ
四物湯ニ　青黛ヲ加テ用ヘシ
産後小便覚ヘス出ニハ
鶏ノ羽ヲ黒ヤキ朝々空腹ニ用
酒ノ酔ヲサマスニハ
櫻ノ皮ヲ黒ヤキニシ糊ニテ丸シテ酔タルトキ二三粒
ノムトキハ忽サムルナリ
灸ノイホリタルニハ
桐ノ葉ノホシタルヲツムケテヨシ　兎ノ毛ヲヤキツケルモヨシ
癜愈ノ方
水仙ノ根ヲスリツクヘシ　古癜ニハ紙ニヌリテハルヘシ妙ナリ
キリ癜ニ虫ノワクニハ
丁子ノ粉ヲフリカケテヨシ　酸漿水草ノ鴨于ノ末モヨシ
癜ノ虫ヲトルニハ
川蜷ノ黒ヤキ細末トシテツクヘシ

廣キ疵ノ縁ナリ
青木葉　牛房ノ葉　ギシギシノ葉
イヅレナリトモヨクスリテ中ヘ埋ミ疵ノ口ヘハ何ノ薬ナリトモ
明礬油ニテ付ベシ
疵ノ口フサガリ腫ルヽハヨカラズ
萍蓬ノ陰干シ粉ニメ茶一二服ホド白湯ニテ呑ベシ
疵肉上薬
五葉松ノ皮ヲケヅリ其ノ脂ヲトリ猪脂入レテ干固ニ乾シ
ユルヤカナルヤウニシテ疵ニ付ル時ハ雞卵ノ黄ヲ少シ入人油
膏ヲ少シ入ベシ此薬ノ疵フカクハフカク入ベシ肉上ルコト妙ナリ
人油膏方
野塩五十匁　人油二十匁　葡萄酒十匁
小麦二三粒　右ネリ合セ小麦焼上リ押ツブスニホドヨキト
クタケルヲ度トス其後乳香二十匁入テネリマセテアゲルナリ
疵癒テ後高キヲ平ニスル方
黄栢　厚朴　狼毒　三味ソクイノ飯ニ押マゼ付ル
疵ヲ内ヨリ愈ス薬
女ノ髪　烏　五味子　覆盆子　艾葉各等分
右黒ヤキ但シ烏ハ他薬ニ倍シテ可ナリ酒ニテモ白湯ニテモヨシ
金瘡打撲並狂気ヲ用ル方
石見川 黒ヤキ二匁　人参七分　甘草七分
右粉ニシテ酒カ童便ニテ用ソリケニハ小便上気ハ酒中
気ハ砂糖下気ハ湯ニテ用血留ニハ氷ニテ用
木竹ノ身ニ立タルニハ
麦門冬ヲ粉ニシテ付ベシ抜ケルナリ
大人小児トモニ陽嚢ノ大ナルニハ

牡丹皮　防風 等分 粉ニシテ白湯ニテ用
気腫並ニ尻ハス其外久シキ腫物ニハ
沈香一匁　丁子二匁　当帰一匁 一夜白水ニテツケホシカハカシ
川芎一両　藿香一匁　木香一匁 一夜白水ニヒタシ日ニホス
大黄一両 制法前ニ同シ　牛膝二両 前ニ同　連翹一両
商陸二両　檳榔一匁　山帰来五十匁
各細末シ山帰来八十匁ニ廻分煎シ汁ニテ用
右ノ粉薬四十二貼トシ一日ニ三貼山帰来ノ汁ニテ用
但シ二廻リ分ナリ自然ト吐逆ノ心アラハ升麻ヲ少シ加フ
虚人ナラハ人参ヲ少シ加フ
右ノ薬服用ノ中　七子ノフヽシ　海参　串鮑　大根
塩其ノ外ハ何ニテモヨシ
水ニ溺タルヲ救方
其人足ノ大指ヲ屈伸シテ見ルベシ屈伸セザルハ生ルコトナシ
若生セントスルニハ明礬ノ末ヲ鼻孔ニフクベシ七孔ヨリ水出ル
腫物ヲ一処ニヨスル方
笹百合ノ根ヨクスリ　小豆粉ニマセ合　腫物ノヨセタキ所ヘ
アケテ其マヽハリニ此薬ヲ付ベシ
腫物ノオシ薬
天南星 黒ヤキ　馬酔木 黒ヤキ　黄栢 生 各等分
白粉少　右ノ薬末トシ蘩蔞ノ汁米ノ酢ト等分ニ
合セテ腫ノマハリニツクル赤ク腫タル時ハ烏ノ羽ニテ切々
ヒクベシ
腫物ニ口ヲアクル方
蝿ノ頭七ツ　巴豆二ツ　ウスノリニテマセ付ベシ一時ホトニテ
膿出ルナリ　又冬葵子一粒ヲ服スベシ又白丁香ヲ唾ニテ口ヲ明

ニトスル処ニヌルヘシ
腫物ヲ他処ヘヌケル法
萆麻子ノ油　甘草粉
右ヲ合セ腫物ニハラシ薬ヲツケヨセント思フ処ニ針ヲア
サクタラ針ノ口ニ右ノ薬ヲ付レハ自ラヨルナリ
腫物ノ痛ヲ止ル方
桑ノ木　梨ノ木　木瓜ノ木　各等分細末ニシ胡麻油ニテ付
腫物ノ吸薬
楡木ノアマハダ　巴豆等分　蓖麻ヲ丸シ〇瓜サネノ
ノ目ヤウニナシ　針目ニ入ルヘシ
腫物一切イヤシ薬
蚯蚓　六月土用ニ道ニ出死タルヲ粉ニシテ付ヘシ是ヲ一夜愈
シトミヲ

白禿ル瘡ツケ薬
白頭翁根ツイテラツクヘシ　又白禿頭瘡ヲ髪生セサルニハ
楸ノ葉ヲシツキ其ノシホリ汁ヲヌル三度分リヲ愈　又黄柏
黒ト香色ト　鼠糞黒ヤキ　五倍子　香墨　軽粉　胡麻油ニテ付ヘシ
又石亀甲ノ鯉ノ鱗　各黒ヤキ　此二味水粘ニテトキ付レ
ハ各別心ルナリ
湿毒ニテ手足瘡タルヲ治スル方
甘石榴 割タルヲ一箇　実一粒モチラサルヤウニ取出シ煎シ
サラ水一盃三年ノ古酒八合盃入一盃ニ煎シ二番ニ右ノ積
リ一盃入七分ニ煎シ子ルトキ一度ニ用ヘシ但シ風ヲフセキ
温リ臥スヘシ是一日ノ分ナリ
湯火傷
マツカサ 黒ヤキ　酢ニテトキ付ヘシ　又桑木 黒ヤキ　胡麻油

ニテトキツクヘシ又蕎麦ノ粉ヲ黄色ニイリ水ニテトクレハ妙ニ
愈ルナリ　又爛タルニハ　串柿ノ蔕　筍ノ皮　黒ヤキ　牡蛎
等分ニ合セ雞子白ニテ子リツクル一ツニハ薬二分五重ハカリ入ル
又二三日過ナハ黄ナル処一ツヽ入ルヘシ
毛生薬
蛙ノ皮一匁　蝸牛一匁　牡蛎二匁 各黒ヤキ　皂角子二匁
犬ヒリ草二匁　橙汁三匁　生姜汁二盃
右二色ノ汁ヲ合セ椰子油一盃入　油等分ニ煎シ布ニテ
コシ右五味ノ薬ヲマセ其後唐蠟入ヨキカケンニ子ルナリ
又方
梧桐皮　桑木皮 各一匁
右水ニ出シ付ヘシ腫物ノ痕ノハケタルニモ付ヘシ
又方

蝙蝠 クロヤキ　牡蛎ノ中ノ黒ヤキ粉　各等分胡麻油ニテ付
ヘシ二三度付ルトキハ必生ス度々功験アリ
又鼠ノ子 ハ毛ノナキヲ　蛙ワタヲサリ　牡蛎ノ根イツレモ黒ヤキ
ニシテ胡麻ノ油ニテ付ルナリ
下痢ニテ胃痛ヲ治ス
海人草　牛膝　苦楝皮 醫下一　古茶二匁
右粉ニシ　麻子ノ大ニ丸シ日ニ二十粒用ルナリ三度　山歸
来ノ煎湯ニテ送リ下スヘシ
血塊ノ治方
合歓木ノ葉一両　茄子ヘタ 黒ヤキ　川芎ノ汁ニテ消シ
粉ニシテ白湯ニテ用
又下血ノ治方
茄子ノヘタ黒ヤキニ山梔子ノ末ヲ加丸薬トシ用

河豚ニアタリタルニハ
橙皮ヲ用ユ 他魚毒ニ極ナリ 又酸漿水草ヨシ 又樟脳ヲ
白湯ニテ用
喉痺ニハ
山豆根 一味煎シ用 急ナルトキハフリ出シ用
手首内薬
白馬蹄ハ 眼子菜 古芎麻 川骨
鹿頭 烏貝 各等分 黒ヤキ酒ヲリヽキカケテ火気
ヲ滅ス又童便モヨシ
手首ノ生死ノ見ヤウ
白馬ノ蹄ハ 蓮肉イツモ黄色ニ炙リ等分ニ合セ一服ホ
トナマヌルキ湯ニテノマセ見ル法サルハ薬ヲウケス 吐逆スルハク
ル生スルナリ

手首胴ヘ血ノ入リタルヲ下ス方
胡椒七粒 巴豆一匁 大黄一匁 丁子二匁 縮砂一匁
右麻子ノ大ニ丸シ温湯ニテ十五若二十粒用ヘシ小便ヨリ
血下ルナリ
手首ノ筋ワタレ
蟹 川蜷 石決明 各黒ヤキ酒ニテ用
同付薬
赤小豆 木香 竹ノ虫糞 各等分
右粉ニシテ胡麻油ニテモハコベノ汁ニテモ付ヘシ
手首血内ニヒキ外ヘ出サルニハ
シノ心竹ノ焙リ甚アタヽマリシ所ニアテレハ甚テヽ血
外ヘ出ルナリ 又石蒜ノ根 苦参 胡麻油ニテ付テヨシ
手足ノマメスリムキタルニハ

南天ノ葉ヲ陰干ニシテ粉ニシテ付ヘシ又生ニテモヨシ
癲癇心風ヲ治ス
蝦蟆ノ黒ヤキ 辰砂等分ニ合セ細末一匁ヲ塩水ニテ
服ス神功アリ
又灸法
大椎ヨリ亀尾マテ稗ヲサケ其ヲ二折トナシ半
ヲスラ其半ヲ三折シ又一ヲスラ二折ヲ亀ノ尾ヨリ
上ニアテ其ハヘハツレヲ墨ヲツケ又其稗ヲ横ニアテ両方ニ
墨ヲツケ以上黒ノ点五ヶ所ナリ真中ノ一点ヲヌノ
ヒサリ亀尾ハ長強ノ穴一穴ニ百壮スヘシ

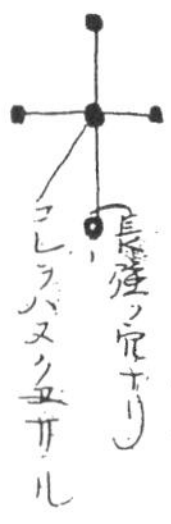

癲病下ノ薬
紅花実一両 黄芩壹分 丁子壹分 白馬蹄ハ一両干ニシ
右粉ニシテ●コレホトニ丸シ辰砂ヲ衣ニシテ一日ニ三十粒ツヽ
塩湯ニテ服スレハ腹中ノ悪血下ルヘシ一日三度ツヽ七日
用ヘシ
打撲折傷ノ妙方
桐ノ木 黒ヤキ大 蛇骨大 土器ノ粉小
右細末シウスノリニ押ネセハル
打撲青クハレタルヲ治ス
老茄子黄色ニナルモノヲ切リヘキ指ホトニシテ新キ尾ノ
上ニテアフリ細末トシフストキ酒ニテ二匁ホト服盃ヘ一夜
腫ヒキテアトナシ又大豆ノ粉ヲツクルモヨシ
打撲ニテハレタルニハ

小麦ノカラノ黒ヤキ酒ニテ用
高キ処ヨリオチ胴ヘ血ノ入リタルニハ
大黄 白朮 ノ二味煎薬シテヨシ 或家ノ秘傳ナリ
膿吸ノ大妙方
車前草汁 三盃　青木葉汁 五盃　煙草汁 二盃
蕁麻子汁 二盃　椰子油 一盃　松脂 少
芭蕉葉汁 二盃　右ノ汁煎ジ布ニテコシ其中ヘ唐蝋ヲ
入子リアハセテ若カタクハ胡麻油ヲ加フ
諸瘡ニテクサレ入タルニ
イナゴノ黒ヤキ軽粉少シ穴ノ深サホドニ丸シ押合セ紙ニテ
ハリフサギ其上ニ灸ヲ三ツ四ツスルナリ
癰ノ名方
勢田貝ノ中ヘ酢ヲ入レ炭火ニテヤキ酢ヘリタラハ三度
テ足スヘシ　黄柏　赤小豆　苦参 黒ヤキ 各等分　此三味ノ目ホド
貝ヘ入テ合セ上々ノ米ノ酢ニテウスクトキ合セ癰ノ首ヲ十文
字ニワリ右ノ薬ヲ一日ニ二百度モ鳥ノ羽ニテ引ナリ
又クサリ損タルニハ其上ヘ引ヘシ上ニ青木葉ヲフタトスヘシ
脱肛ノ方
大腸虚冷ニシテ脱肛収テサルニハ　蝸牛ヲ黒ヤキニシテ
猪脂ニテ子リ脱肛ニ貼スヘシ立処ニチヽマル
又方
硇砂　黄連　木賊 各等分　右粉ニシ飯ノトリ[illegible]
頭痛下レノ方
赤地利 六分黒ヤキ　古苧麻 六分同　キリビ血 二方
右細末シ湯ニテ用　産前産後ノ頭痛ニヨシ髪ノヌケルニ
ヨシ又眉毛ノヌケルニヨシ又下血ハ酒ニテ用

長血白血ノ方
雀　白芍薬 等　白粉 少シ入　右煎シ服ス
又
圓瓢 クロヤキ　上々ノヒキ茶ヲ立其中ヘ少シ加ヘ用
ヘシ忽血止ムヘシ
疔腫痛ヲ死セントスルニハ
菊ノ葉ヒトニギリツキテ汁ヲ絞リ口ニ入レハ即ヤムモ
シ葉ナキトキハ根ヲ用ヘシ
疔ヲ治スルノ妙方
白蛇 三分酒ニヒタシヤク　櫻ノ皮 六分黒ヤキ　辰砂 壹分
右粉ニシ熊胆ヲ水ニテトキ子リテ付ヘシ　内薬ニハ敗毒散
ニ薄荷連翹　玄参ヲ加用ヘシ
又方
桑螵蛸 黒ヤキ　乾梅ノ肉ニテ子リ付ル　腫物膿タルニハ
針ヲ刺シテ右ノ薬ニ鬱金等分朱少シ加テ付ヘシ
痔ノ薬
蛇骨 クロヤキ　冬蛙　川蜷　耳白貝　黄牛ノ糞 各黒ヤキ
右熊胆ニテツクネ置穴痔ニハ胡麻ノ油ニテ付ヘシ萬ノ
痔ニヨシ
痔洗薬
桐ノ不斷屑 四十匁　人参 壹分　沈香 一分
煎ヤウ一番ハ水四升入二升ニ煎シ二番ニ二升入一升ニ
煎シ其内ヲ天目ニ一盃ノミ其余ニテ痔ヲ洗フヘシ右ノ
薬ニ忍冬加テ用テヨシ
又方
棣棠花　白花ノ山茶花 各カゲホシ　二味等分ニシテ

脹ス 萬血止ヨシ 又血止ニハ棣棠花ノミヲヌル湯ニテウス水余ニ
方一ホト用ヘシ

乳ノ出サルニ
絲瓜ヲ黒ヤキニシテ白湯ニテ用妙ナリ

又方
杜仲 黒ヤキ 醴ニテ用ヘシ 又白殭蚕ヲ末ニシテ白湯ニテ用
毎夜子サマニ髪ニ油ヲツケ子サセソロ乞ト髪ヲスクヘシ

淋病ノ薬
蘇鉄葉 中 薏苡仁 楨葉 大 肉桂 枇杷葉 ウラノモケヲ去ルナリ
甘草 小 常ノ如ク煎用
白アサミノ葉カゲホシニシテ用

又方
蜀黍《トウキビ》 炒リ粉ニシ 酸漿ヲツブシ其汁ニテ○是ホトニ丸シ
五粒ツヽ日ニ二三度用ヘシ 右服汁ニ知母二分 木通一分
黄栢一分 甘草炙シ コレヲ二包ニ合セテ煎ヘシテ用ヘシ

痢病七八度モ下リタル後ニ用テヨシ 作州倉敷某より
桑ノ黒焼ヲ二十戔乾カラス 罌粟ノ汁十戔
黄栢 両目ニ拘ラス煎シ茶ニテウス色ホトナルトキ用
山梔子 五ツ六ツワリ水ニヒタシ袋ニ入レ絞リ汁ヲ用
右梧子ホトニ丸シ衣ニハ吉野葛ヲスル

瘡毒ヲ聾ニナリタルヲ治ス
鯉魚三年ニナルヲ口ヨリ紅花ヲ一ハイツメ黒ヤキニシテ
細末トシコレヲ七貼トシテ七日ニ用 飲汁ノ外酒ヲ用ヘカラス
服薬ノ後薬トカメアルヘシ 驚クヘカラス

疣ヲ治スル方
桐ノ葉ヲモニテ其汁ヲツクヘシ

疣石瘤亞堅瘡等ノ根ノ多ク方
巴豆 生ニテ炙シ 青礬茶碗ノ粉大
右二味糊ニテ丸シテキ疣石瘤等ハ鍼ニテ傷テ付ヘシ 小瘡ノ其大
ヒ子リカケテヨシ

一切ノ痛ヲ止ル方
地骨皮ノ粉 萬ノ痛ヲ止テ愈スナリ

痛ヲ治スル薬
百草霜六両 白礬六両 海蘿ニテトキ付ヘシ 蓋ニハサ
キ紙ヨシ 腹痛諸ノ痛ヲ治ス 胸虫ニハ上ニ付テ妙ナリ

女陰中腫痛ヲ治ス
明礬 焼 大黄 各二分 甘草一分
細末シ棗ノ大ニ丸シ布ニ包 陰中ヘ入ヲクヘシ

又陰中ノ臭ヲ治スル方
蘆瘤 竹ノ虫糞 丁子 各等分 右合シ雷丸ノ油
ニテ解キツクヘシ

陰虱ヲ治ス
多葉粉ヲ水ニ浸シ其汁ヲ付テ一夜置ヘシ 虫赤クナリ
皆死シテ治スナリ

陰中ノ痒ヲ治ス
蛇床子 明礬 此二味煎シ洗フヘシ 附子明礬ト粉ニシテ
ヒ子リカケルモヨシ

陰嚢長ク大カ語カ又ハ俄ニ大ナルヲ治スル法
桃ヲスリ蘗薑ノ汁ニテ付ヘシ

イホ痔
蜷ノクロヤキ痔ヲアブリ酒ヲ疣痔ニ二三度付テ其
後指ニテ此薬ヲ付ヘシ 腫物ニハ酢ニテ付ヘシ 此薬ハ腫物

ヲ犯スルニ又妙ナリ
小児ノナツフシノ薬
蕨粉ヲヨク煉テ膏薬ノ如シ上ニツクヘシ
又田螺 但白ニハカリヲヨクスリ 松緑 陰干ニシテ粉ニスヘシ
松脂 田ニシノ半分入 右能粉ニシテウスノリニテ煉リ上火シ
火ニアタヽメテ付ヘシ妙ナリ
又薯蕷 薑モトヲヨクスリ ナヘストヲ加フ 檳郎子粉少シ加フ右腫リタル上ニ
ハリ付ヘシ 打撲焼傷ニモ付 虫半貝ヲ少シ加テヨシ
衄 血ヲ止 切疵ヲ治ス
款冬ノ花ノ陰干ニシテ粉ニシテ舌ノ上ニ少シオケハ止ル
膧ヲヒキ上ル
葒草 蓬ノ葉等分二味 陰干ニシテ粉ニシ合セ付ル
禿ルノ薬

葡ノ毒 荏油 小便ノオリ 楊梅皮
雁ノトレリノ油 右スリ合セ洗ヒ二三度付ヘシ
疱瘡ノ目ニ入リタルニハ
和木瓜ノ実ヲスリオロシ其汁ヲサスヘシ
走リ痔ノ薬
黄連 草烏頭 荊芥 槐花 石菖根
右各壹分甘草少シ加ヘ常ノコトク煎シ用
腹切腸出タルニハ
黒猫頭霜 唐蠟 椰子油 右三味煉合セ付ヘシ
歯ノ廿ノ薬
昆布 藜芦 白苔 茄子蔕 各名ヤキ
乳香 甘草 各等分 右粉ニシテ付ヘシ
肺癰ノ灸法

證ニ從テ服薬シ両ノ肘ヲ屈テ肘頭ノ鋭骨ニ左右各百
壮スヘシ膿血ヲ下スコト多シテ癒ナリ
泄瀉ヲ用ルノ法
罌粟 三分 肉桂 一分 野大豆 五分 人参 五分
干姜 二分五厘 甘草 一分
右細末シテ罌粟甘草煎湯ニテ用ヘシ腹痛痞ヲ気
味アレキニハ胡椒ヲ薬ニ又黄連ヲ加テヨシシフリ腹ヲ固ニ
居ニシテハ蓮薬ヲ粉ニシテ加フヘシ産前ニハ干姜ヲ除テ
白芷ヲ加テヨシ
白蛇散
一蝮蛇 頭ヲ去リ皮ヲ剥スメリナキホトニ能洗ヒ腸
ヲ去リ一日他酒ニヒタシ陰干ニシテ砕キ黄色ニアフリ一錢
細末シ鹿角 一匁五分 白ヤキ 麝香 二分五厘

右三味細末トシ一度ニ宍ヒ子ニ三ツ三ツホト用右功能
並服汁ノ傳ハ
一難産ニハ薏苡仁一錢 桔梗一錢ヲ煎汁ニテ服
一産後ノ腹暈又ハ産後ノ上気等ハ味噌汁ニテ用
一胞衣不下ニハ益母二錢ノ煎汁ニテ用
一赤ハラシフリ腹ニハ罌粟殻五分ノ煎汁ニテ用
一水瀉ニハ氷ニテ用 白痢ナメハラニハ食イトリ湯ニテ用
一血ノ道ニハ酒ニテ用 下戸ニハ酒ニ湯ヲ加テ用
一小瘡ニハ寒中毎朝七日用レハ其年ハ発セス
一金瘡ニハ酒カ味噌汁ニテ用
一気付ニハ氷ニテ用
一血止ニハ揉リカクヘシ
一瘧ニハ氷ニテ用

一 戦慄ニハ温湯ニテ用
一 虫歯ハスリテ用或ハ穴ニ入ヘシ
一 赤白帯下ニハ 香附子二戔ニ煎シ用ヘシ
一 喘息ニハ荊芥ヲ半両煎シ用
一 吐逆ニハ湯ニテ用
一 膈噎ニハ味噌汁ニテ用
一 中風脚気ニハ塩湯ニテ用
一 頭ノ痛常ニ発スルニハ乾姜煎湯ニテ用
一 淋病ニハ白湯ニテ用
一 河豚ニ酔タルニハ酒ニテ用
又 血馬ニハ舌ヲ洗舌ノ上ニヌリ氷門ノ衣ニテモ露草ノ汁ナリトモ竹筒ニイレテ飼ヘシ
ナイラハ酒ヲアタヽメテ温飼ヘシ
息合ニハ舌ニヌルヘシ

日腫ノ妙方
櫻ノ木ノ皮一味黒ヤキニシテ白湯ニテ用 又キサミニ煎シテ用テモヨシ 又方男ハ左女ハ右ノ臂ノ肘ノ折目ノ真中ヨリ血ヲトルヘシ

面皰
密陀僧ヲ粉ニシ婦人ノ乳汁ニテトキ子サせテ顔ニヌリ明朝洗ヒオトスヘシ カヤウニ二三度若クハ四五度ニテ全ク愈ス

骨タカヒタルヲ治ス
楊梅皮細末シ土亀ノ黒ヤキト等分ニシテ梅酢水ニテトキ切ニ付ヘシ

接骨
骨ツキニハ右ノ薬ヲ梅干ノ肉ニテ子リ付其上ヲ柳ノ皮ニテ巻ナリ

又方
楊梅皮　軽粉　沈香 各生　川蜷　瓢
赤地利 各霜
右粉ニシテ紺屋ノノリニテ押マセ骨ノ折タル所ニツケ其上ヲ柳ノ皮ニテ巻ヘシ

疱瘡ノ出兼ルニハ
松茸ヲ陰干ニシテ一寸ニ切三本 水ヲ五目ニ一ハイ入半分ニセンシ服スヘシ

疱瘡タヽリニハ
松茸ノ来トシ水ニ出シテヌルヘシ

疱瘡ノクサケヱシリ出兼スルニハ
松茸ノ石ツキヲ粉ニシテ用ヘシ

疱瘡目ニ入リタルニハ
鯰ノ倒ニツリ尾ヲ切テ血ヲトリ燈心ニ其血ヲ付テ目ニサスヘシ

疱瘡アトツカヌ秘傳
起脹シテ後アヒルノ卵ノ白キヲトリカホニヌレハ乾次第ニホロヽトシテアトツカス

諸毒ヲ解シ及毒虫ノサシタルヲ治ス
眼子菜 壹両　極上硫黄 水飛 四両
右二味粉ニシ糊ニテ梧桐子ノ大サニ丸シ白湯ニテ用

又
紅梅花 春トリ　萵苣 夏トリ 雄尾トニモノヲ用
藍草 土用ニトル　各等分

右三味トモニ各別ニ黒ヤキニシ合セ二三分用ヘシ一切ノ
毒ヲ解 諸食傷ニ用レハ或吐或瀉シテ愈
家猪ヲ塩ツケニシタル塩ノ出カヌルニ
サツマイモヲ入ヲロシ塩ヲ出セハ一夜ニ出ルナリ
牛馬鼠ノ糞ヲ食スレハ必腹痛ス
柚ノ黒ヤキヲセンシ與レハ愈ルナリ
水腫ノ治方 加賀ノ矢崎ノ水腫ニ諸薬効ナキニ此ヲ用テ愈得医トナリシ人アリトヨ
冬ニ瓜ノ実ヲ去リ赤小豆ヲツメ黒ヤキニシテ用

眼疾藥療ノ功能

麝香 温辛甚テ、用 底ノ濁リヲ清メ内障専一
ノ薬ナリ 泣ヲ温メ痛ヲ和ケ目ノ性ヲ強シ老眼虚
眼ニ第一ナリ 目ノ血多ク温メ痛強ニハ不用ナリ

真珠 温ニシテ玉明シニ無上ナリ出キモノニヨシ瞳子ノ
流レヲ留ル悪血ヲ去テ痛ヲ和ケ目ノ内障ニ久シ眼気
ヲサマシ外障星ニ無上ナリ弱キ目ヲ強クシ惣薬ナリ
土器ヲ以ヤキハ子タルヲ末メ口傳

竜脳 微寒シ苦辛カスミヲ晴シ底ノ濁リヲ清ス内
障ノ第一ナリ目ノ内ヲ治ス老眼ニツカヒヤウ有リ
何ノ薬ニモ少シハ入レテヨシ薬力ヲ出ス外障星爛目
瞙ニ妙ナリ

章脳 大ニシム 晴シ濁リヲ清シ瞙ヲキリ外障ニヨシ
血ヲ去逆セツモニヨシ目ヲ明ニス星出キモノニ不用虚
眼ニ不用 熱気ヲ去ル上気ニヨシ焼テツカウ能煉磨ス
ヘキナリ

代赭石 温シム底ノ膿血ヲ去ル内障第一ノ薬ナリ血ヲ
ヨク治ス心得テ第一ニスヘシ 瞙ヲ切ニ妙ナリ 血熱多キ者ニ
ヨク水飛ニシテツカフヘシ

辰砂 平寒ニ悪血ヲ去ル第一ナリ 瞙ヲ切ニ妙ナリ底ヲ
清ス血積ヲ去リカスルニヨシ 併血多ク痛ミヲキニハ不用
水飛シテヨシ

光明丹 微寒シテ涙走ルヲ止メ第一ナリ 瞳ヲ崩シ熱気ヲ
去ル少シ久用弱キ目ニモ不用 外障ニヨシ七度水飛

蓬砂 温シテム 瞙ヲ切ニ第一ナリコトニ赤瞙ニ良底ヲ
清ス カスミ濁リヲ清ニス血ヲ清ス血ヲ去出キモノニモ不用熱
気ニヨシ外障ニヨシ其テ、ツカウ

寒水石 大寒 薬目熱シテホメクヲサマス 悪血ヲ去ルニ
妙ナリ目ノウズキヲ止ル星ヲ去ル内障ニモツカフ内
ヲサマス血多ク疼キ痛ニハ不用ハ子トエルホトヤキテ
ヨク水飛

石膏 寒シ カスミヲ晴シ濁ヲ清ス血ヲ去ル上気ヲ引
サケ涼ス外障ニヨシ焼テモ生ニテモ用ヨク水飛

虎肉 温 外障星出キモノヲ愈ス肉ヲ生ス血熱ヲサ
マスカスミヲ晴シ内ノ濁リヲ去ルナリクロヤキ水飛

赤石脂 温平 内障第一薬ナリ膿血ヲ去リ出キモノニ
ヨシ目ヲ明ニス出キモノ膿血ヲ吸 赤クナルホトヤキ水飛

芦眼石 外障第一ノ薬ナリ血ヲ去リ瞙ヲ切ニ妙ナリ
弱キ目ニヨシ眼熱ヲサマシ目ヲ明ニス出キモノヲ治ス水飛

白礬 寒シテシム 瞙ヲ切肉ノ類ヒ又キタルニ妙ナリ出キ
モノニヨシ久シクシテヨシ血ヲ散シカスミヲ晴シ濁ヲ清ス也
度ヤキ水飛

滑石 寒シ平 外障ニヨシ血ヲ去ニ妙ナリ 血ノ道 但シ血

ヲ補フヿ苐ナリ膜ヲキリカスミヲ晴シ出モノニヨシ爛
ニヨシ眼気ヲ正シ清ス星ニヨシ悪血ヲサルナリ水飛
滑石 寒シ平外障ニヨシ卑ニ苐妙
石決明 平寒シ内障苐一ナリ底ノ濁ヲ清 打目ニヨシ
眼気ヲ正シ清ス星ニヨシ悪血ヲサル水飛
貝子 平カスミヲ晴シ濁ヲ清ス外障星ニヨシ膜ヲ切
ウツキ痛ヲ和ケ目ノ内清ス能キ酢ニ三夜浸シ白
ヤキ水飛 子安貝ノヿナリ
牡蛎 平寒シ外障苐一ナリ星ニヨシ打目ニ悪血ヲ去
ルヿ妙ナリカスミヲ晴シ痛ヲ止出キモノニヨシ打目愈
苐ナリ白ヤキ水飛
雀貝 温平痛ヲ和クルヿ妙ナリウツキヲ止ル血ヲ去リ
疱瘡ノ目ニヨシ外障打目ニヨシ雀ノ卵ノヿ
雀子 温平ウツキヲ止ルヿ妙ナリ疱瘡目ニ入ルニ妙ナリ
痛ヲ和ケ血熱ヲサマス出モノニヨシ必用ヿシ血ヲホトキニヨシ
雀ノ赤子 押ツフシ腸チニシヲ用
決明石 寒シ平ヒトミノ水ヲ清ス内障苐一ナリ外障
星ニモヨシ血ノ道ヲタヽシ痛ニヨシ蚫ノ赤腸黒ヤキ水飛
貝石 寒シ目ノウツキヲ止外障ニ吉カスミヲ濁ヲ去ル古キ
ヲ白ヤキ水飛
若石 平寒シ星打目ワキ目ニ無上ナリ苐一痛血ヲ去
ヿ妙ナリ小児疳ノ目ニヨシ内障ニヨシ目ノ性ヲ強クスル
出キモノニヨシ目ノ内ヲ涼メ清ス茗荷ノ根ヲ土気ヲ去
白水三夜ヒタシヨク洗塩気ナキスリハチニテヨクスリ
布ニテ漉シイセテツカウイセルト土気黒ク浮ヒ出ル
洗ト白ク清ホトイセツカフ

天石 平外障ニ吉苐一ナリ血ヲ去痛ヲ止膜ヲ切リ出
キモノヲ愈悪血ヲ去ヨキ苐ナリ白ヤキヨクスリ水飛
角石 平寒シ外障星内障ニヨシ血ヲ去リ疱瘡目ニヨシ
膜ヲ切星ニヨシ痛ヲ止 和ク鹿角紅花ハコベノ汁
ニテカタメ白ヤキ水飛
白丁香 平底ノ濁リヲ清シ内障苐一ナリ目ノ内膿
血一不思ニシテ痛ニヨシ疱瘡ノ目小児ノ疳ノ目ニヨシ出キ
モノニヨシ悪血ヲ去ル妙 星ヲチラスニ無上ナリ雀ノ子
笋羽ノトキテラノ糞ノ内ニ白キヲ一キトリヨク干テラツカフ
青石 寒シ大ニシム膜ヲキルニ苐一也爛ヲ治スルニ妙 努肉
出タルニヨシ悪血ヲ去ルシカシナカラ目ニヨツテ用ベシ強キ
苐ナルヨリテ用ナリタヽハニ也
白粉 大寒シシム星ニヨシ血熱ヲサマス瘡ノ目ニ用愈
苐ナリ目ノ内ヲ涼ノス目ノ熱ヲサマスノ主苐ナリ
一光明朱
大寒シ涙走ルヲ止ル苐一ナリ痛有ラハシ痛ヲ散ス悪
血ヲ去ル目ノ内ヲ涼ス血目ノタヽレニヨシ
一菊明石 平星ニヨシ外障ニヨシ眼熱ヲサマシ目ヲ明ニス
膜ヲ去ル内障星ニ不用出キモノニモ不用寒シノ水ニサラシ
白ヤキ
蛇骨 平星外障ノ苐一ナリ目ノ内ニテ吸トリ膜
ヲ切リカスミヲハラシ血ヲ和ケ痛ヲモ去ルナリナルホト
ヨキ苐ナリ水飛
沈返 平温出キモノアトクホミタルヲ愈肉ヲ生痛ヲ去
涙ヲ止ルユカミヒスミヲ平ニス目ヲ明ニス
林水石 寒シ内障苐一ナリ底ノ濁リヲ清ニ 妙ナリカラ

晴ニ目ハヤキヲ治ス

琥珀　温内障ニヨシ外障久シク陰キカ子タルヲ浮シ去ル

星ニモ同フナリ瞳子ノ濁ヲ清　能末ニシテ甚ワテハツカフ

赤螺　寒シ目ノ内テキモノウミヌクアトニ黒肉トミモノ

高ク出タルヲ押入テ平ニスル薬ナリ古クシテヤレタルヲ用

石菖根　寒シ病目血目膜目目翳ノ煩ニ中ニモ妙ナリ

爛目　瞳子ノ大ナルヲ小ニス上気ノ目ニヨシ白水ニヒタシ

土気ヲヌキヨクスリイセテツカフ

熊胆　大ニシム血ヲ去ルニ妙ナリ

白石脂　平寒シ外障星ヲ除キ血ヲ去眉ノ走ルヲ止メテ

テキモノニヨシ内障ニヨシヨクスリ水飛

塩石　寒シ大ニシム血ヲヨク治　膜ヲ切ニ底ノ濁ヲ清ス外

障久シクカヽリタルヲ浮スタヽシニヨシ焼テモ生ニテモ

用

竜蛇石　目ノ内痛ミ甚シク堅シツカフ疹ノ目白ク見ユルニ出ス

ツキ目打目疵目ニヨシ又用ヤウアリ[illegible]ノクロモチヲ主

用中ニトリ腸ト爪ロヲ去リ紅花ヲ腹一ハイニ入霜トシ用

以上四十味　諏方竹内新八門人神戸周平傳

星ヌキノ妙方

蚵頭《ルリ》　滑石　石決明《鍛》　雀貝　中　膽礬　火

右水ニトキ星ノ上ニヲケナリナリ妙

白明散

芦甘石　小便ニヤキ七才下ノ女子小便ニ浸シフタツシテカハカシ又水飛シテ一両　石膏月　水飛一両

滑石　ヨク粉サキ水飛一両　寒水石　土器ニ入蓋ヲナシ小子ヤムエテヤキ水飛三匁五分

右極末トシ辰砂一両加テ赤白散ト云フ赤白散ノ功小児

痛眼星目内障外障キヨカニ爛目ヤニメニヨシ

右二方竹内家ノ家秘ニメ他傳ナシ諸眼ヲ不治ト云フナシ

洗方

山梔子　當皈　芎芽　白芷　石膏

右煎シヨクサマシテ洗フ外障中障キヨカニ内障ニ妙ナリ

タヽレ目ノ妙方

雨ワイルヲ引サキハラアハニテタヽレ目ヲスルナリ

又方

梅干肉ヲ文銭ニスリツケ一夜ヲキ水ニトキテフチニツクル

ナリ

又ハヤリ目ニハ

生カフラ　石菖根　白礬　鉄将水少シ入

水煎シテ目ヲ度々洗フナリ

一味口傳薬

蟾蜍ノ功能ヒキシメルコト妙ナリ故ニ種々口傳アリ引ツ

メルコト第一ナリ口傳多シ色々膏薬ニ入ル甚外開タルモノニ

入テ妙ナリ

主薬口傳

頭痛　金露丹ト合ス　痰咳　控涎丹ト合ス

腹内　備急円ニト合　水腫ニハ　甘商猪丸散ニ合ス

諸気病　補薬ト合ス　痨瘵

膈噎反胃　備急円ノ薬ト合

テンカン　烏霜辰砂等分　痢病ニハ止痢丸ニ合ス

血積ニハ　黄連解毒ニ人参川芎大黄ト合

疝気寸白ニハ没薬丸ト合ス

ヤキツキノ傳
白玉　白エ　唐土　ヒノオカ　右四味ヨク合セ細末トシ
フノリニテ子リ合セヨクツキヤクナリ
小兒ノ虫出スルニハ
罌粟殻　胡麻ノカラ　合歓木　各黒ヤキニシテ
眉間ニツクレハ指ノ先ヨリ虫出ルナリ

外科手引草　玄々齋道人著

黄膏
黄蝋一斤　松脂二十匁　麻油一升一合　牛脂十匁
白子ハリノ也　松脂ヲエニテ麻油ト牛脂ト一ツニ入煎シ松脂
トケ沫消テ其中ノ木ノ皮ナト上ニ浮　其トキ蝋入　蝋已トケハ
布ニテ入物ニコシ入其入物ヲ水ニツケ火毒ヲサマシ用ル
トキハソクイヲオス如クヘラニテ紙ニツケ用　膿ヲ吸　肉ヲアケ
愈スヿ妙ナリ
青多芭ホ香汁トル法　七月ノ末茎葉トモニトリ根ヲ去リ
土ヲ洗一夜ホトヲキ水気ヲ去リ次ノ日臼ニテツキ汁ヲシホリ
トリ其汁一升ニ油三合ノ割合ニナシ青汁一斗ニ油三升入
ヲ煎スルナリ又シホリタル滓ヲ二握リホト其中ニ入レテ煎シ
文火ヲ用始ハトニタル色モ次第ニ青クナル又イレタル滓ニ
上之極ノ茶ノ如クイレテハシヤキ青クナルト汁モ見コトニ青
クナル其時器ニコシ入テ用　大抵油青汁一斗三升ヲ二升
ハ合ニナルヲ期トス
青膏　白蝋一斤　胡麻油ハ合　青汁油三合　松脂二十匁
牛脂十匁
右油青汁松脂牛脂ヲ器ニ入レ黄膏ノ如ク泡消滓ウキ上
布ニテノコシテナリトモ其ツヽ蝋ヲ入テナリトモ布ニテコシテ其ツ

物ノ火氣《キ》ヲ氷ニテサリ膿ヲスイ肉ヲ上ケ痛ヲ止金瘡ニハ
前後ニ用
烏膏　黄蓍　木通　苦参　皂角　杏仁各五匁
乱髪タマ子ホト　油百目　右一所ニ入レ黄膏ノ如ク煎シニカ
エリアハトケカスアカリタルトキニ次ノ薬ヲ入ル
丹五十匁　猪油百目　血竭五匁　松脂五匁ヲ加ヨクニヘ
色黒ミニカヽルヲ度トシ布ニテコシ物ニウツシ火毒ヲサマシ用
一切ウツキヲ止ル
紫金膏　青膏ニ烏膏ヲ入色ニスキナスヘシホトカケン見合
スヘシヨク痛ヲ止肉ヲ上膿ヲモヨク吸フ金瘡ニモ痛アルニハ付
色洛月　白蝋二十匁　白土二十匁唐土上品　椰子油十匁
先椰子油ヲ入レテトカシ白蝋ヲ入又トカシ唐ノ土ヲ極末
ニシタルヲ入子ルナリ久シク子レハ色黒クナル黒クナラス白
キ色ニ子ルコレハ萬ノモノニ交ハレル出ヤマサル物ニ付ルニ痛
ヲ止肉ヲ上ル面ニモノナト出テ其アト黒クナルモノニ度々付
レハ消スルナリ其トキハ麻油五匁入テヨシ
黒一膏　萬ノセキ薬ナリ　六月土用ニ河原ヒサキノ葉
ヲトリ大釜ニ入レヒタヒタヨリモ多ク入レ煎シ一斗ノ水上ハ
七升ホトニ煎シ塩気ナキ桶ニ入滓ヲサリ又ノコリヲ煎シ
ナヘハ半分メ入テ炭火ニテ又煎シ四五合ニナルトキクニツヘタ煎
シタル汁ヲヒタモノ煎スレハ一升ホトニナルトキ物ニ入テ用婦
リヨキカケンニスルトカタマリ石ノ如シ先ヨク煎シツメスニテ用ルト
ナヘニトリ子リ可用　用ルニハ腫物ノ赤キサキニ付ヲセキ薬トス
ツクルニハ三分カ四分ホト大小ナシツクシ上ニハ奉書紙ヲヨクモミ
少クナシテツケヨクナリモシ黒一膏ニテ痛愈スハ一方應膏ヨシ
青若膏　萬腫物　諸悪瘡　金瘡ノ死肉ヲ去ル

膽暑五匁　海螵蛸《イカノコウ》五匁　麻油二十五匁　白蠟十目
右タンハン海螵ソヒトツニシテ水飛スルヿ七八度タヒハシノ
スタラサルヤウニイカノコウツクルホトニ水飛スルナリ青木葉
十二三枚ノ汁ヲサリ火ノ上ニテ炙シアフリ日ニテイカニモコマ
カニスリ油ヲ鍋ニ入レ煎テ沫ツキテ白蠟ヲ入テ子リ蠟ト
ク右ノ粉薬ヲ入ヨクカキ合セ火ヲハナシ水ニ鍋ヲツケテ
火気ヲサリ用腫物又ハ金瘡ニテモ紫色又黒クナリタル
肉アリテクサキヿ死肉アル腫物ニ付ヨ一夜二夜ニテ新ニ
肉ヲ生ス

葛腫癖下
土骨皮五匁　瓢二匁内外ヲコソゲ一日一夜酒ニテ服
紫蘇一匁　陳皮二匁　甘草一匁　右等八貼
一番ニ二盃入一盃半　二番二盃入一盃　三番二盃入六分
一日一夜用一貼　葛腫物小便ヨリ下ス

赤白帯下
白雞頭花　白槿花　茄子蔕　右三種黒ヤキニシテ
用

赤アサヌキ薬
巴豆中実ヲトリ　丁子　右二味末トシ等分ノリニヲシ七也
紙ニハル

淋病ノ薬
キウリ陰干三匁　白雞頭花三匁　甘草一匁五分
右三味水煎シテ服

ヤケトノ薬
アサカラ　茶袋ノ古キモノ　右二味霜トシ雞子白ニテ子リ
付ル無上ノ薬ナリ

疱瘡通ル方
鼠ノ黒ヤキヲ散薬ナリトモ丸薬ナリトモニシテハヤル
前ニ服スレハ多クハヌカレ又発スルモ軽キナリ

癲癇ノ灸法
胸ノ骨四ツ五ツ目ニ廣キ所アリ相距ル三寸百壮

疝気ノ妙薬
毛蓼　古夕顔各黒ヤキ　黄楢生黒焼　揚梅皮
赤辛螺殻ヤキ　各等分　山椒ノ大サニ丸シ毎服三十丸

文化十四年正月十八日始同晦日終
於武州浅草北馬道三輪東朝先生之宅写之
伊藤大助藤原祐慶

付録

三輪東朔の著述影印収録

『薬真途異語』

『施本大和医語』

『刺絡聞見録』

『三輪氏家蔵方妙薬集』